Josef Grünberger

Pupillometrie in der klinisch- psychophysiologischen Diagnostik

Springer-Verlag Wien GmbH

Univ.-Prof. Dr. Josef Grünberger
Professor für klinische Psychodiagnostik, Universitätsklinik für Psychiatrie, Wien, Österreich

Ursprünglich erschienen bei Springer-Verlag/Wien 2003

Umschlagbild: Michael Grünberger
Satz: H. Meszarics • Satz & Layout • 1200 Wien

Gedruckt auf säurefreiem, chlorfrei gebleichtem Papier – TCF
SPIN: 10886466

Mit 72 Abbildungen

Bibliografische Information der Deutschen Bibliothek
Die Deutsche Bibliothek verzeichnet diese Publikation in der Deutschen Nationalbibliografie; detaillierte bibliografische Daten sind im Internet über http://dnb.ddb.de abrufbar.

Für weitere Informationen können Sie den Autor unter der E-mail-Adresse
pupille@gmx.at kontaktieren.

ISBN 978-3-211-83854-9 ISBN 978-3-7091-6032-9 (eBook)
DOI 10.1007/978-3-7091-6032-9

Ein Augenblick ist wenig
ein Blick ist viel
ein Weitblick ist viel mehr

Univ.-Prof. Dr. Josef Grünberger

Meinem geschätzten
Raw Joseph Pardess Schlita
gewidmet

Danksagung

„Das Ganze ist mehr als die Summe der einzelnen Teile.“ Meine Forschungstätigkeit der letzten 40 Jahre überblickend, wäre es ungerecht, nur jenen Teil hervorzuheben, der sich auf die Pupillometrie bezieht. Vielmehr möchte ich allen danken, die meinen Entwicklungsprozess mitgestaltet haben. Da ich etwa 408 Publikationen in nationalen und internationalen Fachzeitschriften veröffentlicht habe, durfte ich mit Wissenschaftlern der unterschiedlichsten Bereiche zusammenarbeiten. Mein Dank gilt daher vielen Kollegen.

Zuerst möchte ich meinen Lehrern meinen innigsten Dank aussprechen. Allen voran Prof. Hans Hoff, Vorstand der Psychiatrisch-Neurologischen Universitätsklinik, sowie seinen Nachfolgern Prof. Peter Berner und Prof. Heinz Katschnig, dem jetzigen Vorstand der Universitätsklinik für Psychiatrie, für die tatkräftige Unterstützung meiner Forschungstätigkeit und Lehre. Weiters Prof. Hubert Rohracher, Prof. Giselhart Guttmann sowie Prof. Walter Toman vom Psychologischen Institut. Mein besonderer Dank gilt Prof. G. Lienert, der bei den zahlreichen internationalen Kongressen unsere Forschungsarbeiten besonders geschätzt und gefördert hat. Außerdem Prof. Hans Strotzka, dem Leiter des Tiefenpsychologischen Instituts, das ich von 1960–1964 besuchte und wo der Grundstein für mein psychotherapeutisches Verständnis gelegt wurde. Weiters Prof. Erwin Ringel und Prof. Peter Gathmann, die mir den Zugang zur psychosomatischen Thematik vermittelt haben. Dank an Dr. Thadäus Kohlmann, Leiter des psychologischen Labors.

Neben meiner Tätigkeit an der Universitätsklinik verbrachte ich viele Jahre am Anton Proksch Institut für Suchtforschung in Kalksburg, wo ich besonders Prof. K. Kryspin-Exner und Prim. Rudolf Mader zu danken habe. Dort erlangte ich meine wissenschaftlichen Grundlagen, verfasste zahlreiche Publikationen und habilitierte 1979 über das Thema „Psychodiagnostik des Alkoholkranken“ (Maudrich-Verlag, Wien). Bei dieser Gelegenheit möchte ich auch Prof. Otto Lesch danken, mit dem ich viele wissenschaftliche Arbeiten über Alkoholdiagnostik veröffentlichte. Ich beschrieb das „funktionelle Psychosyndrom“, worunter man sämtliche psychische Ausfallserscheinungen versteht, die reversibel sind. Weiters entwickelte ich das GPI (Grünbergersches psychodiagnostisches Instrumentarium) zur Messung der Reaktionsfähigkeit. 1990 bekam ich den Theodor-Billroth-Preis der Wiener Ärztekammer „für eine hervorragende wissenschaftliche Arbeit“.

Eine weitere wichtige Stufe meines beruflichen Werdegangs ist der Strafvollzug. Hier möchte ich Justizminister Dr. Christian Broda und Prof. Hoff für ihre

Aufgeschlossenheit gegenüber dem modernen Strafvollzug danken, der sich nicht auf Sühne und Vergeltung, sondern Behandlung des Rechtsbrechers konzentriert. Insbesonders gilt mein Dank auch Prof. Willibald Sluga, meinem Weggefährten über viele Jahrzehnte, von dem ich vieles über forensische Psychiatrie gelernt habe. Das Thema „schwierige Strafgefangene § 129“ stand im Mittelpunkt unserer Entwicklung, wobei wir uns besonders mit der Behandlung von Selbstbeschädigung und Aggression auseinander setzten. Der zentrale Gedanke des Behandlungskonzeptes ist, Gesamtzusammenhänge besser zu verstehen. „Nur der, der seine Vergangenheit kennt, hat Zukunft“. Prof. Wolfgang Berner möchte ich für die gemeinsame Arbeit auf dem Gebiet von Sexualstraftätern danken.

Eine weite Strecke auf dem Gebiet der klinischen Psychodiagnostik habe ich gemeinsam mit Prof. Bernd Saletu, Leiter des Bereichs für Schlafforschung und Pharmakopsychiatrie, zurückgelegt, dem ich für die gute langjährige Zusammenarbeit meinen Dank aussprechen möchte. Gemeinsam entwickelten wir neue Forschungsmethoden, die heute zur Anwendung kommen.

Meine Erfahrungen mit Pupillometrie bei Hypnose verdanke ich Prof. Henriette Walter, jene mit der Psychodiagnostik bei Drogenpatienten Prof. Gabriele Fischer. OA Dr. Paul Földesch danke ich für die Zusammenarbeit auf dem Gebiet der Vigilanzmessung bei psychopathologischen Gruppen. Weiters hat mir Prof. A. Reitner von der Universitätsklinik für Augenheilkunde wertvolle Ratschläge für die Pupillenforschung geliefert.

In letzter Zeit fand die Pupillometrie zunehmend Anwendung bei Alzheimer-Patienten, wobei ich ganz besonders OA Dr. M. Rainer, Dr. H. Mucke, Prof. H. Aschauer und Prim. Dr. M. Haushofer meinen Dank aussprechen möchte.

Besonders hervorheben möchte ich meinen engsten Mitarbeiter, Assistent Dr. Leo Linzmayer, der mir Jahrzehnte treu zur Seite stand und an den Forschungsprojekten beteiligt war, wofür ich ihm zu großem Dank verpflichtet bin. Ebenso meiner Mitarbeiterin Mag. Gerda Böck. Weiters Prof. H. Stöhr von der Biotechnik, der sich bei der Entwicklung der computergesteuerten technischen Geräte besonders engagiert und ausgezeichnet hat.

Nicht zuletzt danke ich meiner Frau, die mich immer mit viel Geduld und Liebe unterstützt hat, sowie meinem Sohn Michael, der die Computerprogramme entwickelte.

An meine Studenten

Bei dieser Gelegenheit möchte ich auch meinen „lieben" Studenten für die rege und aufmerksame Teilnahme an den Lehrveranstaltungen danken.

UNIVERSITÄT WIEN

Dekanat der Medizinischen Fakultät
Die Studiendekanin: O.Univ.Prof.Dr.Astrid Kafka

Wien, den 22. Mai 2002
Dr. Karl Luegerring 1, A-1010 Wien
Sb.: Judith Dögl
Tel.: (01) 4277 / 62306
Telefax: (01) 4277 / 9623
e-mail: judith.doegl@univie.ac.at

Herrn
Univ.-Doz.Dr. Josef Grünberger
Univ.-Klinik f. Psychiatrie
Währinger Gürtel 18-20
A-1090 Wien

Betrifft: Pflichtevaluation der Lehrveranstaltungen der Medizinischen Fakultät WS 2001/02

Sehr geehrter Herr Dr. Grünberger!

Die von Ihnen abgehaltene Lehrveranstaltung "Klinische Psychodiagnostik I" gehört zu den 10 % bestbewerteten Lehrveranstaltungen in der Gruppe 6-20 Teilnehmer im Wintersemester 2001/02 (unter insgesamt 1562 Lehrveranstaltungen).

Dazu möchte ich Ihnen gratulieren und Sie fragen, ob Sie damit einverstanden sind, daß die o.a. Daten veröffentlicht werden, da Namensnennungen gemäß Evaluations-Richtlinie der Zustimmung des Lehrveranstaltungsleiters bedürfen. Ich bitte Sie den unten stehenden Abschnitt auszufüllen, abzutrennen und mit beiliegendem Kuvert bis 17. Juni 2002 zurückzusenden.

Mit freundlichen Grüßen

Univ.-Prof.Dr.Astrid Kafka
Studiendekanin

Ich bin mit einer namentlich gekennzeichneten Veröffentlichung des o.a. Evaluationsergebnisses (Zutreffendes bitte ankreuzen)

X *einverstanden*
o *nicht einverstanden*

Datum: Juni 2002

Name: Univ.-Doz.Dr. Josef Grünberger

Unterschrift: ....

Kurzbiografie

Univ.-Prof. Dr. Josef Grünberger

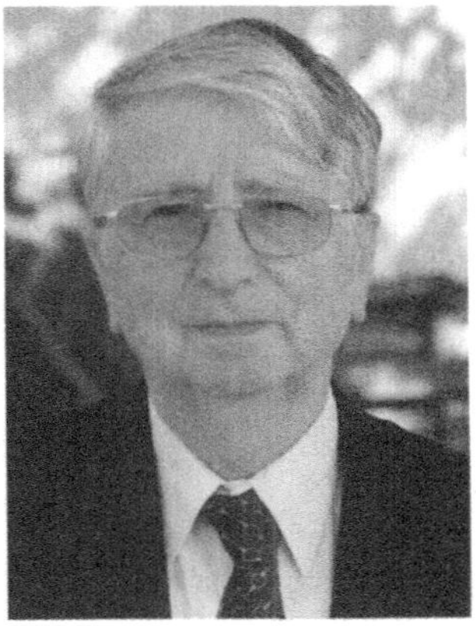

Geboren 10. 1. 1930. Studium an der philosophischen Fakultät der Universität Wien, Fächer Psychologie und Geschichte. Promotion zum Doktor der Philosophie am 17. 11. 1955. Ausbildung zum klinischen Psychologen an der psychiatrisch-neurologischen Universitätsklinik Wien. Anstellung ebendort in 1959. Besuch der Veranstaltungen des psychotherapeutischen Ausbildungsdienstes der psychiatrischen Universitätsklinik. Leiter der Abteilung für klinische Psychodiagnostik von 1975 bis 1995. Seit 1962 wissenschaftlicher Mitarbeiter im Rehabilitationszentrum für Alkoholkranke des Anton-Proksch-Institutes sowie des Ludwig-Bolzmann-Institutes für Suchtforschung. Seit 1963 im Justizressort in der Forschung sowie in der psychotherapeutischen Betreuung von Rechtsbrechern an der Sonderanstalt Mittersteig tätig. Habilitation am 24. 4. 1979 an der grund- und integrationswissenschaftlichen Fakultät der Universität Wien. Habilitationsschrift „Psychodiagnostik des Alkoholkranken" publiziert 1977 im Verlag Maudrich Wien. Verleihung des Titels Universitätsprofessor am 28. 9. 1985.

408 wissenschaftliche Arbeiten publiziert in Fachzeitschriften des In- und Auslandes über Psychotherapie in Strafanstalten, Restitutionsverlauf bei Alkoholkranken, Sexualdeliquenz, psychopharmakologische Studien, Pupillometrie in der psychophysiologischen Diagnostik, u.a. bei Alzheimerpatienten.

Beschreibung des „Funktionellen Psychosyndroms", darunter versteht man sämtliche psychische Ausfallserscheinungen die reversibel sind. Entwicklung des GPI (Grünbergersches psychodiagnostisches Instrumentarium) zur Messung der Reaktionsfähigkeit.

Theodor-Billroth-Preis 1990 der Wiener Ärztekammer „für eine hervorragende wissenschaftliche Arbeit".

Verheiratet, 3 Kinder, lebt in Wien.

Geleitwort

Neben einer Reihe anderer psychophysiologischer und psychometrischer Verfahren kommt die mikroprozessorgesteuerte Pupillometrie in den Bereichen für klinische Psychodiagnostik, Schlafforschung und Pharmakopsychiatrie der Psychiatrischen Universitätsklinik Wien zur Prüfung psychopharmakologischer Substanzen an gesunden Probanden und Patienten zur Anwendung.

Basierend auf zahlreichen Studien wird versucht, die Bedeutung der Pupillometrie für die Beurteilung der Pharmakodynamik psychotroper Medikamente zu erforschen. Geben Pupillometrie-Daten Aufschluss über Dosis- und Zeit-Wirkungsrelationen der zu prüfenden Substanzen? Etwa 32 Medikamente mehrerer psychopharmakologischer Klassen (z.B. Antidepressiva, Nootropika, Neuroleptika, Anxiolytika, Hypnotika, Antiepileptika, ...) in insgesamt über 70 verschiedenen Dosierungen wurden untersucht, wobei interessierte, ob die in der 2., 4., 6. und 8. Stunde nach Medikamenteneinnahme festgestellten Veränderungen des Pupillendurchmessers im Vergleich zu Placebo eine Differenzierung zwischen den einzelnen Klassen ermöglichen. Weiters wird auf die Beziehung von Blutspiegeldaten (Pharmakokinetik) zum tonischen Maß der Pupille bei einigen repräsentativen Psychopharmaka eingegangen.

In letzter Zeit kommt der Pupillometrie in Zusammenhang mit der Objektivierung der Vigilität, Tagesmüdigkeit und -schläfrigkeit bei verschiedenen Schlafstörungen besondere Bedeutung zu. Zusammenfassend kann gesagt werden, dass die Pupillometrie innerhalb der klinischen Psychodiagnostik, die Prof. Grünberger aufgebaut und 3 Dekaden lang geleitet hat, nun einen wichtigen Stellenwert einnimmt, was in einem nicht unerheblichen Maß den Forschungsbemühungen des Autors zu verdanken ist.

Univ.-Prof. Dr. Bernd Saletu
Leiter des Bereichs für Schlafforschung und Pharmakopsychiatrie
Psychiatrische Universitätsklinik Wien

Inhaltsverzeichnis

Danksagung VII
An meine Studenten IX
Kurzbiografie XI
Geleitwort XIII

Kapitel 1: Einleitung 1

Kapitel 2: Methode 3
Faktorenanalytische Untersuchung und Reliabilitätsbestimmung der statischen und dynamischen Pupillometrie bei Normalpersonen und psychopathologischen Gruppen 3

Kapitel 3: Psychophysiologie 13
Pupillometry in Clinical Psychophysiological Diagnostics: Methodology and Proposal for Application in Psychiatry 13

Kapitel 4: Psychopharmakologie 25
Pupillometrie im psychopharmakologischen Experiment 25

Kapitel 5: Alkoholismus 41
Methodologie zur Einschätzung von Craving bei Alkoholkranken mit Hilfe der Pupillometrie 41
Klinische psychophysiologische Diagnostik bei ambulanten Alkoholikern: Statische und lichtevozierte dynamische Pupillometrie 53

Kapitel 6: Psychosomatik 67
Computerassistierte „statische" und lichtevozierte dynamische Pupillometrie bei psychosomatischen Patienten 67

Kapitel 7: Schizophrenie 81
Pupillometrie bei schizophrenen Patienten 81

Kapitel 8: Drogenabhängigkeit 95
Pupillenweite und Pupillenreagibilität bei Heroinabhängigen sowie Patienten, die an einem Methadon- bzw. Morphinsubstitutionsprogramm teilnehmen 95
Static and Dynamic Pupillometry for Determination of the Course of Gradual Detoxification of Opiate-addicted Patients 103

Kapitel 9: Lichttherapie bei Depression 113
The effect of biologically-active light on the noo- and thymopsyche and on psychophysiological variables in healthy volunteers 113

Kapitel 10: Pupillenoszillationen (Fourieranalyse) 127
Eine neue Methode zur Messung der zentralen Aktivierung: Fourieranalyse der Pupillenoszillationen bei depressiven Patienten 127

Fourieranalyse der Pupillenoszillationen zur Messung der zentralen Aktiviertheit bei psychosomatischen Patienten 143

Zentralnervöse Aktiviertheit bei opioidabhängigen Patienten, evaluiert durch Fourieranalyse der Pupillenoszillationen 153

Kapitel 11: Kognitive Pupillenoszillation 163

Die „Kognitive Pupillenoszillationshypothese" bei Patienten mit neurotischen Störungen bzw. organischem Psychosyndrom: Reliabilität und Validität eines neuen psychophysiologischen Verfahrens 163

Kapitel 12: Hypnose 173

Erfassung von experimentell induzierter Schmerzwirkung und ihre Ausschaltung durch Hypnose mit Hilfe pupillometrischer Untersuchungen 173

Ideomotorische Pupillenreaktion bei akutem Schmerz vor und während hypnotischer Analgesie .. 187

Kapitel 13: Rezeptorentest (Wirkung von Tropicamide) 193

Pupillary dilatation test and Fourier analysis of pupillary oscillations in patients with multiple sclerosis 193

Psychophysiological diagnostic in alcohol dependency: fourier analysis of pupillary oscillations and the receptor test for determination of cholinergic deficiency 199

Receptor Test (Pupillary Dilatation after Application or 0.01% Tropicamide Solution) and Determination of Central Nervous Activation (Fourier Analysis of Pupillary Oscillations) in Patients with Alzheimer's Disease 211

Association of apolipoprotein and pupil response to tropicamide 223

Rezeptortest und Aktiviertheit bei psychosomatischen Patienten 229

Kapitel 14: Vigilanz 239

Vigilanzmessung bei psychopathologischen Gruppen 239

Anhang 245

Im Bereich klinischer Psychodiagnostik entwickelte Verfahren 245

Abschließend 247

Kapitel 1: Einleitung

H. Hess meinte 1975 in seinem Werk „Das sprechende Auge", die Pupille verrate verborgene Reaktionen. Seine Aussage, die Pupille sei das Fenster zur Seele, ist sicher eine sehr interessante Auffassung. Da ich Jahrzehnte die Leitung der Abteilung für klinische Psychodiagnostik an der Psychiatrischen Universitätsklinik Wien innehatte, war mein Anliegen, neben der psychodiagnostischen Tätigkeit auf metrisch-projektiver Ebene, auch Methoden zu finden, die es ermöglichen, auf psychophysiologischem Wege objektive Daten zu erhalten. Als Diagnostiker war mir bekannt, dass starke Gefühle, Erregungen oder Gefühlsregungen zu einer Erweiterung der Pupille führen. Daher bot sich die Pupillometrie als die geeignete Messmethode an.

In den letzten Jahren hat die automatische Datenerfassung und Auswertung mit Hilfe elektronischer Datenverarbeitung auch in die medizinische Diagnostik Eingang gefunden. Der Computer wird zunehmend für Analyse, Monitoring und Verwaltung eingesetzt. Doch meine ich, dass gerade in Belangen, in denen Funktionen von Patienten im Mittelpunkt stehen, übertriebene Technikgläubigkeit nicht kritiklos akzeptiert werden darf.

Die objektive und ökonomische Messung der Pupillenreaktion als Parameter des vegetativen Arousals hat in den letzten Jahren zunehmend an Bedeutung gewonnen, da sowohl die Aufnahme- als auch die Auswertungstechniken wesentlich verbessert werden konnten. In der Folge wird über die computergesteuerte statische und dynamische Pupillenmessung, wie sie bei normaler Raumhelligkeit an der Abteilung für klinische Psychodiagnostik der Wiener Psychiatrischen Universitätsklinik erfolgt, berichtet. Der Einsatz und die Bedeutung der statischen Messung bei gesunden jungen und älteren Menschen in der Psychopharmakologie und bei psychischen Störungen wird erläutert. Weiters werden die dynamischen Pupillenreaktionen auf verschiedene *sensorische Stimuli (optische und akustische)* verglichen. Schließlich wird ein Ausblick auf weitere Einsatzmöglichkeiten der dynamischen Pupillometrie in der klinischen Psychodiagnostik gegeben.

Es gibt verschiedene Gründe, die Pupillenreaktion als Indikator für psychopathologische Zustände zu messen:

1. Die Pupillenreaktion ermöglicht die Erfassung von physiologischen Variablen beim Menschen **ohne invasive Techniken**
2. Die Reagibilität der Pupille hängt von einer Vielzahl von **spezifischen Variablen (sensorischen, mentalen, emotionalen)** ab

3. Da die Pupille leicht zugänglich ist, kann sie mit großer Genauigkeit ohne Beeinträchtigung des Patienten gemessen werden
4. Die Pupillenreaktion stellt in der Diagnostik ein objektives Maß der vegetativen Regulation dar

Wir untersuchten in einer psychophysiologischen Studie die statische und dynamische Pupillenreagibilität mit einem computergesteuerten Whittaker-Pupillometer an Patienten mit verschiedenen psychosomatischen Krankheitsbildern, wie beispielsweise Ulcus, Colitis, Herzneurose, Anorexie und Asthma, im Vergleich zu einer gesunden Normgruppe vor und nach einer 6-wöchigen stationären Behandlung.

Mit Hilfe einer multivariaten Datenanalyse konnten sowohl Therapieeinflüsse als auch Unterschiede zur gesunden Kontrollgruppe festgestellt werden. Weiters ergab eine Faktorenanalyse an der Kontrollgruppe 4 Faktoren (Ladungen zwischen 0,85 und > 0,90), nämlich einen statischen, einen dynamischen, einen stimulusspezifischen Faktor und einen physiologischen Restitutionsfaktor.

Kapitel 2: Methode

Faktorenanalytische Untersuchung und Reliabilitätsbestimmung der statischen und dynamischen Pupillometrie bei Normalpersonen und psychopathologischen Gruppen

Einleitung

Der Einsatz der computergesteuerten statischen und dynamischen Pupillenmessung gewinnt sowohl bei gesunden Probanden im psychopharmakologischen Experiment [5, 6] als auch in der Diagnostik psychischer Erkrankungen [3, 4, 7] zunehmend an Bedeutung. Dazu haben vor allem die wesentlich verbesserten Aufnahme- und Auswertungstechniken beigetragen [1, 2]. Für uns war von Interesse, die Struktur der korrelativen Zusammenhänge der bei der Pupillenmessung erhaltenen Variablen mit Hilfe der Faktorenanalyse sowohl bei gesunden Probanden als auch bei Patientengruppen aufzuklären. Dabei soll die Faktorenanalyse nicht primär zur Reduktion von Variablen dienen.

Weiters sollte zur Frage der Zeitkonstanz der Werte der statischen Pupillenmessung die Retestreliabilität berechnet werden.

Methodik

Pupillometrie

Das Grundgerät unserer Messanlage ist ein von der Whittaker Corporation entwickeltes TV-Pupillometer 1050, welches von einem Mikroprozessor gesteuert wird.

Der Proband befindet sich während der Pupillenaufnahme in einem Raum mit den Ausmaßen von 3 × 4 m. Nachdem eine 3-minütige Adaption an die Raumhelligkeit (160 Lux) stattgefunden hat, wird der vertikale Pupillendurchmesser des linken Auges gemessen. Die Aufnahme erstreckt sich bei der statischen Pupillenmessung über einen Zeitraum von 20 Sekunden, wobei der Computer für jede Sekunde einen Messwert liefert (Mittelwert aus 50 Abtastungen pro Sekunde), Fehlerwerte ausscheidet und den Mittelwert und die Streuung berechnet [3]. Während dieser Zeitspanne werden auch alle spontanen Fluktuationen der Pupille vollautomatisch identifiziert und deren Anzahl registriert.

Im Anschluss daran wird die lichtevozierte dynamische Pupillenmessung durchgeführt. Zur Induktion der lichtevozierten Pupillenreaktion verwenden wir einen optischen Stimulus von 145 Lux und 0,3 Sekunden Dauer, welcher von der Wand in Blickrichtung der Versuchsperson reflektiert wird.

Folgende Variablen werden nach exakter Berechnung ausgedruckt:

- Ausgangswert (letzter gemessener Pupillendurchmesser vor dem Stimulus),
- Latenzzeit (Zeit vom Einsetzen des Stimulus bis zum Einsetzen der Reaktion),
- Minimum (kleinster Pupillendurchmesser nach erfolgter Reaktion),
- Abfallszeit (Zeitdauer vom Einsetzen der Pupillenreaktion bis zum Erreichen des Minimums),
- Gipfelzeit (Summe von Latenz und Abfallszeit),
- relative Änderung (prozentuelle Veränderung bezogen auf den Ausgangswert),
- absolute Änderung (Differenz zwischen Ausgangswert und Minimum in Millimeter),
- Abfallsgeschwindigkeit (Quotient aus absoluter Änderung und Abfallszeit),
- Halbwertszeit (halbe Erholungszeit),
- Flächenwert (Produkt aus Halbwertszeit und relativer Änderung),
- Erholungsgeschwindigkeit (Quotient aus halber absoluter Änderung und Halbwertszeit),
- Zeitenquotient (Quotient aus Abfallszeit und Halbwertszeit).

Faktorenanalyse

Die Faktorenanalyse ist ein Sammelbegriff für verschiedene Techniken der multivariaten Statistik mit dem ungefähr gleichen Ziel: Eine Menge von beobachteten Variablen soll durch eine (meist kleinere) Menge von künstlichen, hypothetischen, latenten, als Linearkombination der gemessenen kontinuierlichen Größen darstellbaren Variablen, den so genannten Faktoren, ersetzt werden. Welcher Wirklichkeitscharakter den aus den Daten extrahierten Faktoren beigemessen wird, ist von verschiedenen Schulen verschieden ausgelegt worden: Einerseits als rein mathematische Methode einer in gewissem Sinn optimalen Datenreduktion und andererseits als hypothesenbildendes (heuristisches) Verfahren der Statistik. Auch die berechtigte Kritik an der Stichprobenabhängigkeit der Faktorenanalyse hat seit der praktischen Verwendbarkeit der Maximum-Likelihood-Faktorenanalyse viel von ihrer Schärfe verloren, so dass man gegenwärtig eine Phase der Restauration der Faktorenanalyse beobachten kann.

Historisch ist die frühe Entwicklung der Faktorenanalyse eng mit den ersten Modellen der Intelligenzforschung (Thurstone und Spearman) am Beginn des 20. Jahrhunderts verknüpft. Lange Zeit wurde zwischen den Ansprüchen der Praxis und der streng mathematisch-statistischen Fundierung der Methode ungleich gewichtet und den Ansprüchen der Praxis mehr Genüge getan. Seit der Entwicklung der Maximum-Likelihood-Faktorenanalyse als statistische Methode, so lautet der Titel der 1971 von Lawley und Maxwell veröffentlichten Monographie, ist Praxis und Theorie in Einklang, allerdings ist der dafür nötige mathematische Apparat recht unhandlich und nur nach längerer Vorbereitung einsichtig.

Das klassische Modell der Faktorenanalyse ist viel leichter zu formulieren, nämlich in Matrizenschreibweise für die Messungen von einer Person:

$$X = M + LF + E$$

(X = der Vektor der pro Person gemessenen Variablenwerte, M = der Vektor der Erwartungswerte der Variablen, L = der Vektor der Faktorenladungen, F = der Vektor der Faktorenwerte, E = der Vektor der Zufallsanteile an den Messungen).

Vom Vektor $X = (x_1, x_2, ..., x_g)$ werden N unabhängige Realisierungen an N Objekten (z.B. Versuchspersonen) beobachtet und zu einer Datenmatrix zusammengefasst, die man sich immer mit Mittelwerten und Streuungen standardisiert vorstellen kann.

Auf die einzelnen Lösungsansätze für die Fragen nach Anzahl der Faktoren, Methoden der Faktorenextraktion, Schätzung der Kommunalitäten, Rotationsverfahren usw. soll hier nicht weiter eingegangen werden; eine grundsätzliche Bewertung sei aber abschließend gestattet:

Jede Faktorenanalysemethode geht praktisch von der gegebenen Korrelationsmatrix der gemessenen Variablen aus und erklärt diese durch verschiedene Modellgleichungen. Die Gültigkeit dieser Modellgleichungen kann nur angenommen, nicht aber getestet werden, weshalb allzu voreilige Schlüsse aus den Ergebnissen einer Faktorenanalyse immer zu kritisieren sind.

In der Praxis hat sich die Hauptachsentransformation mit der Iteration der Kommunalitäten und nachfolgender VARIMAX-Rotation der Faktorenlösung zur Einfachstruktur mehr oder weniger zu einer Standardprozedur entwickelt, die auch in den weltweit verbreiteten Programmsystemen zur statistischen Analyse von Daten als Standard verwendet werden.

Beschreibung der Personenstichprobe

Faktorenanalyse

An einer Gesamtstichprobe von 107 Personen (21 Männer aus der Altersklasse 18 bis 31 Jahre, 19 Männer aus der Altersklasse 32 bis 45 Jahre sowie 42 Frauen aus der Altersklasse 18 bis 29 Jahre und 25 Frauen aus der Altersklasse 30 bis 49 Jahre) wurde eine Faktorenanalyse über die einfachsten Variablen der Pupillometrie durchgeführt (Tabelle 1).

Zunächst wurden 8 Grundvariablen der pupillometrischen Messungen, nämlich Mittelwert, Ausgangswert, Latenzzeit, Minimum, Abfallszeit, relative Änderung, absolute Änderung und die Halbwertszeit in einer ersten Faktorenanalyse als Variablensatz eingebracht. Die gleiche Personenstichprobe von 107 Männern und Frauen wurde danach mit einem erweiterten Variablensatz einer Faktorenanalyse

Tabelle 1. Dynamische Pupillometrie einer Normpopulation (n = 107)

GRUPPE:	A	B	C	D			
GESCHL:	M	M	W	W	GEM 8	F-WERT	U-TEST
ALTER:	18–31	32–45	18–29	30–49			
ANZAHL:	21	19	42	25			
MITTELW.	5.66 (1.08)	4.65 (.92)	5.63 (.65)	4.73 (.80)	5.25 (.83)	**11.163****	A:B** A:D** B:C** C:D**
AUSGANGSW.	5.61 (1.10)	4.60 (.90)	5.52 (.68)	4.64 (.91)	5.17 (.84)	**10.079****	A:B* A:D** B:C** C:D**
LATENZ.	.15 (.05)	.19 (.07)	.17 (.05)	.17 (.05)	.17 (.05)	1.695	
MINIMUM	3.92 (1.02)	3.34 (.84)	4.00 (.68)	3.37 (.68)	3.72 (.79)	**5.412****	A:D* B:C* C:D**
ABFALLSZ.	.82 (.16)	.74 (.15)	.77 (.09)	.73 (.12)	.76 (.12)	2.184	A:D*
REL. ÄND.	29.49 (7.00)	27.65 (9.25)	27.91 (7.15)	27.05 (5.36)	27.97 (7.18)	.466	
ABS. ÄND.	1.68 (.44)	1.26 (.41)	1.52 (.43)	1.26 (.37)	1.44 (.41)	**5.528****	A:B* A:D** B:C* C:D*
HWZ	.82 (.55)	(.63) (.28)	.94 (.58)	.84 (.64)	.84 (.55)	1.368	B:C*

Overall Discrimination-F-Wert: 2.358**
F-Wert Univariater F-Wert der Diskrinanzanalyse
U-Test Parameterfreies Verfahren V. Mann u. Whitney
* $p < 0.05$
** $p < 0.01$

unterzogen. Es gingen dabei zusätzlich zu den 8 Grundvariablen 4 weitere Variablen ein: die Abfallsgeschwindigkeit, die Gipfelzeit, der Flächenwert und der Zeitenquotient.

Die Patientengruppen bestanden aus einer Stichprobe von 36 Depressiven, an denen eine Faktorenanalyse mit den 12 Variablen der Pupillometrie durchgeführt wurde, und 148 Alkoholikern, bei denen der Variablensatz durch Hinzufügen der Erholungsgeschwindigkeit auf 13 Variablen erhöht wurde. Das Durchschnittsalter beträgt bei den Depressiven 36,6 Jahre, bei den Alkoholikern 42,2 Jahre.

Reliabilitätsbestimmung

Insgesamt wurden 295 Probanden (männlich und weiblich, nämlich 74 alte, mit einem Durchschnittsalter von 66 Jahren, und 221 junge Personen, mit einem Durchschnittsalter von 26,5 Jahren) einerseits im Stundenintervall 8-mal hintereinander und andererseits 6 Wochen hindurch an einem bestimmten Tag 5-mal mit Hilfe der statischen Pupillometrie untersucht.

Fragestellung: Die zu beantwortenden Fragen waren:

1. Wie ist die korrelative Struktur der pupillometrischen Variablen a) bei gesunden Personen und b) bei Patientengruppen (Depressive und Alkoholiker) zu interpretieren?
2. Besteht eine Zeitkonstanz (Retestreliabilität) der Werte der statischen Pupillometrie bei alten und jungen Probanden, die einerseits in Stundenintervallen und andererseits in wöchentlichen Abständen (6-mal) untersucht wurden?

Ergebnisse und Diskussion

Faktorenanalyse

ad Fragestellung 1a: Es ergibt sich bei dieser Faktorenanalyse eine Einfachstruktur von 4 Faktoren, wobei der 1. Faktor die Variablen Mittelwert, Ausgangswert und Minimum mit hohen Ladungen enthält. Im 2. Faktor laden die Variablen Latenz, relative und absolute Änderung besonders hoch, wobei die relative Änderung durch eine hohe negative Ladung auffällt. Im 3. Faktor lädt als einzige Variable die Abfallszeit hoch, und im 4. Faktor schließlich als einzige Variable die Halbwertszeit. Es ergibt sich somit eine Struktur von 4 Faktoren, wovon die ersten beiden Faktoren je 3 Variablen als bestimmende Variablen enthalten und die beiden anderen Faktoren jeweils nur 1 Variable enthalten.

Der Faktor 1, der durch Mittelwert, Ausgangswert und Minimum gekennzeichnet ist, wurde von uns als „statischer Faktor" bezeichnet. Der Faktor 2 mit den Variablen Latenz, relative Änderung und absolute Änderung wurde als „dynamischer Faktor" benannt. Der 3. Faktor, der die Abfallszeit enthält, hat den Namen „Spezifische Reaktion auf den Stimulus" bekommen; und der 4. Faktor, der die Halbwertszeit enthält, wurde mit „Physiologische Restitution", „Erholungszeit", bezeichnet. Die Ladungen im 1. Faktor (Statischer Faktor), der die Variablen Mittelwert, Ausgangswert und Minimum enthält, sind alle hoch positiv, hängen also alle in der gleichen Richtung miteinander zusammen. Im 2. Faktor ist die Ladung der Variablen Latenz hoch positiv, während für die Variablen relative und absolute Änderung hoch negative Ladungen gefunden wurden; was bedeutet, dass eine hohe Latenz mit einer geringen relativen und absoluten Änderung zusammenhängt bzw. eine geringe Latenz mit einer großen Änderung, gleichgültig, ob relativ oder absolut, verbunden ist. Die Ladungen der Abfallszeit im Faktor 3 und der Halbwertszeit im Faktor 4 sind ebenfalls hoch positiv (Tabelle 2).

Die gleiche Personenstichprobe wurde nun mit einem erweiterten Variablensatz (12 Variablen) einer weiteren Faktorenanalyse unterzogen. Es ergeben sich je nach Eigenwertkriterium 4 oder 5 Faktoren.

Eigenwertkriterium 1, also kleinster Eigenwert größer oder gleich 1, ergibt 4 Faktoren; kleinster Eigenwert größer 0,5 ergibt 5 Faktoren.

Tabelle 2. Faktorenanalyse der dynamischen Pupillometrie an einer Normpopulation (männlich und weiblich; n = 107).

EIGENVALUES, LOWER BOUND:	0.500	3.316	2.686	0.939	0.769
CUMULATIVE PERCENTAGE OF EIGENVAL:	0.414	0.750	0.868	0.964	

ROTATED FACTOR MATRIX (4 FACTORS)

MITTELWERT	**.985**	.013	.020	.100
AUSGANGSWERT	**.982**	-.076	.065	.145
LATENZ	.272	**.856**	-.190	.074
MINIMUM	**.920**	.344	.049	.080
ABFALLSZEIT	.079	-.151	**.977**	.105
RELATIVE ÄND.	-.203	**-.950**	.029	.079
ABSOLUTE ÄND.	.387	-.885	.067	.180
HALBWERTSZEIT	.175	-.086	.106	**.973**
	↓	↓	↓	↓
	FAKTOR I	FAKTOR II	FAKTOR III	FAKTOR IV
	Mittelwert Ausgangsw. Minimum	Latenz Rel. Änd. Abs. Änd.	Abfallszeit	Halbwertsz.

Interpretation
Faktor I Statischer Faktor; *Faktor II* Dynamischer Faktor;
Faktor III Spezifische Reaktion auf den Stimulus; *Faktor IV* Physiologische Restitution (Erholungszeit)

Bei der Lösung mit 4 Faktoren ist die Einfachstruktur sehr ähnlich der schon zitierten Struktur. Im 1. Faktor nämlich sind die Latenz, die absolute und relative Änderung und zusätzlich nunmehr die Abfallsgeschwindigkeit enthalten; relative und absolute Änderung sowie Abfallsgeschwindigkeit mit hohen positiven Ladungen, die Latenz mit einer negativen Ladung. Der 2. Faktor enthält die Variablen Mittelwert, Ausgangswert und Minimum sowie auch jene der schon vorher zitierten Faktorenanalyse. Der 3. Faktor enthält die Variablen Abfallszeit und Gipfelzeit. Es kommt also zur Abfallszeit die Gipfelzeit hinzu; und im 4. Faktor, der in der 1. Faktorenanalyse nur die Halbwertszeit enthielt, treten zusätzlich die Variablen Flächenwert und Zeilenquotient hinzu, wobei der Zeitenquotient eine kleinere negative Ladung hat. D.h., dass die korrelative Struktur dieser Variablen sehr ähnlich der Faktorenstruktur der eingeschränkten Variablenmenge ist und die Faktoren weiterhin gleich bezeichnet werden können, nämlich „statischer Faktor", „dynamischer Faktor", „spezifische Reaktion auf den Stimulus" und „physiologische Restitution". Die Faktoren sind zwar in der mathematischen Ausformung permutiert, aber im Prinzip ergibt sich die gleiche Faktorenstruktur auch für den erweiterten Variablensatz von 12 Variablen.

Bei der Faktorenanalyse mit den 8 Grundvariablen der Pupillometrie, auf 5 Faktoren hin rotiert (nur der Effekt eines anderen Eigenwertkriteriums; Eigenwert bis 0,5 als Faktor erlaubt), ergibt sich folgendes Bild:

Die Variable Latenz, die früher im 2. Faktor war, bildet einen eigenen Faktor, so dass sich 5 Faktoren ergeben. Der 1. Faktor enthält Mittelwert, Ausgangswert und Minimum; der 2. Faktor relative und absolute Änderung ohne die Latenz, also nur die Änderung; der 3. Faktor enthält die Abfallszeit, der 4. Faktor die Halbwertszeit; und der 5. Faktor enthält nunmehr mit einer hohen positiven Ladung die Latenz. Dies würde darauf hindeuten, dass am ehesten noch Änderung und Latenz voneinander trennbar sind, was aber wahrscheinlich keine besondere inhaltliche Bedeutung hat. Andererseits scheinen die Latenz und die Änderung von verschiedenen physiologischen Mechanismen gesteuert zu werden.

ad Fragestellung 1b: An einer Stichprobe von 36 Depressiven wurde eine Faktorenanalyse mit den 12 Variablen der Pupillometrie durchgeführt. Auch hier ergeben sich wieder 4 Faktoren.

Der 1. Faktor enthält mit hohen positiven Ladungen die relative und absolute Änderung, die Abfallsgeschwindigkeit und den Flächenwert. Es handelt sich also um den „dynamischen Faktor“. Der 2. Faktor ist aus den Variablen Mittelwert, Ausgangswert und Minimum strukturiert; er ist der „statische Faktor“. Der 3. Faktor enthält die Variablen Latenz, Abfallszeit und Gipfelzeit, ist also wieder der Faktor der „spezifischen Reaktion auf einen Stimulus“; und der 4. Faktor kann durch Halbwertszeit und Zeitenquotient beschrieben werden, enthält verschiedene Vorzeichen und kann als „physiologische Restitution“ bezeichnet werden.

Das bedeutet, dass die Faktorenstruktur durchaus analog zu den bisherigen Faktorenanalysen ist. Die Patientengruppe fällt nicht besonders durch Änderungen in der korrelativen Struktur der Variablen auf. Das sagt natürlich nichts darüber aus, inwieweit die Absolutwerte dieser Patienten sich von denen der Normalpersonen unterscheiden. Die Faktoren haben also die gleiche inhaltliche Interpretation wie bei den Normalpersonen. Wenn man die Ladungen der Höhe nach betrachtet, fällt auf, dass im 1. Faktor die Variable Flächenwert im Vergleich zu den Variablen absolute Änderung und relative Änderung sowie Abfallsgeschwindigkeit eine geringere Ladung enthält. D.h., dass die Variable Flächenwert nicht so gut in diesen Faktor hineinpasst, aber durch ihre relativ große Ladung (0,666) eben in den 1. Faktor hineingenommen wird. Natürlich könnte die Variable Flächenwert auf Grund ihrer Ladung (0,646) auch in den 4. Faktor aufgenommen werden. Im 2. Faktor sind die Variablen Mittelwert, Ausgangswert und Minimum alle sehr hoch geladen und vom Vorzeichen her gleichsinnig. Im 3. Faktor hat die Variable Latenz die geringste Ladung von 0,735, aber alle Variablen haben das gleiche Vorzeichen. Im 4. Faktor hat die Variable Halbwertszeit eine Ladung von 0,916 und die Ladung in der Variablen Zeitenquotient beträgt −0,811. Beide Variablen weisen also hohe Ladungen auf.

Eine weitere Faktorenanalyse wurde an einer Stichprobe von 148 Alkoholikern durchgeführt. Es wurde ein Variablensatz von 13 Variablen aus der Pupillometrie verwendet. Der Variablensatz besteht aus Mittelwert, Ausgangswert, Latenz, Minimum, Abfallszeit, relativer Änderung, absoluter Änderung, Gipfelzeit, Abfallsgeschwindigkeit, Halbwertszeit, Flächenwert, Zeitenquotient und Erholungsgeschwindigkeit. Es wurden wieder 4 Faktoren gefunden.

Der Faktor 1 enthält die Variablen Mittelwert, Ausgangswert und Minimum, mit hohen positiven Ladungen. Dieser Faktor entspricht also durchaus dem „statischen Faktor". Der 2. Faktor enthält die Variablen Halbwertszeit, Flächenwert (mit hohen positiven Ladungen) und die Variablen Zeitenquotient und Erholungsgeschwindigkeit (mit hoch negativen Ladungen) und ist deshalb als „Resolutionsfaktor" zu bezeichnen. Im 3. Faktor finden wir die Variablen Abfallszeit und Gipfelzeit (mit hohen positiven Ladungen) und Abfallsgeschwindigkeit, mit einer negativen Ladung von –0.6. Diese Variable kommt aber auch im 4. Faktor mit einer Ladung von 0,642 vor. Der 3. Faktor ist deshalb eher als stimulusspezifische Reaktion zu bezeichnen. Die Variablen Abfallszeit, Gipfelzeit und Abfallsgeschwindigkeit sind deutlich mit dem Stimulus und der spezifischen Reaktion auf diesen verknüpft. Im 4. Faktor sind dann die Variablen Latenz (mit einer negativen Ladung von –0,549), relative Änderung und absolute Änderung (mit hohen positiven Ladungen; 0,953 und 0,859) und die Variable Abfallsgeschwindigkeit enthalten. Diese Struktur führt wieder zu der Faktorenbezeichnung „dynamischer Faktor".

Es ergibt sich somit auch in dieser Faktorenanalyse, die 1. von einer speziellen Population, nämlich Alkoholikern, gerechnet wurde, 2. einige Variablen enthält, die in anderen Faktorenanalysen bisher nicht vorgekommen sind, im Prinzip wieder die gleiche Faktorenstruktur.

Es kann also gesagt werden, dass in allen Faktorenanalysen, die hier vorgestellt wurden, die gleiche Faktorenstruktur, nämlich ein statischer Faktor, ein dynamischer Faktor, ein stimulusspezifischer Faktor und ein Restitutionsfaktor, aufgetreten ist. Das bedeutet, dass die korrelative Struktur der Variablen in der Pupillometrie sehr konstant und unabhängig von der jeweils untersuchten Patientenpopulation zu sein scheint. Die absoluten Werte selbst, die man in Mittelwertsvergleichen oder Diskriminanzanalysen einsetzen könnte, spielen ja in der Faktorenanalyse keine besondere Rolle. Es ist also zu erwarten, dass sich die Gruppen in anderen Verfahren sehr wohl voneinander unterscheiden; die korrelative Struktur ist aber konstant.

Reliabilitätsbestimmung

Die Retestreliabilität der statischen Pupillometrie wurde in 2 Formen (Stunden- und Wochenintervalle) an 2 verschiedenen Stichproben, nämlich 72 alten und 221 jungen Personen errechnet. Wurde in Stundenintervallen 8-mal hintereinander untersucht, so ergaben sich für die Gesamtstichprobe, in der alte und junge Probanden gemeinsam verwertet wurden, relativ kleine Reliabilitäten. Wenn man jedoch die beiden Stichproben „alt" und „jung" trennt, ergeben sich sehr hohe Reliabilitäten (0,77 bis 0,821) für die Stichprobe der jungen Probanden; für die Stichprobe der alten Probanden, die durch die geringe Personenzahl für Reliabilitätsuntersuchungen nicht sehr geeignet erscheint, ist die geringste Reliabilität 0,570, die höchste Reliabilität 0,771; also durchaus auch im Bereich hoher Reliabilitäten.

Für die 2. Form der Retestreliabilität, nämlich die Untersuchung in Wochenintervallen, ergaben sich sowohl für die Gesamtstichprobe (0,725 bis 0,815) als auch für die „alte" (0,64 bis 0,78) und „junge" Stichprobe (0,663 bis 0,772) sehr hohe Reliabilitäten.

Es lässt sich somit aus den Faktorenanalysen und aus den Reliabilitätsuntersuchungen für Pupillenmessungen folgendes Ergebnis beschreiben:

In die Faktorenanalyse gehen nicht nur die statischen Komponenten der Pupillometrie ein, sondern auch die dynamischen. Es konnte gezeigt werden, dass unabhängig von der Stichprobe (ob Normalpersonen oder verschiedene Patientenpopulationen), unabhängig von den aus der Pupillometrie gewonnenen Variablen, sich die gleichen Faktorenstrukturen ergeben: ein dynamischer Faktor, ein statischer Faktor, ein stimulusspezifischer Faktor und ein restitutionsabhängiger Faktor.

Die Reliabilität wurde hier nur an den statischen Variablen der Pupillometrie verfolgt. Der Reliabilität der dynamischen Variablen wird eine eigene Betrachtung gewidmet. Es konnte gezeigt werden, allerdings bei einer Stichprobe von Normalpersonen, dass die statischen Variablen der Pupillenmessung sehr hoch reliabel sind, was den Schluss zulässt, dass das Instrument der Pupillometrie als hochempfindlich und für psychophysiologische Untersuchungen gut geeignet scheint.

Literatur

[1] Grünberger J, Linzmayer L, Saletu B (1984) Psychodiagnostik mit Hilfe psychophysiologischer Verfahren. Wien med Wschr 2: 29

[2] Grünberger J, Linzmayer L, Saletu B, Stöhr H (1984) Mikrocomputer im Einsatz bei Routineuntersuchungen und Forschungsaufgaben im Bereich der klinischen Psychodiagnostik. Biomed Technik 29: 283

[3] Grünberger J, Linzmayer L, Saletu B, Stöhr H (1984) Zur Methodologie der Pupillenmessung. Psychiatr Clin 3: 157

[4] Grünberger J, Linzmayer L, Gathmann P, Saletu B (1985) Computerassistierte „statische" und lichtevozierte „dynamische" Pupillometrie bei psychosomatischen Patienten. Wien Klin Wschr 20: 775

[5] Grünberger J, Linzmayer L, Cepko H, Saletu B (1986) Pupillometrie im psychopharmakologischen Experiment. Arzneim Forsch 1: 141

[6] Grünberger J, Linzmayer L, Cepko H, Saletu B (1987) Lichtevozierte dynamische Pupillometrie zur Differenzierung psychotroper Substanzen. Arzneim Forsch 3: 357

[7] Grünberger J, Linzmayer, L, Küfferle B, Saletu B (1986) Pupillometrie bei schizophrenen Patienten. In: Biologische Psychiatrie. Keup W (Hrsg) S. 199. Springer, Berlin Heidelberg New York

[8] Lawley DN, Maxwell AE (1971) Factor analysis as a statistical method. Butterworth, London

Zusammenfassung

Die bei der statischen und dynamischen Pupillenmessung erhaltenen Variablen wurden einer Faktorenanalyse unterzogen. Es konnte gezeigt werden, dass unabhängig von der Stichprobe (sowohl bei Normalpersonen als auch bei psychopathologischen Gruppen) sich die gleichen Faktorenstrukturen ergeben: ein statischer Faktor, ein dynamischer Faktor, ein stimulusspezifischer Faktor und ein restitutionsabhängiger Faktor. Bei der Reliabilitätsbestimmung, allerdings bei einer Stichprobe von Normalpersonen, konnte eine sehr hohe Reliabilität für die statischen Variablen der Pupillenmessung berechnet werden.

Summary

Variables measured during static and dynamic pupillometry were factor-analyzed. Following factors were obtained regardless whether investigations were carried out in normals or in psychiatric patients: A static factor, a dynamic factor, a stimulus-specific factor and a restitution-dependent factor. Evaluation of reliability in normals demonstrated a high reliability for the static variables of pupillometry.

Kapitel 3: Psychophysiologie

Pupillometry in Clinical Psychophysiological Diagnostics: Methodology and Proposal for Application in Psychiatry

Introduction

The human pupil represents an easily accessible target organ of the central and peripheral functions of the autonomous nervous system. As advances in modern electronic technology improved recording and evaluation techniques (the measurement of pupil diameter and pupil reactions) gained increased importance in clinical psychophysiological diagnostics. In 1902, Dupont, and in 1910, Weiler, tried to measure the pupil diameter by means of a scale. For this purpose the pupil was observed directly by an optical system. After the development of photography, it was possible to obtain pictures of the pupil diameter [1, 2]. Later, movie cameras that registered absolute measurement of diameter and for demonstration of continuous changes in size, were and are used today [3, 4, 5]. Recently, electronic devices based on infrared light illumination were developed, such as the Whittaker Corporation TV-Pupillometer. It therefore became possible to measure pupillary reactions more objectively, economically and precisely. The aim of the present paper is to outline our developed methodology, to inform about reliability and validity, and finally, to make proposals for application to a psychiatric clinic.

Basic Physiology

The smooth muscles of the Iris are innervated parasympathetically as well as sympathetically. More specifically, nerves of the Parasympathetic Nervous System (PNS) innervate circular fibers of the iris, causing pupillary constriction, while excitation by the Sympathetic Nervous System (SNS) fibers causes the radial fibers of the iris to produce dilatation of the pupil. The human sphincter muscle carries predominantly cholinergic as well as some ∂ 1 and β adrenergic receptor sites. Adrenergic sites in the muscle include predominantly ∂ 1 adrenergic receptors and some β receptors of unknown significance [6]. After administration of psychoactive substances, cholinergic receptors mediate the constricting effect of the parasympathetic nervous system (miosis) while adrenoreceptors mediate the sympathetic influence (mydriasis). Because the neurochemical control mechanisms consist predominantly of the ∂ 1 and cholinergic system, it is easy to interpret the endorgan response. But pupil reactions are also influenced by the cerebral cortex, the hypothalamus, the thalamus and reticular formation. The fibers of the first neuron stem from the hypothalamus and reach the dilator puillae through the cervical sympathetic chain (centrum cilio-spinale). The pathways to pupillomotoric regulation centers support the hypothesis that pupillary diameter also reflects central nervous as well as emotional states. Because these parameters cannot be controlled completely, one has to bear in mind these facts when interpreting the influence of psychotropic drugs and mental disorders on the pupil. The influences of the autonomous nervous system on the pupillary response are independent from the pupillary reflex, or direct light reaction, after immediate light stimulation. The pupillary reflex is modulated through a pathway from the opticus nerve to the oculomotorius nucleus and the sphincter muscle. Using measurement of pupillary reflex, we can assume that the reaction of the pupil to light is changed directly and/or indirectly by cognitive emotional states and is also sensitive to perceptual and response-related processing demands [7]. Referring to these facts, we can differentiate between „static“ and light evoked dynamic „pupillometry“. Furthermore, the one-dimensional model: constriction, dilatation and no change (static pupillometry) does not seem sufficient enough for differentiation of psychotropic substances or psychopathological group [8, 9]. In order to get additional information, the utilization of „dynamic pupillometry“ is suggested.

Pupil Measuring Methods

For our investigations, we used the Whittaker Corporation TV-Pupillometer, Model 1050. The TV-Pupillometer measures the vertical pupil diameter by counting the TV scan lines which intersect the recognized pupil. In connecting the pupillometer to a microprocessor (see Fig. 1) we were not only able to simplify the procedure, but were also able to achieve more accurate measurements [10].

For „static“ measurement, the subject had to adapt, for 3 minutes, to the illumination (160 Lux) of a sound-attenuated room, measuring 3 × 4 meters. The pupillographic technique consisted of positioning the subject's head comfortably on a chin-rest and forehead-rest with his/her gaze directed at a black dot positioned 1,60 meters in front of the eye. The subject was then instructed to fix the dot to avoid accommodation (see Fig. 2). We used this distance, because the fixation of a nearer dot (16 cm) causes a smaller pupil than a wider fixation point (1.60 m) [11].

Subsequent to adaptation and adjustment of the pupillometer, the computer-assisted measurement of pupillary diameter involved 20 recordings. The resulting recording time of 20 seconds (the pupil diameter was measured each second) was used to avoid fatigue, blinks and tears, and was needed for a sufficient number of registrations, in order to determine the mean pupillary diameter. The registration could be controlled visually on a monitor. During the recording time, blinks were

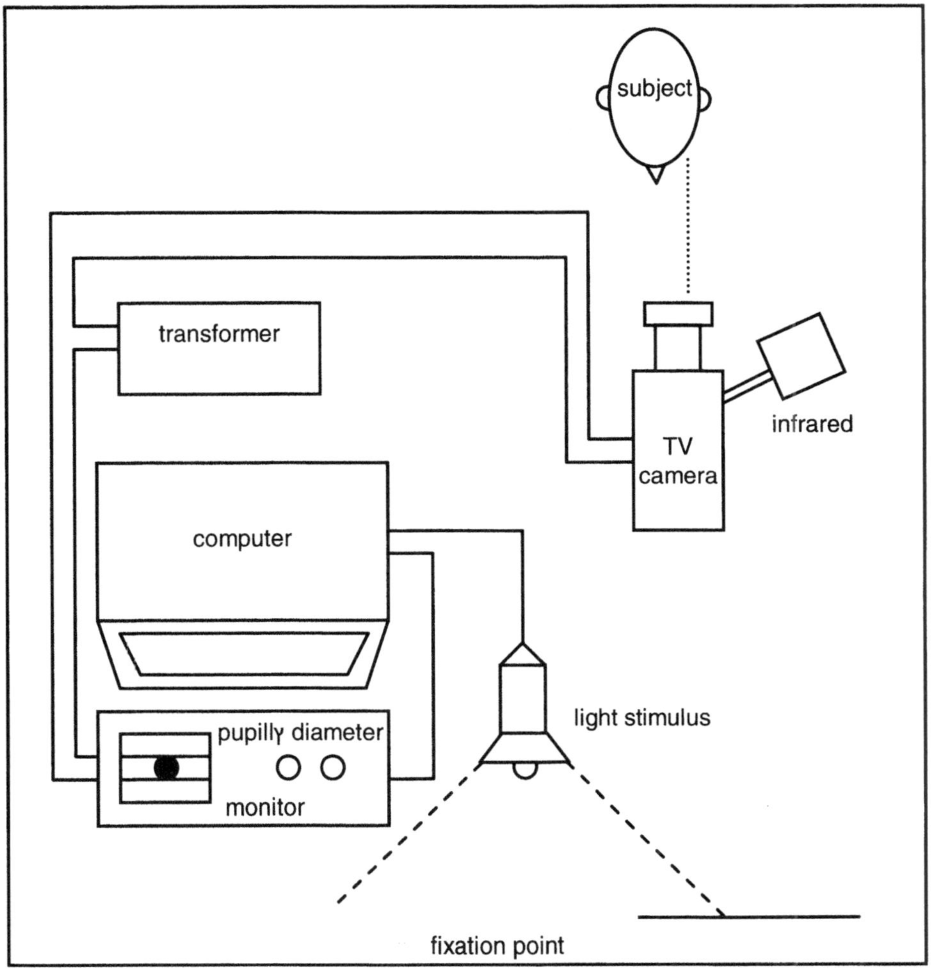

Fig. 1.

excluded, mean pupil diameter and standard deviation were calculated and slow fluctuations were identified by computer [10, 12]. These slow waves with high amplitudes are thought to reflect central activation or fatigue [13]. The spontaneous fluctuations could be superimposed on the signal as noise, however. The data therefore had to be averaged; for this purpose, a sufficient number of registrations were needed, as mentioned above. Recently, we have been trying to determine central activation by means of Fourier analysis of pupillary oscillations.

We believe, however, that Computer-assisted recording and evaluation of pupillary dynamics represents not only an economical method, but also an objective and clinically applicable one. Furthermore, the one-dimensional model of „static pupillometry“ (constriction, dilatation and no change) did not seem sufficient

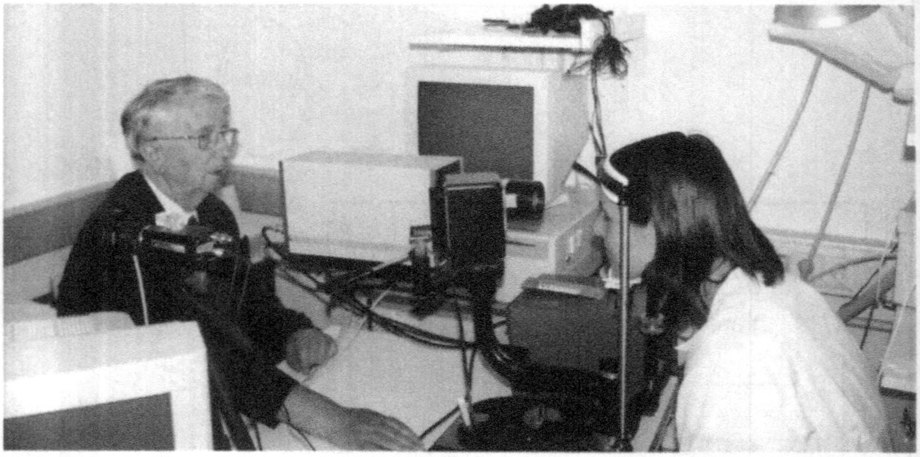

Fig. 2.

enough for differentiation of psychotropic substances or psychopathological groups [8, 9]. In order to acquire additional information, the utilization of „dynamic pupillometry“ is suggested.

For dynamic measurement, we used the same devices as described above. In addition to static measurements, a selected stimulus with regard to kind, intensity and duration was entered into the computer. Twenty seconds after the start of static measurements, the stimulus was presented. The latter was followed by the recording period; in case of a photo-stimulus, it lasted 15 seconds. For the light evoked pupillometry, a Stimulus of 145 Lux and 300 milliseconds duration was used: the light of a 60 Watt spot lamp fixed to the ceiling was reflected, by the wall, at the subject, sitting at a distance of 1.5 meters in front of it. Besides light stimuli for dynamic pupillometry, acoustic stimuli (65 dB), tactile and pain stimuli, „coldness“ stimuli, presentation of slides, and mental tasks were used. By means of a modified Archimedean Spiral, we assessed the influence of the light distribution of a pattern. After the registration period, variables of dynamic pupillometry were obtained:

- Initial Value (the last measured diameter before presentation of the stimulus)
- Onset Latency (the time between presentation of stimulus and the onset of reaction)
- Minimum (the smallest diameter after reaction)
- Time of Constriction (the time between the onset of reaction and reaching of the minimum)
- Time to Peak Effect (sum of latency time and time of constriction)
- Relative Change (percentage of change in relation to the initial diameter)
- Absolute Change (difference between initial value and minimum in min)
- Speed of Constriction (the absolute change or amplitude divided by tune of constriction)

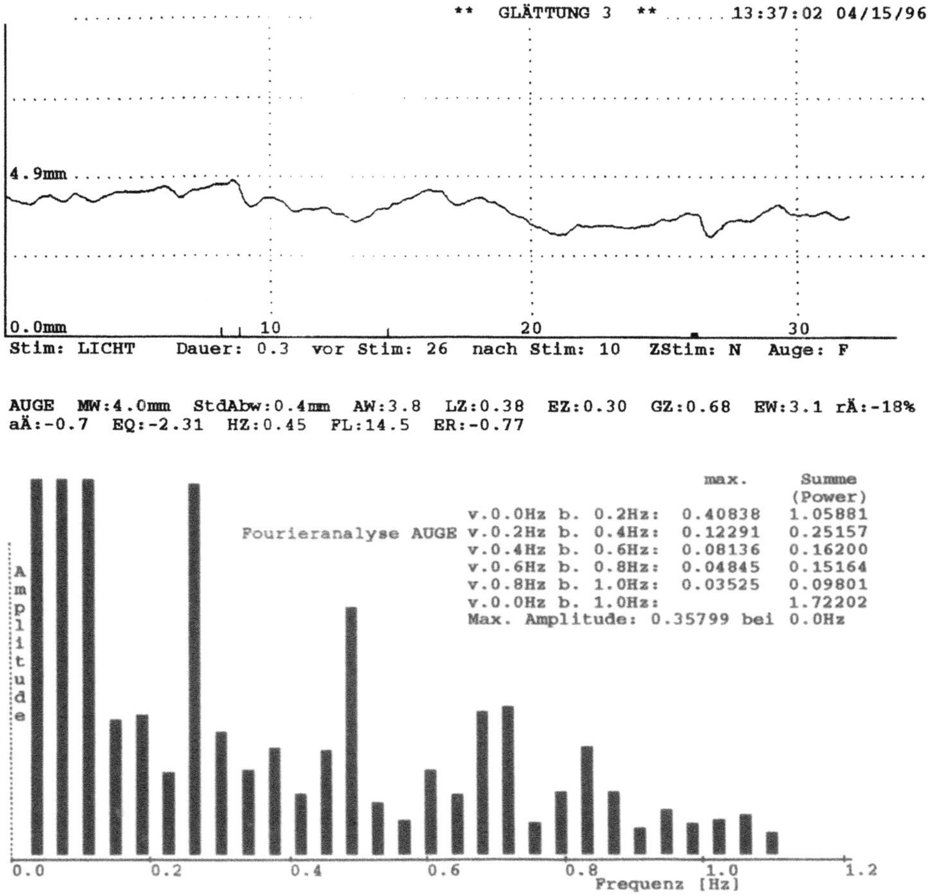

Fig. 3.

Fig. 3.

- Half Recovery Time (the time for half the redilatation of the pupil)
- Area (recovery half time multiplied by relative change)
- Speed of Recovery (half the absolute change divided by half the recovery time)
- A Time Quotient (time of constriction divided by half recovery time) (see Fig. 3).

Presentation of acoustic or mental stimuli dilated the pupil; by means of „dynamic“ pupillometry, the time and speed of dilatation and maximum were determined respectively.

Reliability

Re-test reliability for the static variables of pupillometry were evaluated over hours and weeks. The investigations were carried out in two groups of 72 old (the mean age was 66 years) and 221 young healthy persons (the mean age was 26.5 years) respectively [9]. A relatively small reliability was obtained when hourly data (8 times in succession) of old and young subjects were considered. After sub-dividing the total sample in old and young persons, a high reliability (0.77–0.82) could be observed for the latter. Because of the small number of persons, the Sample of the old was not very suitable for determination of reliability. In spite of this fact, the smallest absolute reliability was 0.570 and the highest was 0.77, results which may be accounted to the range of high reliabilities. The investigation in weekly intervals (lasting for 6 weeks) showed a high re-test reliability of 0.725–0.815 for the total sample, 0.64–0.78 for the old, and 0.663–0.772 for the young subjects, respectively. The reliability was calculated only for the static variables of pupillometry. Evaluation for the dynamic variables will be examined later in subsequent research.

Factor analysis

The simplest variables measured in a population of 107 persons (21 males aged 18–31, 19 males aged 32–45 years, as well as 42 females ranging in age from 18–25 and 25, aged 30–49 years) during „static“ and „dynamic“ pupillometry were factor-analyzed. The first 8 basic variables, namely the mean value, the initial value, the latency time, the minimum time of construction, the relative change, the absolute changes and the half recovery time, were introduced as a set of variables into the factor analysis. By means of factor analysis, a simple structure of 4 factors was obtained in the group of healthy subjects (8 basic variables) (see Table 1). Factor 1 was characterized by mean value, initial value and minimum value and was named „static factor“. Factor 2 included the variables of latency time, relative change, and absolute change; it was called „dynamic factor“. Factor 3 consisted of the variable of time of constriction; factor 4 was the half recovery time. While factor 3 was called „stimulus specific factor“, factor 4 was connected with „physiological restitution, recovery“.

The same factors but other factor loadings were found in depressed patients and in alcohol-dependent patients. In summary of these findings, we calculated a high reliability of the static variable of tile pupillometry. Thus, pupillary diameter is a reliable psychophysiological measure. Using factor-analysis, we could demonstrate that, independent from the sample as well as from variables of pupillary measurement, the same factor structures were obtained: the „static“, „Stimulus specific“, „dynamic“ and „restitution dependent factor“ [8, 9].

Range of Application

Pupillometry has become a precise and objective method for the measurement of activation and is therefore being increasingly utilized in clinical-psychophysiological diagnostics, especially in the field of psychopathology [10, 14, 15] and psycho-

Table 1. Factor analysis of the dynamic pupillometry of health normals (M + F) N = 107

„Eigen" – values, lower bound: 0.50	3.316	2.686	0.939	0.769
cumulative percentage of „Eigen": val	0.414	0.750	0.868	0.964
Rotated factor matrix (4 factors),				
mean value	.985	.013	.020	.100
initial value	.982	-.076	.065	.145
onset latency	.272	.856	-.190	.074
minimum	.920	.344	.049	.080
time of constriction	.079	-.151	.977	.105
relative change	-.203	-.950	.029	.079
absolute change	.387	-.885	.067	.180
half recovery time	.175	-.086	.106	.973
	factor I mean value initial value minimum	factor II onset latency rel. change abs. change	factor III time of constriction	factor IV half recovery time

factor I static factor; *factor II* dynamic factor; *factor III* stimulus specific factor; *factor IV* physiological restitution

pharmacology [16, 7]. Pupillometry was used in an investigation in psychosomatic patients. We found differences between psychosomatic patients and healthy controls, as well as between various sub-types of psychosomatic disorders. It also elucidated the influence of a 6 week course of psychotherapy. The data gave valuable clues to symptom/syndrome specific psychophysiological reaction types, which may be of considerable relevance for the characterization of psychosomatic diseases [15]. Furthermore 15 female patients suffering from anorexia nervosa were investigated by means of dynamic pupillometry. As compared to healthy volunteers of the same age, shortened latency time reflecting quick stimulus processing, and higher relative changes in the patients, were observed. There were no psychotropic drugs administered to these psychosomatic patients. Therefore, the characteristic pupillary response seemed to be modulated only by noradrenergic/adrenergic neurotransmitters that are released by inadequate stress adaptation.

We observed, by means of „static pupillometry", a smaller pupillary diameter in schizophrenic patients than in normal controls, reflecting a weak vegetative arousal. The small diameter could also be related to reduced emotional appraisal of external and internal events. „Dynamic pupillometry" was also used in this patient group. As compared with the normal controls, we found lower amplitude and relative change.

Rubin [17] differed between 2 groups of schizophrenic patients: schizophrenics with weak and high pupillary reactivity to light Stimuli. Our patients seemed to belong to the first group. Furthermore, the influence of two neuroleptic drugs, fluperlapin and haloperidol, on the pupils of schizophrenics could be objectivated. After chronic administration of 519.1 mg fluperlapin/day, a continuous widening of the pupil could be observed, reflecting the anticholinergic effect of the drug. The efficacy of fluperlapin was superior to that of haloperidol (20.4 mg/day), meaning that the reduced activation was improved more by fluperlapin, parallel with the improvement of the psychopathologic symptoms [18] „Static“ and „dynamic“ (light evoked) pupillometry was carried out in 137 male, alcohol-dependent patients (according to ICD diagnosis 303 and Feuerlein criteria), who contacted the out-patient clinic, because of the suspension of their driving licences. Pupillary diameter as well as pupillary dynamics differed between age groups of these alcoholics. Moreover, alcoholics showed deficits in autonomous activation as compared with age-matched controls. In a further (and consequently on-going) study, we evaluated the acute effects of alcohol on pupillometric measures of normal healthy volunteers. In connection with behaviour, our results could give some information for decrement of driving performance [19].

In order to assess the course of methadone substitution therapy, we investigated opiate addicted patients, by means of computer-assisted „static“ and „light-evoked dynamic“ pupillometry. The constricted pupils (the effect of opiate) showed dilation after the withdrawal syndrome appeared. Immediately after the start of the detoxification treatment, as well as 1 day after administration of the maximum methadone dose, a decrease of pupillary diameter was observed. The narrowing of the pupil was followed by an increase in pupillary diameter, which peaked 48 hours after the last minimal dose of methadone. The diameter nearly reached the normal level. The widening of the pupil reflected an increase of noradrenergic activity under conditions of opiate withdrawal. While opiates lock the activation of the most important noradrenergic nucleus of the brain through opiate receptors [20], there might be an increase in noradrenergic activity in certain areas while withdrawing from opiates, such as in the locus ceruleus. As the dilator muscle of the pupil was innervated by nerve fibres, they used noradrenaline as a transmitter; the widening of the pupil is thus comprehensible. For dilation of the pupil, the somato-psychic condition of the patient also played an important role. Moreover, the reaction of the pupil reflected the central nervous condition, a condition which is difficult to assess, but must be taken into consideration when interpreting the results. An increase of spontaneous fluctuations was observed during withdrawal and was only inhibited by the maximum dose of methadone. Finally, pupillary dynamics (Shortening of latency time and increase of relative changes) improved during the therapy. The pupillary measurement corresponded with clinical observations as well as with self-evaluation during treatment [21].

In another study, we determined the effect of biologically active light in comparison to a „dim light condition“, on healthy subjects. Psychophysiological measurements reflected an improvement of central and autonomous activation, which was parallel to the improvement of performance. Sufficient vigilance and activation, respectively, was necessary for adequate cognitive Performance. The increase of the subjects' activation seemed to be caused by the light itself [22].

Concerning drug addicted AIDS patients, we demonstrated autonomous deactivation and reduced pupillary reactivity [23].

With a specific device, we presented a coldness stimulus which lasted for 0.3 seconds (–43 °C) and then measured the pupillary response under standard condition and during hypnosis. The subjects reported that they experienced the coldness less painfully than under standard measurement.

Recently, a new microprocessor-assisted procedure for assessment craving was developed. After computer-assisted presentation of an olfactoric stimulus (the smell of brandy versus water which was the placebo) by means of a glass mask disinfected after each application, lasting for 5 seconds, the computerised measurement of pupillary and skin conductance reaction was carried out. In order to determine the course of reaction during automatic presentation of the smell of brandy versus placebo, pupillary diameter and skin conductance level were measured for 25.6 seconds and the Fourier-analysis of pupillary oscillations was carried out.

After an interval of 15 minutes, the psychophysiological measurement of the response to alcoholic taste was carried out in a similar way. By means of a computer-assisted application device, a very small amount of alcohol, 0.75 ml of brandy or of water, was dropped onto the tongue, and the changes of pupillary and electrodermal activity were objectivated simultaneously. In a preliminary study, we investigated 37 alcoholics by means of this new procedure. The alcoholics demonstrated significantly higher response after presentation of the smell of brandy, as compared with placebo. Concerning the taste of alcohol, a similar result was found: the pupillary changes of the alcoholics, after taste, differed significantly from placebo. Furthermore, the onset latency after application of the alcohol showed a significant difference between brandy and placebo as well as between the smell of the two. With the alcoholics, a faster stimulus processing could be observed after the taste of brandy than after its smell. Considering the course of pupillary reaction during automatic presentation of brandy, the pupillary diameter revealed a widening, as compared with placebo, which reached the level of statistical significance. By means of correlation analysis, no narrow relationship between the self-rating of craving and the objective measurement could be obtained, confirming the assumption that the assessment of craving, using pupillary measure is more reliable than self-rating, because dissimulation and decreased frankness, respectively, can be excluded.

In the field of psychopharmacology, „static and dynamic" pupillary reactions were investigated frequently. We could assess the effects of drugs of 7 psychopharmacological classes on the human pupil. Most of the antidepressive drugs caused a mydriasis of the pupil, reflecting the adrenergic serotonergic, as well as the anticholinergic effects of the antidepressants. Tranquilizers and nootropic drugs did not show effects on the iris muscles, because these substances did not influence the autonomous nervous system. Three dosages of a neuroleptic drug induced a remarkably significant constriction of the pupil in healthy volunteers. Furthermore, we tried to answer the question of whether dose-efficacy and time-efficacy curves, based on pupillary variables, could provide clues about pharmacodynamic properties of psychotropic substances [16].

By means of light evoked „dynamic" pupillometry, we tried to differentiate between psychotropic drugs. After administration of zotepine (a neuroleptic) and moclobemide (a MAO-inhibitor), we hypothesized a pharmacospecific-psychophysiological reaction pattern. To confirm this pattern, investigations in the described manner and under certain experimental conditions, (e.g. different dosages of each drug) have to be carried out.

Utilizing „static" and light evoked „dynamic" pupillometry, an investigation was carried out of the tricyclic antidepressant, cianopramine. After acute administration of 2 mg cianopramine, marked pupillary changes started as soon as the 2nd hour and lasted up to the 10th hour. The attenuation of spontaneous fluctuations suggested concomitant fatigue. The attenuation of the light evoked narrowing of pupillary diameter as well as the reduction of pupillary dynamics (increase of latency time and decrease of relative changes) reflected the direct and/or indirect efficacy on light reaction of the pupil. After chronic administration the changes were less pronounced than after acute therapy, suggesting adaptation phenomena. A superimposed single dose of 3 mg cianopramine, in addition to the 3 week chronic treatment, did not result in further changes, as compared with the chronic effect – with one exception of an additional decrease of spontaneous fluctuations [24].

Conclusion

The use of „static" and „dynamic" pupillometry as a „non-invasive" method in mental disorders and psychopharmacology quickly provides valuable information about psychovegetative reactivity. In our study, recording and evaluation procedures were microprocessor-assisted, ensuring objectivity, reliability and validity. The latter were confirmed by means of the evaluation of re-test reliability and factor-analysis, based on pupillary measures. At the very least, pupillometry is an economical procedure, because it only requires a short time effort in measuring pupillary reactions, without stress or fatigue to the subject. These facts suggest the investigation of the pupil in clinical-psychophysiological diagnostics.

This paper is dedicated to Prof. Dr. G. A. Lienert on the occasion of his 70th birthday.

References

[1] Dupont M (1902) Instruments pour provoquer et measurer le reflexe pupillaire. Rev Gen Opthalmol 21: 515–516

[2] Weiler K. (1910) Untersuchungen der Pupille und der Irisbewegungen beim Menschen. Z Neurol 201
[3] Markworth NH (1968) The wide-angle reflection eye camera for visual choice and pupil size. Perception and Psychophysics 3: 32–34
[4] Hess EH (1972) Das Sprechende Auge. Die Pupille verrät Verborgene Reaktionen. Kindler Verlag, München
[5] Hess EH (1972) Pupillometries. In: Greenfield NS, Sternbach RA (eds) Handbook of Psychophysiology, New York Holt, Rinehard & Winston
[6] Ishikawa S, Oono S, Hitaka H (1976) Drugs affecting the iris muscle. In: Drugs and Ocular Tissue, Dikstein, S (ed) Basel: Karger pp 288–382
[7] Beatty J (1982) Task-evoked pupillary responses, processing load, and the structure of processing resources. Psychol Bull 91: 276–292
[8] Grünberger J, Linzmayer L, Cepko H, Saletu B (1987) Lichtevozierte dynamische Pupillometrie zur Differenzierung psychotroper Substanzen. Arzneim Forsch 3: 357–360
[9] Grünberger J, Linzmayer L, Witek R, Saletu B (1987) Faktorenanalytische Untersuchungen und Reliabilitätsbestimmung der statischen und dynamischen Pupillometrie. Wr Med Wschr 7, 8: 135–139
[10] Grünberger J, Linzmayer L, Saletu B (1984) Psychodiagnostik mit Hilfe psychophysiologischer Verfahren. Wien Med Wschr 2: 29–35
[11] Kahnemann U, Beatty J (1966) Pupil diameter and load on memory. Science 154: 1583–1585
[12] Grünberger J, Linzmayer L, Saletu B, Stöhr H (1984) Mikrocomputer im Einsatz bei Routineuntersuchungen und Forschungsaufgaben im Bereich der klinischen Psychodiagnostik. Biomed Technik 29: 283–288
[13] Lowenstein O, Loewenfeld IE (1962) The pupil. In: Davson H (ed) The Eye, Bd 3, New York: Muscular Mechanisms
[14] Grünberger J, Linzmayer L, Saletu B, Stöhr H (1984) Zur Methodologie der Pupillenmessung. Psychiatr Clin 3: 157–164
[15] Grünberger J, Linzmayer L, Gathmann P, Saletu B (1985) Computerassistierte „statische" und lichtevozierte „dynamische" Pupillometrie bei psychosomatischen Patienten. Wien Klin Wschr 20: 775–781
[16] Grünberger J, Linzmayer L, Cepko H, Saletu B (1986) Pupillometrie im psychopharmakologischen Experiment. Arzneim Forsch 1: 141–146
[17] Rubin LS (1964) Autonomic dysfunction concomitant of neurotic behaviour. J Nerv Ment Dis 138: 558–574
[18] Grünberger J, Linzmayer L, Küfferle B, Saletu B (1986) Pupillometrie bei schizophrenen Patienten. In: Keup W, Biologische Psychiatrie. Springer, New York Heidelberg Berlin, S. 199–211
[19] Grünberger J, Linzmayer L, Saletu B, Lesch OM (1989) Klinische psychophysiologische Diagnostik bei ambulanten Alkoholikern: Statische und lichtevozierte dynamische Pupillometrie. Wr Zschr f Suchtforschung 12 Nr. 1/2: 53–62
[20] Aghajanian GK (1978) Tolerance of locus ceruleus neurons to morphine and suppression of withdrawal response to clonidin. Nature 276: 186–187
[21] Grünberger J, Linzmayer L, Fodor G, Presslich O, Praitner M, Loimer N (1990) Static and dynamic pupillometry for determination of the course of gradual detoxification of opiate-addicted patients. Eur Arch Psychiatry Clin Neurosci 240: 109–112
[22] Grünberger J, Linzmayer L, Dietzel M, Saletu B. The effect of biologically active light on the noo- and thymopsyche and on psychophysiological parameters in healthy volunteers
[23] Grünberger J, Linzmayer L, Pakesch G, Pfersmann D, Guggenberger K, Loimer N (1989) Psychometrische und psychophysiologische Untersuchungen bei AIDS-Patienten mit Berücksichtigung des „Denivellierungsyndroms" Niveausenkung. Wr Med Wschr 8: 175–178
[24] Grünberger J, Linzmayer L, Gasic S, Saletu B (1988) Computerassistierte statische und dynami-

sche Pupillometrie zur Charakterisierung des trizyklischen Antidepressivums Cianopramin. Arzneim Forsch 3: 383–387

[25] Sitaram N, Jones D, Kewala S, Bell J, Stevenson J, Gershon S (1983) Pharmacology of the human iris: Development and use of challenge strategies in the study of antidepression response. Prog Neuro Psychopharmacol & Biol Psychiatry 7: 273–286

[26] Tryon WK (1975) Pupillometry: A survey of sources of variation. Psychophysiology 23: 90–93

Summary

The change in pupillary reactions may be considered as an important parameter of the autonomic nervous system. By means of pupillometry, it became possible to measure both objectively an economically these reactions. The method of microprocessor-assisted „static“ and light evoked „dynamic“ pupillometry is demonstrated. A high reliability for the static variable of pupillometry was also evaluated. Variables measured during „static and dynamic“ pupillometry were factor-analyzed. Four factors (static, dynamic, stimulus, specific and restitution dependent) were obtained regardless of whether investigations were carried out in normals or in psychiatric patients. Examples of utilization of pupillometry in psychopharmacology and mental disorders are also described in this essay.

Kapitel 4: Psychopharmakologie

Pupillometrie im psychopharmakologischen Experiment

Pupillometrie im psychopharmakologischen Experiment

Die Pupille als leicht zugängliches Erfolgsorgan zentraler und peripherer Funktionen des vegetativen Nervensystems ist mehr und mehr ein bevorzugtes Untersuchungsobjekt der klinisch-psychologischen Diagnostik geworden [1]. Die neuroanatomischen und neurophysiologischen Grundlagen der Pupillenreaktion sind exakt geklärt (der Musculus dilatator pupillae ist sympathisch innerviert, bei Musculus sphincter pupillae hingegen liegt eine parasympathische Innervation vor), so dass die Pupille als ein bedeutendes Kriterium in der „Diagnostik der vegetativen Regulation" [2] anzusehen ist. Entsprechend lässt sich dies durch pharmakologische Beeinflussung nachvollziehen und bestätigen: die Pupillenerweiterung ist überwiegend als Folge eines adrenergen bzw. sympathikotonen Effektes, die Pupillenverengung als Folge eines cholinergen oder vagotonen Effektes einer aktiven Substanz anzusehen. Schon vor Jahrzehnten entwickelte Pulewka [3] die mikroskopische Pupillometrie, mit der er im Tierversuch an Mäusen z.B. die Morphin-Wirkung untersuchte. Heute bedient man sich bei der Untersuchung von Psychopharmaka dieser Methode, um neuartige Substanzen vegetativ zu charakterisieren. Bente et al. [4] sehen damit zusammenhängend in der systematischen Erforschung des vegetativen Wirkungsspektrums einer Substanz die Möglichkeit, festzustellen, inwieweit pharmakodynamische Effekte in Zusammenhang mit verschiedensten körperlichen Begleiterscheinungen stehen.

Die vorliegende Arbeit konzentriert sich auf 5 Fragestellungen:

1. Wie sehen die Auswirkungen von Medikamenten aus den wichtigsten psychopharmakologischen Klassen auf die menschliche Pupille im Vergleich zueinander aus?
2. Geben Dosis- und Zeit-Wirkungs-Kurven von Pupillometriemesswerten Aufschluss über pharmakodynamische Eigenschaften psychotroper Substanzen?
3. Besteht ein Zusammenhang zwischen Pupillometrie und kritischer Flimmerfrequenz (CFF: eine Methode, die ebenfalls im Pharmakoexperiment angewendet wird)?
4. Gibt es eine Korrelation zwischen Pupillometrie und neurophysiologischen Variablen (EEG)?

5. In welcher Relation zueinander stehen Pupillometrie und pharmakokinetische Variablen (Blut-Plasma-Konzentration)?

Methodik

Probanden und experimentelles Design

Versuchspersonen für die einzelnen doppelblinden Plazebo-kontrollierten Studien waren jeweils 10 junge, gesunde Probanden (5 männliche, 5 weibliche: im Alter von etwa 25 bis 30 Jahren), die freiwillig gegen Bezahlung an den Untersuchungen teilnahmen. Ältere Probanden (mit einem Lebensalter von über 60 Jahren) wurden nur zu Versuchen mit Antihypoxidotika zugelassen. Sämtliche Probanden wurden ausschließlich nach einer ärztlichen Untersuchung, einem psychiatrischen Interview, einer EEG-Untersuchung und der Vorgabe des Freiburger Persönlichkeitsinventars, bei Unbedenklichkeit aller 4 Befunde in die Pharmakoversuche einbezogen. Nach ausführlichen Informationen wurde ein schriftlicher Konsens eingeholt. 3 Wochen vor und während der Studie war ihnen die Einnahme anderer psychoaktiver Substanzen untersagt. In zufälliger Reihenfolge (Latein-Quadrat) erhielten die Probanden dann in wöchentlichen Intervallen zumeist 3 unterschiedliche Dosierungen der zu prüfenden Substanz, eine Vergleichssubstanz sowie Placebo. Psychometrische und psychophysiologische Tests wurden an den jeweiligen Untersuchungstagen zu den Stunden 0 (d.h. vor Applikation der Droge), 2, 4, 6 und 8 durchgeführt.

Apparaturen und Methode

Pupillometrie: Wir verwendeten für unsere Untersuchungen ein von der Whittaker-Corporation (Waltham, MA, USA) entwickeltes TV-Pupillometer 1050, das von einem Mikroprozessor gesteuert wird. Der Proband befand sich während der Pupillenaufnahme in einem Raum mit Ausmaß von etwa 3 × 4 m. Nachdem es sich nach 3 min an die Raumhelligkeit von 160 Lux adaptiert hatte, wurde der vertikale Pupillendurchmesser gemessen. Die Aufnahme erstreckte sich über einen Zeitraum von 20 s, wobei der Computer für jede Sekunde einen Messwert lieferte (Mittelwert aus 50 Abtastungen/s), Fehlerwerte ausschied und abschließend Mittelwert und Streuung berechnete (statische Pupillometrie) (Grünberger et al. 1984b).

Kritische Flimmerfrequenz: Die Messung der CFF erfolgte mittels eines Schuhfried-Flimmerfrequenzanalysators (Schuhfried, Mödling, Österreich). Das Verfahren besteht darin, dass ein Proband die Aufgabe hat, ein rotes Licht, das in einer Frequenz von 78 Hz flimmert (also den subjektiven Eindruck eines unbewegten, stetig leuchtenden Punktes erweckt), zu fixieren. Die Flimmerfrequenz wird in Stufen von 1 Hz/s verringert, wobei der Proband durch Knopfdruck bekannt zu geben hat, wann das Flimmern des Lichtes für ihn wahrnehmbar geworden ist (absteigendes Verfahren). Die Flimmerfrequenzanalyse dient vor allem zur Messung der Aktiviertheit und Ermüdung bzw. zur Abschätzung der zentralnervösen Arousals.

Elektroenzephalogramm: Quantitative EEG-Untersuchungen erfolgten zu denselben Zeitpunkten wie die psychometrischen und psychophysiologischen Tests. Wahrend der Aufnahme lagen die Probanden mit geschlossenen Augen in einem elektrisch abgeschirmten, dunklen Raum (Faradayscher Käfig). Die Messungen schlossen ein dreiminütiges Vigilanz-kontrolliertes sowie ein vierminütiges Ruhe-EEG ein und wurden von einem 8-Kanal-Beckmann R-611 Polygraphen [8] aufgezeichnet. 4 Kanäle (0_2-C_z, C_1-C_2, P_4-C_z, P_3-C_z) wurden auf einem Hewlett-Packard 3968 Bandspeicher (Hewlett-Packard, Wien, Österreich) aufgenommen und offline mittels eines Intertechnique Plurimat-S-Computer-Systems (Intertechnique, Plaisir, Frankreich) anhand von Spektralanalyse- bzw. Intervallanalyseprogrammen analysiert.

Blutanalysen

Zu den Stunden 0, 2, 4, 6 und 8 wurden den Probanden jeweils 10 ml Blut abgenommen. Die Blutproben wurden sofort zentrifugiert und eingefroren. Die Lagerung der Proben erfolgte bei −20°C bis zur Analyse mittels Gaschromatographie oder Radioimmunoassay.

Ergebnisse

Veränderungen der Pupillenweite und Klassen psychotroper Substanzen

Es wurden 69 verschiedene Dosierungen von 29 psychotropen Substanzen, die sich in 7 Klassen unterteilen lassen, untersucht. Tabelle1 zeigt die Anzahl der statistisch signifikanten Psychopharmaka-induzierten Veränderungen der Pupillenweite bei den einzelnen Gruppen. (Veränderungswerte wurden mittels Newman-Keuls-Test auf Signifikanz geprüft: *$p < 0,05$ bzw. **$p < 0,01$.)

Von 16 Dosierungen antidepressiver Substanzen fanden wir 5, die, verglichen mit Placebo, zu einer Pupillenerweiterung führten. Mydriasis trat speziell bei 100, 200 und 400 mg Sertralin in der 4. 6. und 8. Stunde, bei 200 mg CGP 4718 A (4(-5(Chlor-2-benzofuranyl)-1-methyl-piperidin) in der 6. und 8. Stunde sowie nach 50 mg Imipramin in der 4. Stunde nach Verabreichung auf. Sertralin und CGP 4718 A wirken beide hemmend auf den Serotonin-reuptake, CGP 4718 A verfügt darüber hinaus noch eine Potenz zur MAO-Hemmung, und zwar zur Hemmung des Enzyms vom Typ A, das vorwiegend Noradrenalin und 5-HAT abbaut. Eine signifikante Verengung der Pupille konnte bei 75 mg Amitriptylin zu allen Zeitpunkten und nach 100 mg CGP 4718 A in der 2. Stunde beobachtet werden. Interessant ist, dass Amitriptylin, obwohl ausgesprochen anticholinerg, eine eindeutige Verengung der Pupille nach sich zog. Wie U'Pritchard u. Mitarbeiter [6] feststellten, ist jedoch noch ungeklärt, inwieweit eine postsynaptische α-adrenalytische Wirkung bei Antidepressiva eine Rolle spielt. Diese mag eventuell für die genannte Tatsache, die von uns wiederholt registriert wurde, eine Erklärung sein. Insgesamt betrachtet sind die Ergebnisse jedoch nicht unerwartet, denn wie aus der pharmakologischen Literatur zu ersehen ist, dürfte der mydriatische Effekt bei Antidepressiva in der Relation zum miotischen überwiegen [7, 8].

Von 15 geprüften Tranquilizern bzw. Anxiolytika konnte bei 13 keine signifikante Veränderung des Pupillendurchmessers innerhalb der 8 h nach Einnahme der Substanzen objektiviert werden. 2 mg Flunitrazepam bewirkten nach 2 bzw. 4 h eine signifikante Verengung, 2 mg Lorazepam in der 2., 4. und 6. Stunde eine Erweiterung der Pupille. Die Begründung dafür, dass Anxiolytika unter den gegebenen Bedingungen keine nennenswerten Auswirkungen auf die menschliche Pupille haben, dürfte in der Tatsache zu finden sein, dass diese Substanzen kaum autonom wirksam sind. Tranquilizer/Anxiolytika greifen den Benzodiazepin-Rezeptor-GABA-Chlorid-Kanalkomplex an und haben in klinisch gebräuchlichen Dosen keinen Einfluss auf die bekannten Neurotransmitter. Allein bei hohen Dosierungen sind schwache antiadrenerge, antiserotoninerge und antidopaminerge Potenzen zu erkennen.

Von 18 Dosierungen antihypoxidotischer und nootroper Substanzen blieben 16 ohne Einfluss auf die Pupillenweite. Dieses Ergebnis entspricht ebenfalls den Erwartungen, da Nootropika in erster Linie auf eine verbesserte Glukose- und Sauerstoffverwertbarkeit im Gehirnstoffwechsel ausgerichtet sind, und sich inaktiv bezüglich der bekanntesten Neurotransmittersysteme zeigen. Nur 900 mg Suloctidil bewirkten in der 4., 6. und 8. Stunde nach Applikation eine knapp signifikante Mydriasis, und die Substanz Vincamin, dosiert mit 80 mg, in der 2. und 4. Stunde eine ebenso leichte Miosis.

Von 10 untersuchten Antiepileptika hatten 7 keinen Einfluss auf den Pupillendurchmesser, 3 Substanzen provozierten eine signifikante Verengung: 100 mg γ-Vinyl-GABA, 100 mg Gabapentin und 800 mg Milacemid, jeweils 2 h nach Verabreichung. Antiepileptika entwickeln im allgemeinen eine antikonvulsive Wirkung, wobei die normale Aktivität des Zentralnervensystems ungestört bleibt oder in einem erträglichen Maß beeinflusst wird. Neben der Hemmung epileptiformer Vorgänge treten auch psychotrope Eigenschaften, meist in Form eines sedativen Effektes, zutage. Angriffspunkt der Pharmaka sind chronisch epileptische Herde, in denen das Enzym Glutamatdecarboxylase, das sich für die Synthese von GABA aus Glutamat verantwortlich zeigt, reduziert ist. Aus diesem Mangel resultiert eine Beeinträchtigung der inhibitorischen Effizienz des Transmitters γ-Aminobuttersäure aufgrund der Hemmung seiner Synthese oder durch Blockierung des Rezeptors.

4 Behandlungen mit β-Rezeptor-agonistischen Stoffen zeigten keine Effekte auf die Pupille (20, 40 und 80 mg Clenbuterol: 4 mg Salbutamol).

Von den 3 Dosierungen eines β-Blockers (Levobunolol) bewirkten 8 mg nach

24 h (eine Untersuchung, die über das herkömmliche 8-h-Schema hinausging) eine knapp signifikante Pupillenerweiterung. Natraj Sitaram et al. [9] berichten, dass sowohl β-Agonisten als auch β-Antagonisten keine Veränderungen des Pupillendurchmessers nach sich ziehen. Über die Funktion der wenigen β-Rezeptoren im Musculus dilatator pupillae herrscht nach wie vor Unklarheit.

Eine eindeutige und in dieser Richtung erwartete Pharmakoinduzierte Veränderung (Miosis) der Pupille war bei allen 3 Dosierungen eines Neuroleptikums (5, 10 und 20 mg Dapiprazol) zu beobachten.

Pupillometrie und Zeit- bzw. Dosis-Wirkungs-Relationen psychotroper Substanzen

Die in Tabelle 1 zusammengefassten Daten geben zwar einen Überblick über Pupillenveränderungen aufgrund der Applikation von Psychopharmaka aus den bekanntesten Klassen, sind aber ansonsten nur von begrenzter Aussagekraft, um den Wert der Pupillometrie als Verfahren zur Klassifizierung einer einzelnen Substanz anzugeben. Für die Bestimmung der pharmakodynamischen Eigenschaften mittels der pupillometrischen Methode wurden 3 repräsentative Substanzen aus 3 verschiedenen Klassen (Antidepressiva, Anxiolytika, Neuroleptika) ausgewählt (Abb. 1).

Tabelle 1.

Substanzklassen	Anzahl	Pupillenveränderung			
		+	–	0	=
Antidepressiva	16	5	2	9	0
Tranquilizer	15	1	1	13	0
Antihypoxidotika	18	1	1	16	0
Antiepileptika	10	0	3	7	0
β-Agonisten	4	0	0	4	0
β-Blocker	3	1	0	2	0
Neuroleptika	3	0	3	0	0

Sertralin verfügt, ebenso wie die Vergleichssubstanz Zimelidin, über eine spezifische Serotonin-reuptake-hemmende Wirkung. Die gesammelten Daten wurden mittels 3-Weg-Varianzanalyse, Diskriminanzanalyse und Newman-Keuls-Test geprüft. Die Zeitpunkte nach Applikation der Substanzen sind auf der Abszisse, die Pupillenveränderungen auf der Ordinate aufgetragen. Ab der 4. Stunde nach oraler Verabreichung der Drogen ist ein deutlicher pharmakodynamischer Effekt erkennbar. 400 mg Sertralin rief, verglichen mit Placebo, eine signifikante Erweiterung vier Pupille hervor, welche auch eine Dosisabhängigkeit erkennen

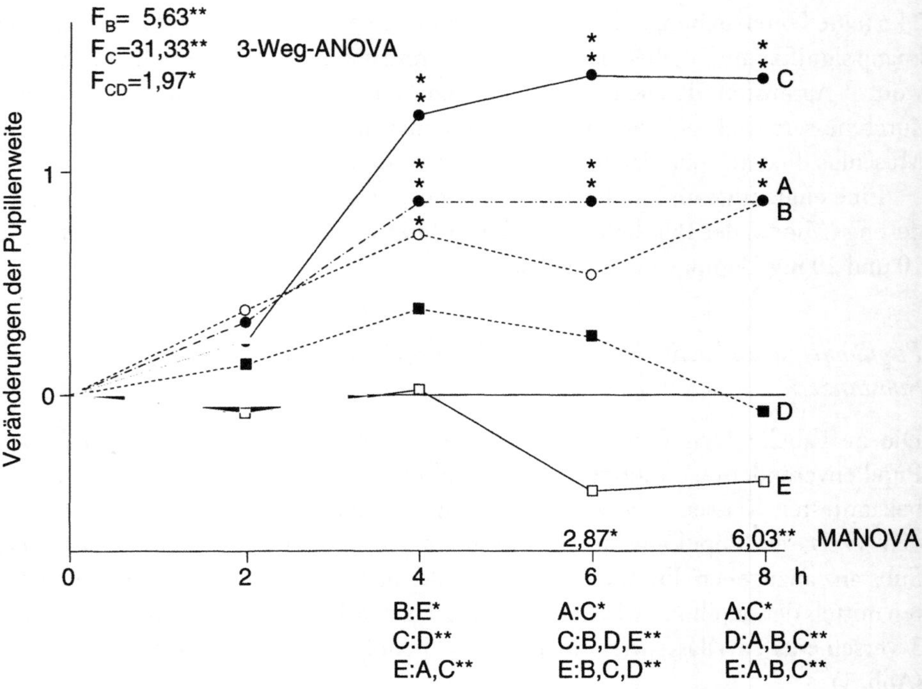

Abb. 1. Veränderungen der Pupillenweite nach 100 (A), 200 (B) und 400 (C) mg Seratralin, 100 mg Zimelidin (D) und Placebo (E), Zeitpunkte der Pupillenmessung auf der Abszisse: Veränderungen des Pupillendurchmessers im Vergleich zum Ausgangswert auf der Ordinate. n = 10; *p< 0,05, **p < 0,01, Newman-Keuls-Test

ließ. Die Effekte von 100 und 200 mg Sertralin auf die Pupille gingen in die gleiche Richtung, waren aber entsprechend schwächer. Der Anstieg der Kurve erfolgte bis zur 4. Stunde sehr rasch und verlief anschließend bis zur 8. Stunde, wo er einen Gipfel fand, flacher. Die Veränderungen nach 100 mg Zimelidin (Referenzsubstanz) und Placebo waren, verglichen mit den Ausgangswerten, nicht signifikant (Abb. 2).

Temazepam, ein Tranquilizer in den Dosierungen 10, 20 und 40 mg verglichen mit 2 mg Flunitrazepam und Placebo, bot hinsichtlich der Zeit- und Dosis-Wirkungs-Relation ein eher uneinheitliches Bild. Bei allen 3 Dosierungen waren keine signifikanten Veränderungen des Pupillendurchmessers zu den gegebenen Zeitpunkten im Vergleich zum Ausgangswert festzustellen. Flunitrazepam verursachte in der 4. Stunde nach oraler Applikation eine signifikante Verengung der Pupille, die sich rasch wieder zurückbildete (Abb. 3).

Die antiadrenerge Substanz Dapiprazol ist ein potentielles Neuroleptikum, das zu 50 mg Chlorpromazin und zu Placebo in Beziehung gesetzt wurde. Eine klare, dosisabhängige Pharmakodynamik ist gegeben. 20 mg Dapiprazol bewirkten in der 2. und 4. Stunde nach oraler Verabreichung eine signifikante Verengung im Ver-

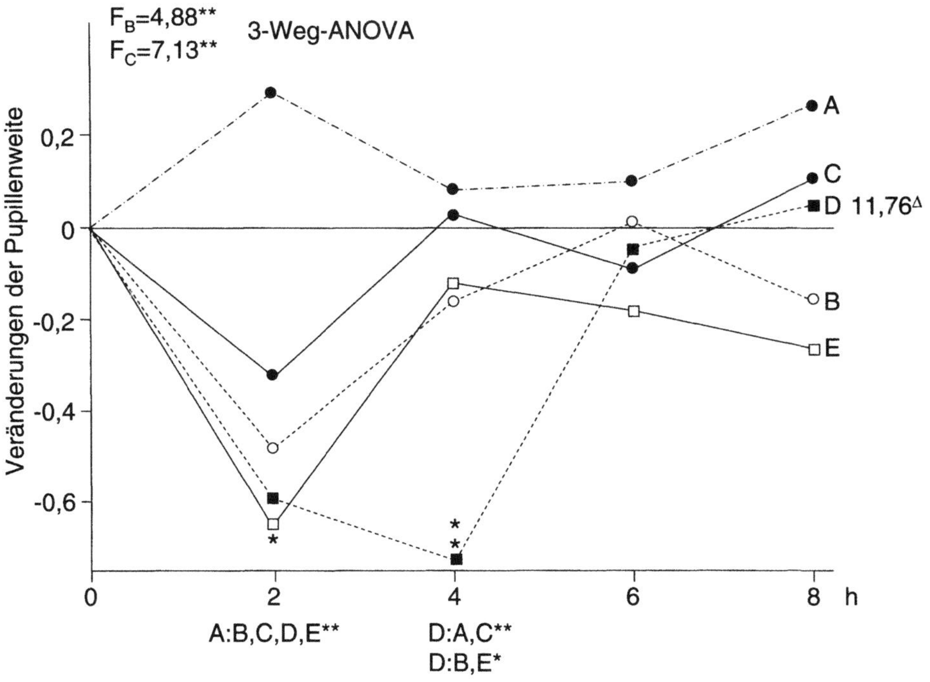

Abb. 2. Veränderungen der Pupillenweite nach 10 (A), 20 (B) und 40 (C) mg Temazepam, 2 mg Flunitrazepam (D) und Placebo (E), Zeitpunkte der Pupillenmessung auf der Abszisse: Veränderungen des Pupillendurchmessers im Vergleich zum Ausgangswert auf der Ordinate. n = 10; *p < 0,05, **p < 0,01, Newman-Keuls-Test: p < 0,05, Friedmann-Test

gleich zum Ausgangswert, welche sich auch signifikant von Placebo unterschied. Bei 5 mg war in der 2. Stunde, bei 10 mg in der 4. Stunde diese Miosis zu objektivieren, wobei die Differenzen zu Placebo jedoch nicht das Niveau statistischer Signifikanz erreichten. Das bekannte Neuroleptikum Chlorpromazin verursachte zu allen Untersuchungszeitpunkten eine gesicherte Pupillenverengung.

Pupillometrie und kritische Flimmerfrequenz

Die dritte Fragestellung betraf die Beziehung der Pupillometrie zu einer anderen Methode, die im Pharmakoexperiment zur Anwendung kommt: der Messung der CFF.

Abb. 4 zeigt die lineare Regression und Korrelation zwischen Pupillometrie- und CFF-Daten bei den Substanzen Sertralin, Temazepam und Dapiprazol. Die Resultate weisen auf eine positive Korrelation zwischen den Veränderungen der Pupillenweite und denen der kritischen Flimmerfrequenz hin. Im Falle des Sertralin bedeutet dies zum Beispiel: je weiter die Pupille, desto höher liegt die kritische Flimmerfrequenz (r = + 0,42). Die Korrelation bei Temazepam beträgt + 0.251, jene

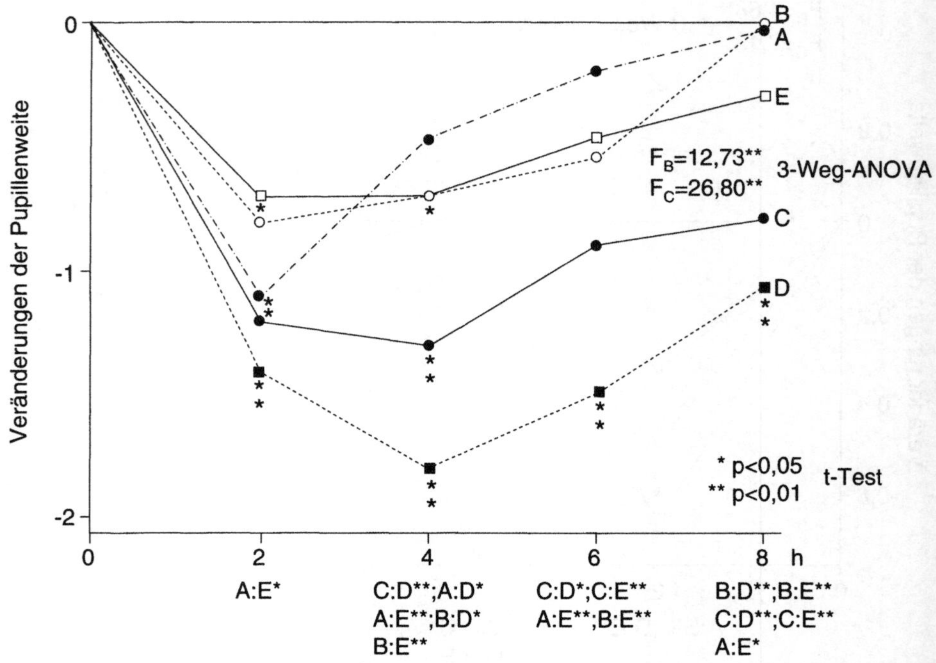

Abb. 3. Veränderungen der Pupillenweite nach 5 (A), 10 (B) und nach 20 (C) mg Dapiprazol, 50 mg Chlorpromazin (D) und Placebo (E), Zeitpunkte der Pupillenmessung auf der Abszisse: Veränderungen des Pupillendurchmessers im Vergleich zum Ausgangswert auf der Ordinate. n = 10; *p < 0,05, **p < 0,01, Newman-Keuls-Test

bei Dapiprazol, dem Neuroleptikum, + 0,102. Der Zusammenhang zwischen den beiden Variablen bei einer medikamentös unbehandelten Gruppe (Placebo) lag bei + 0,370. Erinnert man sich der Pupillenveränderungen aufgrund der Substanzen Sertralin (signifikante Erweiterung), Temazepam (kein Effekt) und Dapiprazol (signifikante Verengung), so fällt auf; dass die Korrelationen zwischen Pupillendurchmesser und CFF um so kleiner werden, je mehr eine Psychopharmako-induzierte Tendenz zur Miosis besteht. Weitere Untersuchungen sind notwendig, um eine möglicherweise zugrunde liegende Systematik zu bestätigen.

Pupillometrie und EEG

Die Korrelationen zwischen Pupillenmaß und den elektrophysiologischen Aktivitäten des Zentralnervensystems, quantifiziert mittels Spektralanalyse, sind in Tabelle 2 zusammengefasst.

Zusammenhänge zwischen Pupillendurchmesser und Aktivität (1,3–3,5 Hz) – und Aktivität (1,3–7,5 Hz), Aktivität (7,5–13 Hz), langsamer Aktivität (13–25 Hz) sowie rascherer – Aktivität (25–40 Hz) sind von vernachlässigbarer Größe. Unter den gegebenen Messbedingungen besteht praktisch kein Zusammenhang zwischen

Tabelle 2. Korrelationen zwischen Pupillenmaß und elektrophysiologischen Aktivitäten

Frequenz (Hz)	Sertralin	Temazepam	Dapiprazol
1.3–3.5	-0.116	-0.162	-0.039
1.3–7.5	-0.066	-0.084	-0.119
7.5–13	-0.199	+0.152	+0.136
13–25	-0.192	-0.090	+0.015
25–40	-0.079	-0.023	-0.182

der elektrophysiologischen Gehirnaktivität und der Pupille. Die Ursachen mögen einerseits in einer zeitlichen Dissoziation der Verlaufsgipfel liegen (d.h. die größte Veränderung in einer EEG-Variable fällt auf einen früheren oder späteren Zeitpunkt als die größte Veränderung des Pupillendurchmessers), oder sind einfach in der Tatsache zu suchen, dass die eine Variable zentralnervös gesteuert wird, die andere überwiegend dem Einfluss des vegetativen Nervensystems unterliegt.

Pupillometrie und Pharmakokinetik

In verschiedensten Studien bestand die Möglichkeit, zusätzlich zur Pharmakodynamik auch pharmakokinetische Veränderungen zu untersuchen. Abb. 5 zeigt den Zusammenhang beider Aspekte bei den Substanzen Sertralin, Temazepam und Dapiprazol.

Bei Sertralin und Dapiprazol konnte ein mäßig starker Zusammenhang zwischen der analysierten Plasmakonzentration der Medikamente und deren Auswirkung auf die menschliche Pupille gefunden werden. Praktisch bedeutet dies im Falle des Sertralin, dass die Pupille um so größer ist, je höher der festgestellte Blutspiegel liegt ($r = +0.305$). Bei Dapiprazol hingegen konnte der umgekehrte Sachverhalt beobachtet werden: je höher die Konzentration der Substanz im Blutplasma, desto ausgeprägter ist die Verengung der Pupille ($r = -0.297$). Beim Anxiolytikum Temazepam zeigte sich keine Beziehung zwischen der pharmakokinetischen Variablen und der pharmakodynamischen Wirkung ($r = +0.083$). Die höchste errechnete Korrelation zwischen Blutspiegel und Pupillenweite bei den von uns untersuchten Psychopharmaka bestand bei der Substanz Flunitrazepam, einem Tranquilizer, mit −0.626, Flunitrazepam ist, wie bereits berichtet, der einzige Tranquilizer, bei dem in der 2. und 4. Stunde nach Verabreichung eine hoch signifikante Verengung der Pupille zu objektivieren war.

Ein Grund für die relativ schwachen Zusammenhänge mag in der Tatsache zu suchen sein, dass selten eine lineare Beziehung zwischen pharmakokinetischen und pharmakodynamischen Verläufen besteht. Einige solcher Beziehungen, in einem zweidimensionalen Koordinatensystem aufgetragen, sollen dies veranschaulichen (Abb. 6).

Bei vielen Substanzen ist diesbezüglich eine bestimmte Systematik zu beobachten: Der maximale pharmakodynamische Effekt fällt nicht mit der größten Aus-

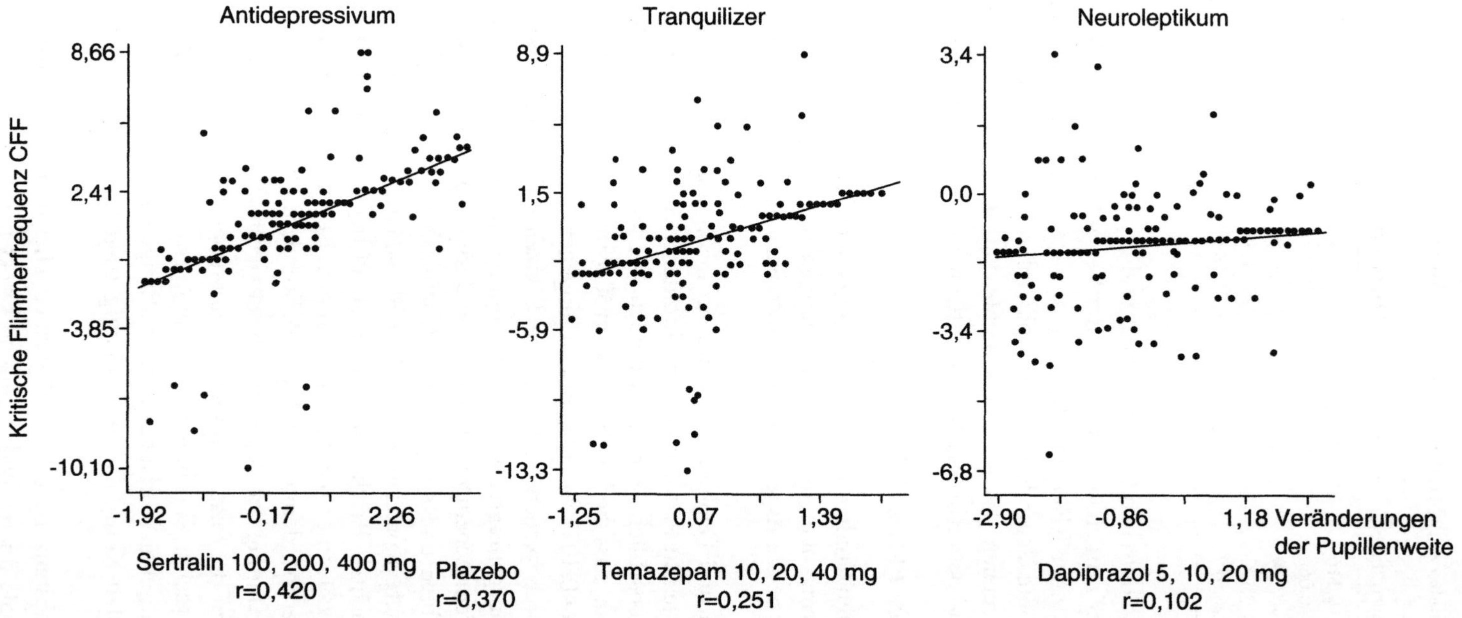

Abb. 4. Korrelation und lineare Regression zwischen Veränderung der Pupillenweite (auf den Abszissen) und der kritischen Flimmerfrequenz (auf den Ordinaten) nach Applikation der Substanzen Sertralin, Temazepam und Dapiprazol

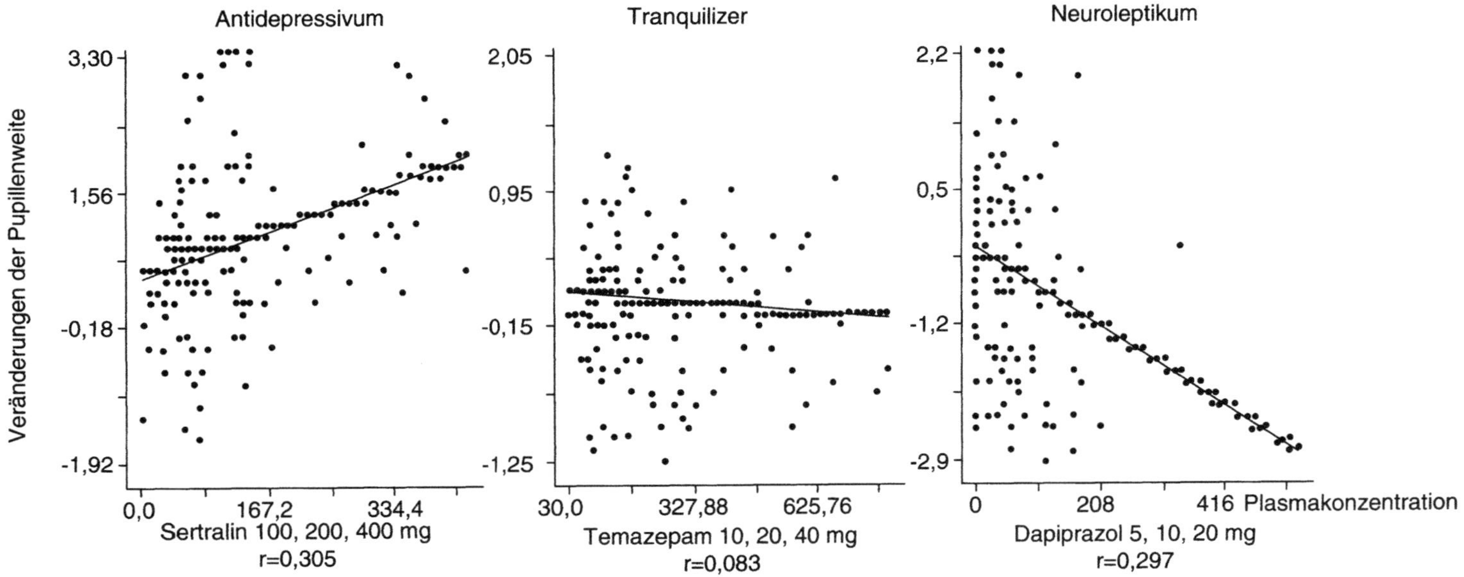

Abb. 5. Korrelation und lineare Regression zwischen Veränderung in der Blut-Plasma-Konzentration (ng/ml) (auf den Abszissen) und der Pupillenweite (auf den Ordinaten) nach Applikation der Substanzen Sertralin, Temazepam und Dapiprazol

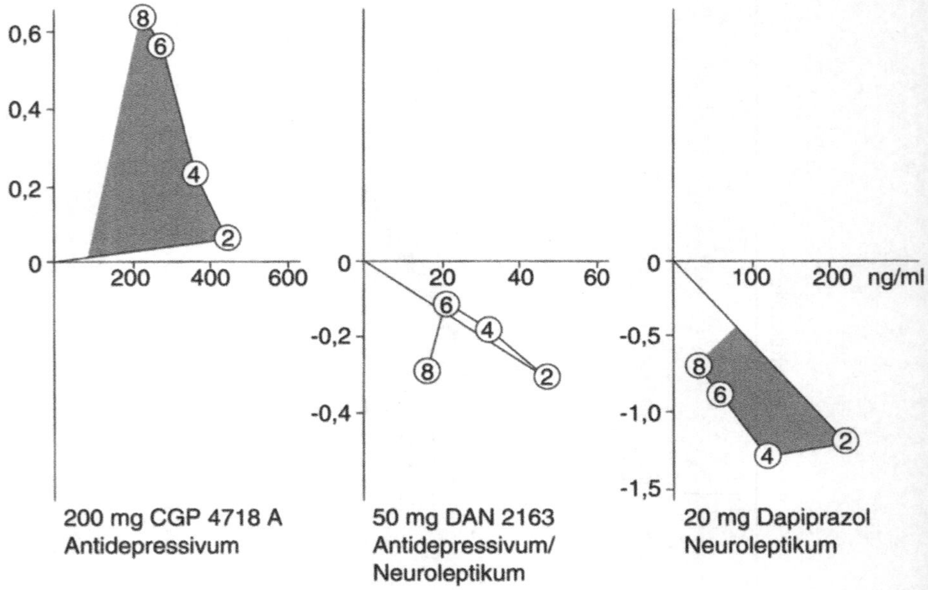

Abb. 6. Hysteresis-Kurven der Substanzen CGB 4718 A, DAN 2163 und Dapiprazol. Blut-Plasma-Konzentration (ng/ml) auf den Abszissen: Veränderungen der Pupillenweite auf den Ordinaten: eingekreiste Ziffern beziehen sich auf den Untersuchungszeitpunkt (2, 4, 6 oder 8 h nach Applikation der jeweiligen Substanz)

prägung auf Seiten der Pharmakokinetik zusammen, sondern tritt erst dann auf, wenn die kinetische Kurve bereits wieder abfällt. In der grafischen Darstellung äußert sich dies als sog. Hysteresis-Kurve (Verzögerungsschleife) [10]. Je größer die Fläche innerhalb der Kurve, desto größer ist die Verzögerung des pharmakodynamischen Effektes, der den Änderungen der Plasmakonzentration folgt. Eine sehr wahrscheinliche Ursache für diese Verzögerung ist das Vorhandensein eines aktiven Metaboliten, der langsam aufgebaut wurde. Für diese Annahme liefert uns CGP 4718 A, ein Antidepressivum mit Serotonin-potenzierender und MA0-hemmender Wirkungskomponente, einen augenscheinlichen Hinweis (Abb. 6). 200 mg CGP 4718 A lassen, aufgrund eines aktiven Metaboliten, eine deutlich verzögerte pharmakodynamische Wirkung auf die Pupille erkennen.

DAN 2163 (N-(Ethyl-1-pyrrolidinyl-methyl-2)methoxy-2ethylsulfonyl-5-benzamid-hydrochlorid), eine Substanz, die selektiv auf Dopamin-2-Rezeptoren wirkt, äußert in niedrigen Dosisbereichen (etwa 150 mg oral) antidepressive Eigenschaften; nach höherer Dosierung (mindestens 600 mg täglich) offenbart sie eine neuroleptische, antipsychotische Potenz. Wie aus Abb. 6 zu ersehen ist, besteht bei 50 mg DAN 2163 eine nahezu lineare Relation zwischen Blutspiegel- und Pupillenveränderungen. Über einen aktiven Metaboliten ist nichts bekannt. Dapiprazol, ein Neuroleptikum, über das bereits ausführlich berichtet wurde, lässt eine Hysteresis erkennen, die relativ kleiner als die von CGP 4718 A ist. Biochemische Analysen ergaben, dass diese Substanz eher keinen aktiven Metaboliten hat.

Diskussion

Die Untersuchung 69 verschiedener Dosierungen von 29 Substanzen aus psychopharmakologischen Klassen erbrachte größtenteils die vom klinisch-pharmakologischen Standpunkt aus erwarteten Ergebnisse. So konnte beim überwiegenden Teil der Antidepressiva eine signifikante Mydriasis quantifiziert werden, was mit der Feststellung von Flügel [7] konform geht, dass viele Antidepressiva neben adrenergen serotoninergen Effekten auch anticholinerge Wirkungen zeigen. Tranquilizer und Nootropika beeinflussten kaum die Irismuskulatur, wobei dies durch die Tatsache bedingt sein dürfte, dass diese Substanzen autonom nicht wirksam sind. Zudem wird auch die Ansicht von Giurgea [11], dass Nootropika ausschließlich die Noopsyche beeinflussen und in thymopsychische Aspekte wie Antrieb und Affekt nicht eingreifen, gestützt. 3 Dosierungen eines Neuroleptikums induzierten eine ausgeprägt signifikante Verengung der Pupille.

Überblickt man verschiedene Studien, bei denen versucht wurde, mit Hilfe von Pupillometriedaten Dosis- und Zeit-Wirkungs-Kurven psychotroper Substanzen aufzuzeigen, so darf eindeutig festgestellt werden, dass die computergesteuerte statische Pupillometrie Messwerte liefert, welche es erlauben, Dosisrelationen und interpretierbare Zeitverläufe der Pharmakodynamik dieser Medikamente darzustellen.

Aufgrund dieser Erfahrung wird zurecht behauptet, dass sich das Verfahren zur vegetativen Charakterisierung von Psychopharmaka eignet. Bei den untersuchten Substanzen Sertralin, Termazepam und Dapiprazol ließ sich eine eher schwache, positive Korrelation zur kritischen Flimmerfrequenz feststellen. Auch der Zusammenhang mit diversen EEG-Variablen erreicht kein signifikantes Ausmaß. Letzteres dürfte darauf zurückzuführen sein, dass sich die Gipfel der mittels beider Methoden gewonnenen Verläufe nicht decken. Die Relation zwischen Pharmakokinetik und Pharmakodynamik ist keine lineare – ein Umstand, auf den schon [12] und [10] hingewiesen haben. Der maximale pharmakodynamische Effekt (Pupillenveränderung) ist oft nicht auf dem aufsteigenden, sondern verzögert, auf dem absteigenden Schenkel der kinetischen Kurve zu finden. Neben der Vermutung, dass sich für dieses Phänomen ein aktiver Metabolit eines Präparates verantwortlich zeigt, darf auch nicht übersehen werden, dass eine psychoaktive Substanz erst die Blut-Hirn-Schranke überwinden muss, um an den eigentlichen Angriffspunkt zu gelangen. Beide Aspekte mögen hier zusammenspielen. Es wurde versucht, zu zeigen, dass die statische Pupillenmessung, d.h. die Erfassung der präparatinduzierten Veränderung des Pupillendurchmessers im Laufe von 8 h relevante Indizien zur Charakterisierung neuer Wirkstoffe liefern kann und zurecht als ein objektives psychophysiologisches Maß im Pharmakoexperiment eingesetzt wird.

Zusätzlich zur statischen Pupillenmessung ist es beabsichtigt, auch neuere Entwicklungen der Pupillometrie im Bereich der Pharmakoprüfung zu forcieren. Nach unseren letzten Erkenntnissen wird die dynamische Pupillometrie (Messung der Pupillenreaktion auf einen Lichtstimulus) noch detailliertere Informationen liefern, welche uns die Beschreibung „psychopharmakospezifischer psychophysiologischer Reaktionsmuster" der Pupille ermöglichen [14].

Literatur

[1] Grünberger J, Linzmayer L, Saletu B (1984a) Wien Med Wschr 2: 29

[2] Tölle R (1971) In: Gross D, Witzleb E (Hrsg) Therapie über das Nervensystem. Objektivierung funktioneller Störungen mit physikalischen Meßmethoden in Klinik und Praxis, Bd. 10, S. 213–218. Hippokrates Verlag, Stuttgart

[3] Pulewka P (1932) Naunyn-Schmiedebergs Arch Exper Path 161: 307

[4] Bent DMP, Engelmeier K, Heinrich H, Hippius H, Schmitt W (1964) Arzneim Forsch Drug Res 14: 490

[5] Grünberger J, Linzmayer L, Saletu B, Stöhr H (1984b) Psych Clin 3: 157

[6] U'Pritchard DC, Greenberg DC, Sheenan PP, Snyder SH (1978) Science 199: 197

[7] Flügel F (1963) Nervenarzt 34: 241

[8] Lauber HL (1967) Med Welt 18: 572

[9] Natraj Sitaram, Jones D, Kewala S, Bell J, Stevenson J, Gershon S (1983) Prog Neuro-Psychopharmacol Biol Psych 7: 273

[10] Grünberger J, Saletu B, Berner P, Stöhr H (1982) Pharmacopsychology 15: 29

[11] Giurgea C (1972) Vers une pharmacologie de làctivite integrative du concept nootrope en psychopharmacologie. Actualites Pharmacologiques, 25eme serie, S. 115–156. Masson, Paris

[12] Galeazzi RL, Benet LZ, Sheiner LB (1976) Clin Pharmacol Ther 20: 278

[13] Grünberger J, Linzmayer L, Saletu B (1984a) Wien Med Wschr 2: 29

[14] Grünberger J, Linzmayer L, Saletu B, Gathmann P (1985) Wien Klin Wschr

Zusammenfassung

Aufbauend auf zahlreiche Psychopharmaka-Studien, bei denen unter anderem die computergesteuerte Pupillometrie als psychophysiologisches Verfahren zur Anwendung gekommen ist, wurde versucht, folgende Fragen zu beantworten:

1. Welche Auswirkungen haben Präparate aus 7 psychopharmakologischen Klassen auf die menschliche Pupille?
2. Geben Dosis- und Zeit-Wirkungs-Kurven von Pupillometriemesswerten Aufschluss über pharmakodynamische Eigenschaften psychotroper Substanzen?
3. Besteht ein Zusammenhang zwischen Pupillometrie und kritischer Flimmerfrequenz (CFF)?
4. Besteht ein Zusammenhang zwischen Pupillometrie und elektroenzephalographischen Variablen?
5. In welcher Relation stehen die statische Pupillometrie und pharmakokinetische Variablen (Blut-Plasma-Konzentration)?

Es konnte gezeigt werden, dass die statische Pupillometrie, in der beschriebenen Methode und unter den gegebenen experimentellen Bedingungen, wertvolle Informationen zur vegetativen Charakterisierung psychotroper Medikamente liefert.

Summary

Pupillometrie in Studies of Psychotropic Substances

Considering data of various clinical pharmacological studies, in which computer-assisted pupillometry was utilized, we investigated the following questions:

1. What are the effects of drugs of 7 psychopharmacological classes on the human pupil?
2. Do dose-efficacy curves based on pupillary variables provide cues about pharmacodynamic properties of psychotropic substances?
3. Is there a relationship between pupillometric and critical flicker frequency measures?
4. Is there a relation between pupillometric and quantitative electroencephalographic changes?
5. Are there correlations between static pupillometric and pharmacokinetic (e.g. blood levels) variables?

Our investigations demonstrated that static pupillometry – utilized in the described manner and under certain experimental conditions – provide valuable information about effects of psychotropic drugs on the central and autonomous nervous system.

Kapitel 5: Alkoholismus

Methodologie zur Einschätzung von Craving bei Alkoholkranken mit Hilfe der Pupillometrie

Einleitung

Craving, das heftige Verlangen nach Alkohol oder, wie Feuerlein 1979 [2] es ausdrückte, süchtige Verhalten des Alkoholikers, stellt ein allgemeines Merkmal des Alkoholkranken dar. Bereits 1971 versuchte Kennedy mit Hilfe der Pupillometrie, das Phänomen Craving psychophysiologisch zu objektivieren. Kaplan und Mitarbeiter [8] verwendete für die Objektivierung von Craving ausgehend von einem Wahlreaktion-Paradigma die Hautwiderstandsreaktion. Zur psychophysiologischen Bestimmung von Craving haben wir uns für die Pupillometrie entschieden, zumal diese Messung reliabler und auch ökonomischer, d.h. ohne den Patienten lange zu belasten, durchzuführen ist. Weiter muss berücksichtigt werden, dass die Hautleitfähigkeitsmessung uns eher eindimensionale Informationen liefert, zumal die Hautleitfähigkeit primär vom Sympathikus gesteuert wird, während die Pupillenweite bzw. die Pupillenreaktion von einem Balancesystem zwischen Sympathikus und Parasympathikus gesteuert wird. Uns interessierte die Frage, ob ein Unterschied in der Pupillenreaktion auf appetitive Stimuli, nämlich Geruch und Geschmack von Alkohol, im Vergleich zu Plazebo besteht. Wir gingen dabei von folgendem Modell aus: für den Geruch waren die primären Sinneszellen, Ende des 5. [9. und 10.] Hirnnervens, die im Nasen- und Rachenraum lokalisiert sind, zuständig. Die Weiterleitung erfolgte über die afferenten Hirnnerven 1, 5 und [9 und 10] zum Bulbus olfactorius und weiter zum Endhirn (Area praepiriformis), die für die Diskrimination von Geruchsqualitäten von Bedeutung ist; weiter bestehen Verbindungen zum limbischen System, zum Hypothalamus und zum orbitofrontalen Kortex, wobei vor allem die limbischen Anteile der Riechbahnen für starke emotionale Komponente (hedonische Komponente der Geruchswahrnehmungen) verantwortlich gemacht wird. Für die Geschmackswahrnehmung sind sekundäre Sinneszellen auf der Zunge verteilt, die afferente Leitung erfolgt mittels 7. und 9. Hirnnervs zur Medulla oblongata, zum ventralen Thalamus, zum Kortex (Gyrus postcentralis), und von dort bestehen Verbindungen zum Hypothalamus. Die Verbindungen zum limbischen System bzw. zum Hypothalamus sind wieder besonders wichtig für die affektiven, hedonischen (lustvollen) Komponenten der Geschmackswahrnehmung. Gleichzeitig ist aber der Hypothalamus für die Pupillen-

Tabelle 1. Einteilung und Charakterisierung der chemischen Sinne (nach [1]) und ihre Beziehung zur Pupillenreaktion

	Geschmack	Geruch
Sensoren	Sekundäre Sinneszellen	Primäre Sinneszellen Enden des V. (IX. und X.) Hirnnerven
Lage der Sensoren	Auf der Zunge	Im Nasen- und Rachenraum
Afferente Hirnnerven	N. VII, N. IX	N. I, N. V, (N. IX. N. X)
Stationen im Zentralnervensystem	1. Medulla oblongata 2. Ventraler Thalamus 3. Kortex (Gyrus postcentralis) Verbindungen zum Hypothalamus	1. Bulbus olfactorius 2. Endhirn (Area praeporiformis) Verbindungen zum limbischen System, Hypothalamus und Zum orbitofrontalen Kortex

→ Hypothalamus, Thalamus und Formatio reticularis sind für die Pupillenreaktion verantwortlich, wobei der Hypothalamus als eine der integrativen Instanzen zwischen vegetativ-emotionalen und kognitiv-mentalen Komponenten der Verhaltensorganisation eines Organismus gilt

reaktion verantwortlich, wobei dieser als eine der integrativen Instanzen zwischen vegetativ-emotionalen und kognitiv-mentalen Komponenten der Verhaltensorganisation eines Organismus gilt (Tabelle 1). Wird nun der Geruch oder der Geschmack von Alkohol dargeboten, so können wir daher eine entsprechende Pupillenreaktion erwarten. Das heißt, dass Verlangen nach Wiederholung und Steigerung einmal erlebter Lust eine allgemein menschliche Verhaltens- und Lebensweise, die für die süchtige Fehlhaltung charakteristisch ist [9], sich in der Pupillenreaktion widerspiegelt. Für die Beurteilung der Pupillenreaktion müssen zusätzlich auch die Veränderungen in verschiedenen Neurotransmittersystemen berücksichtigt werden. Geht man davon aus, dass bei chronischer Verabreichung Alkohol als sedierende Substanz eine Verschiebung des Gleichgewichtes von inhibitorischen und exzitatorischen ZNS-Funktionen zugunsten einer Verstärkung der Hemmung bewirkt und, dass es im darauffolgenden Entzug zu einer vermehrten Aktivität der exzitatorischen Funktionen kommt [10, 11], so ist dieser Prozess auch in wichtigen Transmittersystemen, beispielsweise im adrenergen und dopaminergen, zu beobachten. Alkohol beeinflusst auch die Zahl und Ansprechbarkeit der Rezeptoren in den verschiedenen Transmittersystemen, sodass es beispielsweise bei chronischer Verabreichung zu einer Abnahme der Rezeptorenzahl, während es im Entzug zu einer Vermehrung kommt. Diese Veränderungen können sowohl in katecholaminergen, gabaergen und serotonergen Transmittersystemen beobachtet werden. Auch Topel [12] geht von spezifischen Wirkungen chronischen Alkoholtrinkens auf Opiatrezeptoren aus und meint, dass Konformationsänderungen an Opoidrezeptoren zu permanenten alkoholinduzierten Reaktionen werden.

Beschreibung der Untersuchungstechnik

Die Methodologie der statischen und lichtevozierten dynamischen Pupillenmessung, die Reliabilitäts- bzw. Validitätsbestimmung sowie die Anwendungsgebiete wurden bereits an anderer Stelle mehrfach beschrieben [3, 4, 5, 6, 7]. Für die psychophysiologische Bestimmung von Craving wurde von uns eine neue Methode entwickelt, die kurz vorgestellt werden soll. Die Untersuchung der Patienten erfolgt mit einem von der Whittaker Corporation entwickelten TV-Pupillometer 1050, das von einem Computer gesteuert wird. In einem geräuscharmen Raum mit einer Helligkeit von 160 Lux sitzt der Patient vor dem Pupillometer und wird aufgefordert, sein Kinn bzw. seine Stirn auf die dafür vorgesehene Vorrichtung zu legen bzw. zu drücken (Abb. 1). Weiter hat er einen 1,60 Meter weit entfernten schwarzen Punkt zu fixieren, um Akkommodationserscheinungen zu verhindern. Es wird während 20 Sekunden die Pupille aufgenommen, wobei 50-mal pro Sekunde die Pupille abgetastet wird. Nach Ausscheiden von Artefakten und Identifikation der Fluktuationen erfolgt die Berechnung des Pupillendurchmessers.

Für uns ist der Ausgangswert, d.h. der letzte Wert vor Präsentation des Stimulus, von besonderer Bedeutung, da absolute und relative Veränderungen darauf bezogen werden. Zur Darbietung des Alkohol- bzw. Plazebogeruchs bedienen wir uns folgender Technik: Über ein elektronisch angesteuertes Ventil wird Luft entweder in ein Fläschchen mit Alkohol (Weinbrand) oder Plazebo geleitet. Von dort erfolgt eine Schlauchverbindung zu einem luftgesteuerten Ventil, wobei der Luftdurchfluss 3 Liter pro Minute beträgt. An das Ventil ist ein kurzer Schlauch geschlossen. Die Schlauchverbindung ist kurz zu halten, um eine möglichst geringfügige, jedoch konstante Verzögerung zu gewährleisten. Am Ende des Schlauches befindet sich eine speziell angefertigte Glasmaske, die nach jedem Patienten desinfiziert werden

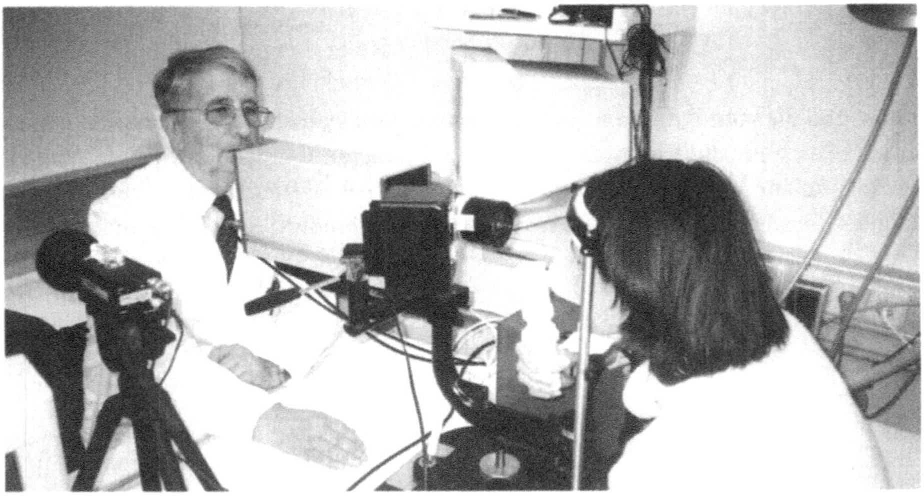

Abb. 1.

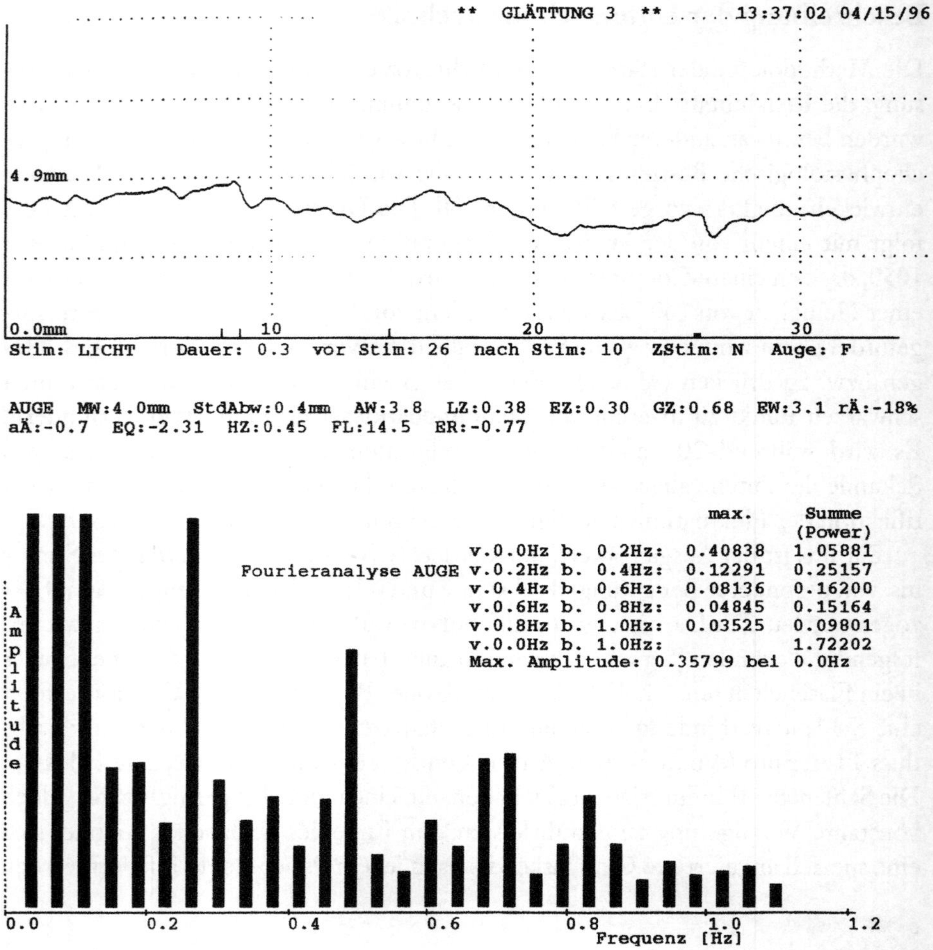

Abb. 2.

muss, und die vom Patienten über Mund und Nase gehalten wird. Außerdem steht ein Schlauch für die Absaugung von überschüssigem Geruch bzw. für die globale Reinigung zur Verfügung. Die Darbietungszeit des Alkoholgeruchs beträgt 5 Sekunden, das entspricht drei Atemzügen, und verhindert eine Adaptation an den Geruch. Nach erfolgter Darbietung werden folgende Pupillenmaße ausgedrückt: Latenz, Anstiegszeit (Pupillenerweiterung), Gipfelzeit (Summe aus Latenz und Anstiegszeit), maximale Erweiterung, relative und absolute Änderung, Halbwertszeit, Anstiegsgeschwindigkeit sowie Erholungsgeschwindigkeit. Uns interessierte auch der Verlauf der Pupillenweite während einer 10 Sekunden dauernden Darbietung von Alkohol versus Plazebo. Neuerlich wird zur exakten und raschen Erfassung der zentralen Aktivierung eine 25,6 Sekunden dauernde Fourier-Analyse der Pupillenoszillationen durchgeführt (Abb. 2). Die Technik der Geruchsdarbietung ist die gleiche wie beschrieben, nur wird hier über 10 Sekunden hindurch die Pupillenweite gemessen und der Durchschnittswert errechnet. Nach einer Pause von 15 Minuten, in der der Patient anderweitig beschäftigt wird, z.B. Ausfüllen von Fragebogen, erfolgt die psychophysiologische Messung der Reaktion auf Alkoholgeschmack auf ähnliche Weise. Der Patient hält in seiner rechten Hand ein Fläschchen, in dem sich entweder Alkohol oder Plazebo (Wasser) befindet, und das mit austauschbaren Saugröhrchen bestückt ist. Nach der 20 Sekunden dauernden statischen Messung der Pupille werden entweder 0,75 ml Alkohol oder Wasser computergesteuert auf die Zunge getropft und danach in gleicher Weise, wie vorher beschrieben, die Veränderungen der Pupillenreaktivität objektiviert. Bei der Darbietung von Alkoholgeschmack ist wesentlich, dass zuerst Plazebo und dann Alkohol dargeboten wird und nicht randomisiert wie beim Geruch, zumal wir im Vorversuch feststellen konnten, dass immer dann, wenn Alkohol zuerst dargeboten wurde, unter Plazebo eine hohe Ängstlichkeit festzustellen war, die natürlich die Pupillenreaktion zusätzlich beeinflusst.

Beschreibung der untersuchten Patienten

Um die Anwendbarkeit unserer neuen Technik bzw. unsere oben gestellte Frage beantworten zu können, haben wir 16 Alkoholiker (denen der Geruch von Brandy geboten wurde) bzw. 21 Alkoholiker (denen der Geschmack von Brandy dargeboten wurde) im Alter zwischen 40,56 (s = 11,88 Jahre) und 43,9 (s = 11,22 Jahre), die die Ambulanz der Wiener Psychiatrischen Universitätsklinik wegen Führerscheinentzugs infolge Alkoholismus (ICD 303) aufsuchten und sich nicht im Entzugsstadium fanden, in einer Pilot-Studie mit unserer neuen Technik untersucht. Für die 10 Sekunden dauernde Darbietung von Alkoholgeruch wurden die 16 und 21 Alkoholiker zu einer gemeinsamen Gruppe zusammengefasst. Zusätzlich wurden die Patienten gebeten, die Intensität ihres Alkoholverlangens auf einer Visual Analog Scale anzukreuzen. Die Untersuchungsergebnisse des Cravings betreffend hatten keinen Einfluss auf die Führerscheinbegutachtung.

Ergebnisse

Nach Analyse unserer Daten mit Hilfe des U-Tests von Mann und Whitney, Wilcoxon-Test bzw. der Spearman-Rang-Korrelation erhielten wir die ersten Resultate unserer Untersuchung. So konnten wir beobachten, dass es nach Darbietung von Alkoholgeruch versus Plazebo bei 16 Alkoholkranken zu einem signifikanten Unterschied zwischen Alkohol und Plazebo hinsichtlich der relativen Änderung kam, wobei unter Alkohol eine ca. dreimal so starke relative Änderung als unter Plazebo objektiviert werden konnte (Abb. 3). Hinsichtlich der Latenz und Halbwertszeit konnten jedoch keine Unterschiede festgestellt werden. Betrachtet man die Veränderung der Pupillenweite während der 10 Sekunden dauernden Darbietung von Alkoholgeruch versus Plazebo, so zeigte sich ebenfalls ein signifikanter Unterschied

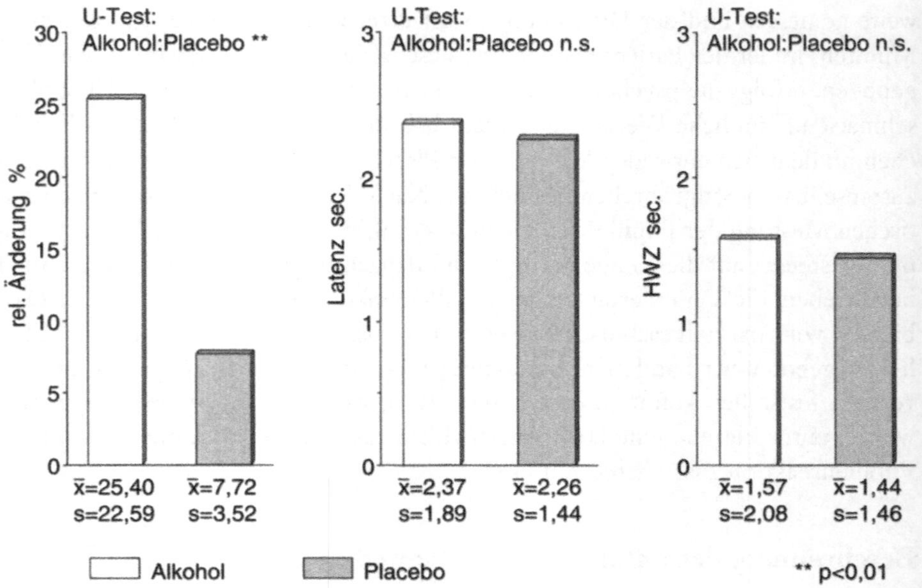

Abb. 3. Pupillenreaktion (relative Änderung, Latenz, HWZ) nach Darbietung von Alkoholgeruch versus Plazebo (Wasser) (n = 16)

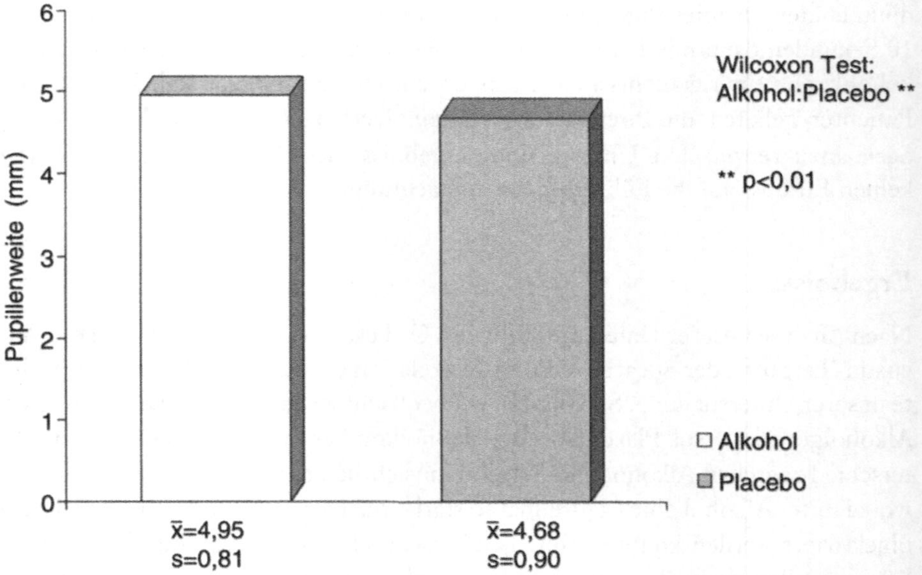

Abb. 4. Pupillenweite während der 10 Sekunden dauernden Darbietung von Alkoholgeruch versus Plazebo (Wasser) (n = 37)

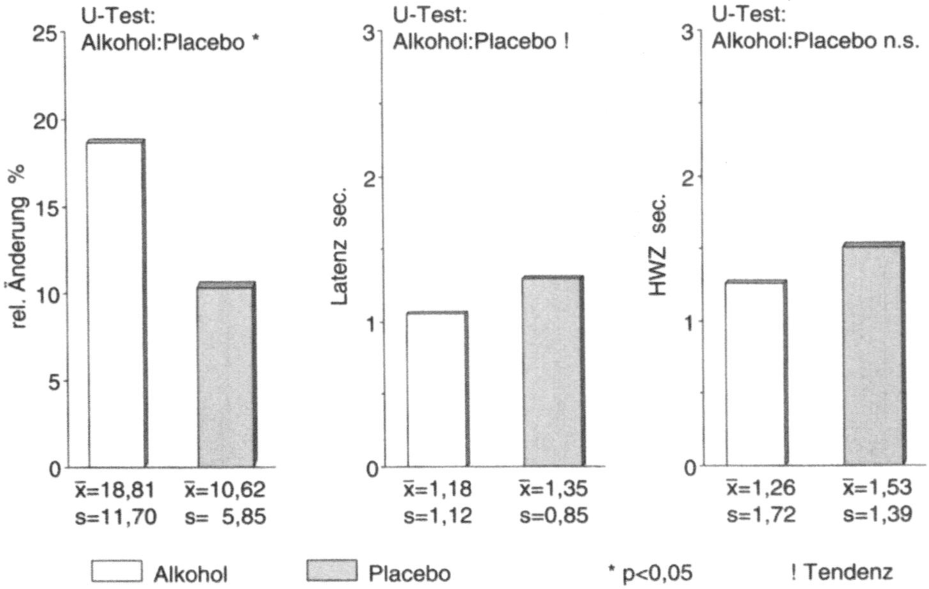

Abb. 5. Pupillenreaktion (relative Änderung, Latenz, HWZ) nach Darbietung von Alkoholgeschmack versus Plazebo (Wasser) (n = 21)

in der Pupillenweite. Die Pupillenweite war unter Alkoholgeruch größer ($p < 0{,}01$, U-Test) (Abb. 4). An 21 Alkoholkranken wurde die Pupillenreaktion nach Darbietung von Alkoholgeschmack versus Plazebo (Wasser) gemessen; auch hier unterschied sich Alkohol von Plazebo auf dem 1% Niveau ($p < 0{,}05$, U-Test), die Alkoholiker zeigten eine stärkere Pupillenreaktion. Die Latenz war tendenziell, unter Alkoholdarbietung kürzer als unter Plazebo (Abb. 5). Wird nun Geruch mit Geschmack hinsichtlich der Pupillenreaktion verglichen, so zeigt sich deutlich ein signifikanter Unterschied in der Latenzzeit, d.h. die Latenzzeit ist nach Geschmacksdarbietung kürzer als nach Geruch (Abb. 6). Weiter interessierte uns die Frage, ob ein Zusammenhang zwischen Selbsteinstufung hinsichtlich des Alkoholverlangens und den Variablen relative Änderung, Latenz und Halbwertszeit der Pupillometrie besteht. Mit Hilfe der Spearman-Rang-Korrelation konnte gezeigt werden, dass weder zwischen Geruch und den Variablen der dynamischen Pupillometrie noch zwischen Geschmack und den Variablen der dynamischen Pupillometrie statistische Zusammenhänge festgestellt werden konnten.

Diskussion

Wie erwartet zeigte sich unter Alkoholdarbietung eine stärkere relative Änderung der Pupillenweite als unter Plazebo. Das heißt, dass bei der Gruppe der Alkohol-

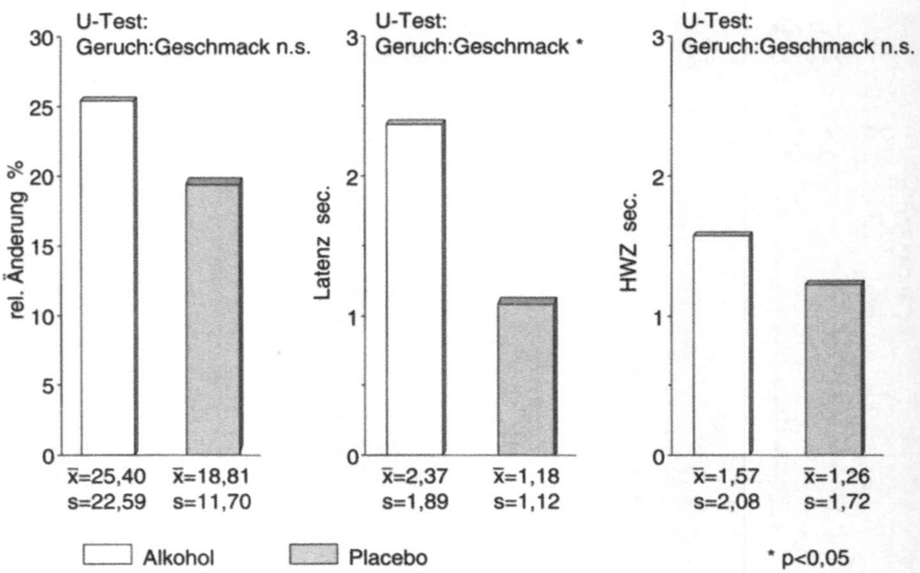

Abb. 6. Unterschiede in der Pupillenreaktion (relative Änderung, Latenz, HWZ) nach Darbietung von Alkoholgeruch (n = 16) und Alkoholgeschmack (n = 21)

kranken tatsächlich noch ein Verlangen nach Alkohol, das sie mit dem Geruchsstimulus assoziierten, vorhanden war. Zum gleichen Ergebnis führte die 10 Sekunden dauernde Darbietung von Alkoholgeruch versus Plazebo. Damit weisen unsere Ergebnisse in die gleiche Richtung wie jene von Kaplan [8], der allerdings mit Hilfe von Hautwiderstandsänderung das Craving erfassen wollte. Auch nach Darbietung von Alkoholgeschmack versus Plazebo (Wasser) konnte eine deutliche Veränderung der Pupillenreaktion beobachtet werden, die wieder die Annahme eines Cravings unterstützt. Allerdings muss bei der Betrachtung der Ergebnisse von Geschmack berücksichtigt werden, dass auch der Geruch einen Einfluss hat, zumal sich auch im hinteren Nasen-Rachenraum Sinneszellen für Geruchswahrnehmung befinden. Die verkürzte Latenz unter Alkoholgeschmack scheint eine beschleunigte Reizverarbeitung unter Alkoholverabreichung auszudrücken. Bei der Darbietung von Alkohol, vor allem an Patienten, die sich im Entzug befinden, ist besondere Vorsicht geboten. Mit unserer computergesteuerten Apparatur ist es dagegen möglich, nur eine ganz geringe Menge von Alkohol (0,75 ml) auf die Zunge zu bringen, die selbst bei Disulfiram-Behandlung keine Gefahr darstellt. Weiter war die Reizverarbeitung unter Alkoholgeschmack bei unserem untersuchten Klientel nicht nur gegenüber Plazebo beschleunigt, sondern auch gegenüber dem Geruch. Die Tatsache, dass keine Korrelation zwischen den Variablen der dynamischen Pupillometrie und der Selbsteinstufung hinsichtlich Alkoholverlangens besteht, bestätigt unsere Annahme, dass die Einschätzung von Craving mit Hilfe von Pupillenmaßen reliabler als das Self-rating ist, zumal Dissimulation und eingeschränkte Offenheit ausgeschlossen werden können. Gerade aber bei unseren untersuchten Patienten scheint Dissimulation vorzuliegen, da sie ja ihren Führerschein, der ihnen wegen wiederholter Alkoholisierung beim Lenken eines Kraftfahrzeuges abgenommen wurde, wieder zurückbekommen wollten. Weiter könnte die psychophysiologische Erfassung des Cravings zur therapiebegleitenden Kontrolle eingesetzt werden, indem eine Abnahme des Cravings während bzw. nach erfolgter Therapie im Vergleich zum Therapiebeginn objektiviert werden könnte. Allerdings muss bei wiederholter Anwendung auch der Frage der Konditionierung nachgegangen werden. Dass die hier angeführten Ergebnisse nur als vorläufig betrachtet werden können, geht aus der Tatsache hervor, dass eine relativ geringe Patientenanzahl vorlag. Weiter konnten zum Zeitpunkt der Untersuchungsdurchführung noch nicht die von den Patienten vorgezogenen Getränke berücksichtigt werden, zumal beispielsweise die Darbietung von Bier durch entsprechende Schaumbildung eine Funktionsstörung der Apparatur hervorgerufen hätte. Um einerseits solche Pannen zu vermeiden, und andererseits jeweils die gleiche Konzentration an Geschmack und Geruch zu haben, sind Aromastoffe für Wein, Bier, Brandy, Whisky usw. vorgesehen. Darüber hinaus verlieren dadurch ethische Bedenken an Bedeutung. Zusätzlich zu Geruch und Geschmack sollen noch typische Trinksituation bzw. Getränke optisch dargeboten werden, um das damit assoziierte Craving psychophysiologisch objektivieren zu können. Bei kommenden Untersuchungen müssen auch motivationale Aspekte und Trinkerfahrungen der Patienten miteinbezogen werden. Unerlässlich ist auch der Vergleich einer gesunden Kontrollgruppe, deren Untersuchung zur Zeit durchgeführt wird, mit den Alkoholkranken, wobei auch hier wieder einerseits die Motivation (z.B. durch Durstgefühl usw.) und andererseits die verschiedenen Trinkerfahrungen, gemäß denen eine Unterteilung in verschiedene Gruppen durchzuführen ist, Berücksichtigung finden müssen. Während bisher die Selbsteinschätzung des Cravings auf einer Visual Analog Scale erfolgte, sollte künftig eine Einstufung auf der mehr Informationen bietenden Amsterdamer Craving Scale erfolgen. Es wird dann interessant sein, ob eine korrelative Beziehung zwischen diesen Skalenwerten und den Variablen der dynamischen Pupillometrie herzustellen ist. Alter, Trinkdauer sowie Leberwerte sind weitere wichtige Parameter, deren Einfluss auf das Craving in einer nächsten Publikation näher beleuchtet werden soll. Mag der Cravingbegriff heute wohl etwas unscharf abzugrenzen sein, so könnte die vorgestellte Methode uns einer objektiven Erfassung des Alkoholverlangens beim Alkoholkranken näher bringen.

Literatur

[1] Altner H, Boeckh J (1987) Geschmack und Geruch. In: Schmidt RF, Thews G: Physiologie des Menschen, 23. Aufl. Springer, Berlin

[2] Feuerlein W (1979) Alkoholismus – Mißbrauch und Abhängigkeit, 2. Aufl. Thieme, Stuttgart

[3] Grünberger J, Linzmayer L, Saletu B (1984) Psychodiagnostik mit Hilfe psychophysiologischer Verfahren. Wien Med Wschr 2: 29–39

[4] Grünberger J, Linzmayer L, Saletu B, Stöhr H (1984) Zur Methodologie der Pupillenmessung. Psychiatr Clin 3: 157–164

[5] Grünberger J, Linzmayer L, Küfferle B, Saletu B (1986) Pupillometrie bei schizophrenen Patienten. In: Kemp W: Biologische Psychiatrie. Springer, Berlin, 199–211

[6] Grünberger J, Linzmayer L, Wytek R, Saletu B (1988) Faktorenanalytische Untersuchung und Reliabilitätsbestimmung der statischen und dynamischen Pupillometrie bei Normalpersonen und psychopathologischen Gruppen. Wien Med Wschr 9: 206–212

[7] Grünberger J, Linzmayer L, Gasic S, Saletu B (1988) Computerassistierte statische und dynamische Pupillometrie zur Charakterisierung des trizyklischen Antidepressivums Cianopramin. Arzneim Forsch Drug Res 38: 383–387

[8] Kaplan RF, Cooney NL, Baker LH, Gillespie RA, Meyer RE, Pomerleau OF (1985) Reactivity to alcohol related cues: physiological and subjective response in alcoholics and non-problem drinkers. J Stud Alcohol 46: 267–272

[9] Kielholz P, Ladewig D (1972) Die Drogenabhängigkeit des modernen Menschen. Lehmann, München

[10] Spengler C (1984) Alkohol-Wirkung und Abhängigkeit. Eine pharmakologisch-klinische Studie. Thieme, Stuttgart

[11] Sprung R, Bonte W (1988) Die Bedeutung der sogenannten Begleitalkohole für Suchtentwicklung und Spätschäden des chronischen Alkoholismus. Wien Zschr f Suchtforschung 11: 19–24

[12] Topel H (1990) Perspektiven der Alkoholismus-Forschung der 90er Jahre. Suchtgefahren 36: 91–96

Zusammenfassung

Unsere Absicht war es, eine psychophysiologische Einschätzung von Craving mittels Pupillometrie durchzuführen. Kennedy beschrieb 1971 die Pupillometrie als eine Methode für die Einschätzung von Alkoholikern. Wir haben neuerlich eine computerunterstützte Methode für die Einschätzung von Craving mit Hilfe von Pupillenmaßen entwickelt. Nach einer 5 Sekunden dauernden computerunterstützten Darbietung eines Geruchsstimulus (der Geruch von Brandy versus Wasser = Plazebo über eine Glasmaske, die nach jedem Gebrauch desinfiziert wird, wurde die computerisierte Messung der Pupillenreaktion durchgeführt. Um den Verlauf der Reaktion während einer automatischen Darbietung von Geruch versus Plazebo zu überprüfen, wurde der vertikale Pupillendurchmesser während 10 Sekunden gemessen. Nach einer Pause von 15 Minuten erfolgte die psychophysiologische Messung der Reaktion auf Alkoholgeschmack auf ähnliche Weise. Mittels einer computerassistierten Verabreichungseinrichtung wurden eine geringe Menge von Alkohol (0,75 ml Brandy) auf die Zunge getropft und die Veränderungen der Pupillenaktivität objektiviert. Unser Interesse galt der Beantwortung der Frage, ob ein Unterschied zwischen der Pupillenreaktion auf appetitive Stimuli (besonders Alkohol) im Vergleich zu Plazebo feststellbar ist. Zu diesem Zweck wurden 16 bzw. 21 Alkoholiker untersucht, und wir konnten die erwarteten Pupillenreaktionen feststellen.

Summary

Methodology of assessment of craving in alcoholics by means of pupillometry. Our Intention was to establish psychophysiological measure craving using pupillary. Kennedy (1971) described pupillometry measurement as a method in the assessment of alcoholics. Recently we developed a new computer-assisted procedure for assessment of craving by means of pupillary measures: after Computer-assisted presentation of an olfactoric Stimulus (the smell of brandy versus water = Placebo) by means of a glass mask disinfected after each application, lasting for 5 seconds, the computerized measurement of pupillary reaction is carried out. In Order to determine the course of reaction during automatic presentation of the smell of Brandy versus Placebo, vertical pupillary diameter is measured tot 10 seconds. After an interval of 15 minutes, the psychophysiological measurement of the response to alcoholic taste is carried out in a similar way. By means of a computer-assisted application device a very small amount of alcohol, 0.75 ml of brandy or water, is dropped onto the tongue and the changes of pupillary activity are objectivated. We were interested in answering the question of whether there is a difference in pupillary response to appetitive stimuli (specifically alcohol) as compared to placebo. We investigated 16 and 21 alcoholics, respectively, and found the expected pupillary reactions.

Klinische psychophysiologische Diagnostik bei ambulanten Alkoholikern: Statische und lichtevozierte dynamische Pupillometrie

Einleitung

Da die Pupille ein leicht zugängliches Erfolgsorgan zentraler und peripherer Funktionen des vegetativen Nervensystems ist, hat ihre Untersuchung für die klinisch-psychophysiologische Diagnostik zunehmend an Bedeutung gewonnen. Wir haben die objektive und ökonomische, aber auch reliable und valide Messung der Pupillenweite, bzw. der Pupillenreaktion auf seinen definierten Lichtstimulus [1] sowohl im psychopathologischen Bereich zur Differenzierung verschiedener Krankheitsgruppen [2] als auch zur Charakterisierung psychotroper Substanzen eingesetzt [4, 5]. Durch die Objektivierung der Variablen der Pupillenreaktion wollen wir die eindimensionale Betrachtungsweise, wie sie durch die statische Pupillenmessung entsteht, erweitern und streben die Beschreibung eines krankheitsspezifischen, bzw. psychopharmakaspezifischen psychophysiologischen Reaktionsmusters an. Bei den Patienten, denen der Führerschein einmal oder wiederholt wegen chronischen Alkoholmissbrauchs (ICD 303), entzogen wurde, war für uns die Frage der vegetativen Aktivierung sowie nach dem Grad der Schädigung und die dadurch möglicherweise bedingte Beeinträchtigung der Fahrtauglichkeit von Interesse. Für die Bestimmung der vegetativen Aktivierung, bzw. Pupillenreagibilität erscheint uns die statische und lichtevozierte dynamische Pupillometrie als geeignete Methode.

Methodik

a) Beschreibung der untersuchten Personen:

Es wurden 137 männliche Personen, die von der Ambulanz der Psychiatrischen Universitätsklinik zur Begutachtung der Fahrtauglichkeit der Abteilung für Klinische Psychodiagnostik zugewiesen wurden, u.a. mit Hilfe der statistischen und lichtevozierten dynamischen Pupillometrie untersucht. Diagnostisch handelte es sich um chronische Alkoholiker, wobei wir die Diagnose anhand der ICD-9 Kriterien Nr. 303 stellten. Da wir uns der Problematik dieser Art der Diagnostik bewusst waren [8, 9], haben wir noch zusätzliche Symptome als Auswahlkriterien bestimmt. Wir verwendeten hier den diagnostischen Vorschlag von Feuerlein, wie er dies

1987 in dem Band Abhängigkeit und Sucht, Psychiatrie der Gegenwart, Seite 7 und 8 [16], festlegte:

Definitionskriterien nach Feuerlein:
1. Abnormes bzw. pathologisches Trinkverhalten (nach Menge und Modalitäten des Alkoholkonsums)
2. Somatische alkoholbezogene Schäden
3. Psychosoziale alkoholbezogene Schäden
4. Entwicklung von Toleranzanstieg bzw. Entzugssyndrom („körperliche Abhängigkeit")
5. Entwicklung von „Entzugssymptomen auf der subjektiven Ebene" (Kontrollverlust, gesteigertes Verlangen nach Alkohol, Zentrierung des Denkens und Strebens auf Alkohol) („psychische Abhängigkeit").

In der Studie wurden nun nur solche Alkoholkranke aufgenommen, die neben der Diagnose ICD-9 303 die Punkte 1 bis 3 erfüllten und wo außerdem noch entweder Punkt 4 oder 5 vorhanden war. Die männlichen Personen wurden in 4 Altersgruppen unterteilt: 29 Personen zählten zur Altersgruppe 18–31, 74 zur Gruppe der 32–45-Jährigen, 23 wurden dem Alter von 46–55 und schließlich 11 den über 55-jährigen Männern zugeordnet. Die Ergebnisse der pupillometrischen Untersuchung wurden mit altersspezifischen Normgruppen bzw. einer Gesamtnormgruppe n = 64 verglichen.

b) Pupillometrie

Wir verwenden für unsere Untersuchung ein von der Whittaker Cooperation entwickeltes TV-Pupillometer 1050, welches von einem Mikroprozessor gesteuert wird. Der Proband befindet sich während der Pupillenaufnahme in einem Raum mit den Ausmaßen 3×4 Meter und einer Helligkeit von 160 Lux. Nach einer 3-minütigen Adaptation an die Raumhelligkeit, wird der vertikale Pupillendurchmesser des linken Auges gemessen, wobei der Proband aufgefordert wird, einen 160 cm von ihm entfernten schwarzen Punkt zu fixieren, um Akkommodationserscheinungen auszuschließen. Die Aufnahme erstreckt sich bei der statischen Pupillenmessung über einen Zeitraum von 20 sec., wobei der Computer für jede Sekunde einen Messwert (Mittelwert aus 50 Abtastungen pro Sekunde) liefert, Fehlerwerte ausscheidet und den Mittelwert und die Streuung der Pupillenweite berechnet [12, 13, 14]. Während dieser Zeitspanne werden auch alle Spontanfluktuationen vollautomatisch identifiziert und deren Anzahl registriert. Im Anschluss daran wird die lichtevozierte dynamische Pupillenmessung durchgeführt. Zur Induktion der lichtevozierten Pupillenreaktion verwenden wir einen optischen Stimulus von 145 Lux und 300 Millisekunden Dauer, welcher von der Wand in Blickrichtung der Versuchsperson reflektiert wird. Folgende Variablen werden berechnet und ausgedruckt: Ausgangswert (letzter gemessener Pupillendurchmesser vor dem Stimulus),

Latenzzeit (Zeit vom Einsetzen des Stimulus bis zum Einsetzen der Reaktion), Minimum (kleinster Pupillendurchmesser nach erfolgter Reaktion), Abfallszeit (Zeitdauer vom Einsetzen der Pupillenreaktion bis zum Erreichen des Minimums), Gipfelzeit (Summe von Latenz und Abfallszeit), relative Änderung (prozentuelle Veränderung bezogen auf den Ausgangswert), absolute Änderung (Differenz zwischen Ausgangswert und Minimum in Millimeter), Abfallsgeschwindigkeit (Quotient aus absoluter Änderung durch Abfallszeit), Halbwertszeit (halbe Erholungszeit), Flächenwert (Produkt aus Halbwertszeit mal relativer Änderung), Erholungsgeschwindigkeit (Quotient aus halber absoluter Änderung durch Halbwertszeit) und Zeitenquotient (Quotient aus Abfallszeit gebrochen durch Halbwertszeit).

Fragestellungen

1. Bestehen Unterschiede hinsichtlich Pupillenweite und den Variablen der dynamischen Pupillometrie zwischen den vier Altersgruppen (18–31, 32–45, 46–55 und über 55 Jahre) von männlichen Alkoholikern, die wegen Führerscheinentzugs die Ambulanz aufsuchten?
2. Unterscheidet sich die Gesamtgruppe der Alkoholkranken von einer normalen Gruppe hinsichtlich der statischen und dynamischen Pupillenvariablen?
3. Gibt es Unterschiede zwischen den verschiedenen Altersgruppen der Alkoholiker und der Normgruppe in den entsprechenden Pupillenvariablen?

Statistische Auswertung

Zur statistischen Auswertung unserer gewonnen Daten verwenden wir die einfache Varianzanalyse, Duncan-Test, sowie den t-Test für unabhängige Stichproben [15].

Ergebnisse

ad Fragestellung 1 (Tabelle 1)

Pupillenweite:

Die einfache Varianzanalyse ergab signifikante Unterschiede zwischen den Gruppen ($F = 4.226$, $p < 0{,}01$). Die weitere Datenanalyse mit Hilfe des Duncan-Tests zeigte, dass sich die Gruppe der 18–31-jährigen ambulanten Alkoholiker hinsichtlich der Pupillenweite signifikant von der Gruppe der 46–55-Jährigen und der über 55 Jahre alten Alkoholiker unterschied ($D = 2{,}74$, $p < 0{,}05$ bzw. $D = 3{,}06$, $p < 0{,}01$). Weiters zeigte sich, dass die Gruppe der 32–45-jährigen Alkoholiker eine größere Pupillenweite gegenüber der Gruppe über 55 Jahren aufwies. Dieser Unterschied erreichte zwar nicht Signifikanzniveau, doch war eine deutliche Tendenz fassbar.

Tabelle 1. Lichtevozierte Pupillenreaktion – Statische und dynamische Pupillometrie bei Alkoholikern der Ambulanz – Vergleich von vier Altersgruppen (N = 137)

Gruppe:	I	II	III	IV			
Geschlecht:	m	m	m	m			
Alter:	18–31	32–45	46–55	>55	Gem. x̄	F-Wert	t-Test
Anzahl:	29	74	23	11	137		
Mittelwert	4.9 (.91)	4.56 (.86)	4.25 (.77)	3.98 (.77)	4.533 (.85)	4.226**	I : III* I:IV**
Ausgangsw.	4.87 (.89)	4.45 (.86)	4.18 (.77)	3.92 (.76)	4.451 (.845)	4.612**	I:II* I : III** I:IV**
Latenz	.28 (.08)	.29 (.09)	.28 (.1)	.29 (.09)	.286 (.089)	.134	
Minimum	3.57 (.63)	3.35 (.72)	3.2 (.58)	3.04 (.51)	3.346 (.665)	2.238	I:IV*
Abfallszeit	.62 (.19)	.6 (.17)	.6 (.24)	.69 (.2)	.611 (.189)	.766	
Gipfelzeit	.9 (.2)	.89 (.17)	.88 (.26)	.99 (.19)	.898 (.195)	.920	
Rel. Änd.	25.92 (8.79)	24.26 (5.63)	23.27 (5.19)	21.9 (6.08)	24.255 (6.395)	1.334	
Abs. Änd.	1.29 (.65)	1.09 (.33)	.87 (.34)	.87 (.34)	1.077 (.420)	5.259**	I:II* I:IV** I:III** II:III*
Abf.geschw.	2.39 (2.46)	1.9 (.65)	1.87 (.9)	1.36 (.65)	1.955 (1.292)	1.949	I:IV*
HWZ	.95 (.97)	.71 (.5)	.86 (.85)	.55 (.24)	.773 (.677)	1.396	
Fläche	24,62 (31.54)	17,25 (10.12)	20,01 (12.5)	12,045 (10.3)	18,749- (17.31)	2.029	I:II*
Zeitquotient	.51 (.38)	.56 (.41)	.51 (.24)	.64 (.31)	.547 (.373)	.428	
Erh.geschw.	.99 (.65)	.95 (.39)	.83 (.39)	.76 (.43)	.923 (.459)	1.064	
Fluktuation	6.1 (1.87)	5.64 (2.88)	5.31 (3.22)	7.2 (1.79)	5.78 (2.695)	.764	
N-Anzahl bei Fluktuation	21	45	16	5	87		

* p < 0,05; ** p < 0,1

Ausgangswert

Die einfache Varianzanalyse brachte ebenfalls wieder Unterschiede zwischen den einzelnen Altersgruppen (F = 4,612, p < 0,01). Mit Hilfe des Duncan-Tests konnte gezeigt werden, dass sich die Gruppe der 18–31-jährigen signifikant von der Gruppe der 32–55-jährigen, der 46–55-jährigen und der über 55 Jahre alten Alkoholiker unterschied (D = 3,27, p < 0,05, bzw. D = –2,92. p < 0,01 und D = 3,17, p < 0,01). Eine Tendenz zum Unterschied zwischen der Gruppe der 32–45-jährigen und der über 55 Jahre alten Alkoholiker war ebenfalls fassbar (D = – 1.94, n.s.).

Minimum

Während sich mit Hilfe der einfachen Varianzanalyse eine Tendenz zur Unterscheidung der Gruppe andeutete (F = 2,238) konnten mit Hilfe des Duncan-Tests gezeigt werden, dass sich die Gruppe der 18–31-Jährigen signifikant von der Gruppe der über 55-Jährigen unterschied, wobei sich die Pupille der 18–31-Jährigen nur auf 3,57 mm, während die der ältesten Gruppe auf 3,04 mm verengte. Ein Unterschied deutete sich auch zwischen der Gruppe der 18–31-jährigen Alkoholiker und der Gruppe der 46–55-jährigen Alkoholiker an. Die letzteren wiesen eine Verengung auf 3,2 mm auf.

Relative Änderung

Hier zeigten die drei übrigen Gruppen eine deutliche Tendenz zur Abnahme der relativen Änderung gegenüber der Gruppe der 18–31-Jährigen, die jedoch nicht Signifikanzniveau erreichte. Mit dem Duncan-Test ergaben sich signifikante Unterschiede zwischen der Gruppe der 18–31-jährigen Alkoholiker und den 32–45-jährigen (D = –2,17, p< 0,05), zwischen der Gruppe der 18–31-jährigen und der Gruppe der 46-55 Jahre alten Alkoholiker (D = –3,58,p < 0,01), sowie zwischen den 18–31-jährigen und den über 55 Jahre alten Alkoholikern (D = –2,82, p< 0,01). Auch die 32–45-Jährigen unterscheiden sich hinsichtlich der relativen Änderung deutlich von den 46–55-jährigen Alkoholikern (D = –2,19, p< 0,05). Ein Unterschied, der wohl nicht Signifikanzniveau erreichte, deutete sich auch zwischen der Gruppe der 32–45-jährigen und der über 55-jährigen Patienten an. Insgesamt zeigt sich also eine Abnahme der relativen Änderung mit zunehmendem Alter.

Abfallsgeschwindigkeit

Hier wies die jüngste Gruppe der Alkoholiker eine schnellere Abfallsgeschwindigkeit gegenüber der Gruppe der über 55-jährigen Patienten auf (D = –2,25, p < 0,05).

Fläche

Auch hier war mit Hilfe der einfachen Varianzanalyse eine Tendenz zur Unterscheidung zwischen den Gruppen fassbar (F = 2,029, n.s.). Im Duncan-Test zeigte sich eine deutliche Abnahme der Fläche zwischen den 18–31-jährigen und den 32–45-jährigen Alkoholikern (D = –2,43, p< 0,05).

Bei den übrigen Variablen der dynamischen Pupillometrie waren keine Unterschiede zwischen den einzelnen Altersgruppen der ambulanten Alkoholiker festzustellen.

Tabelle 2. Lichtevozierte Pupillenreaktion – Statische und dynamische Pupillometrie bei Alkoholikern der Ambulanz im Vergleich zu einer Normpopulation (N = 137)

Gruppe	I	II	III	IV			
Geschlecht:	m	m	m	m	Alk	Norm	
Alter:	18–31	32–45	46–55	>55	Gem. x̄	Gem. x̄	t-Test
Anzahl:	29	74	23	11	137	64	Alk:Norm
Mittelwert	4.9	4.56	4.25	3.98	4.533	4.583	n.s.
	(.91)	(.86)	(.77)	(.77)	(.85)	(.876)	
Ausgangsw.	4.87	4.45	4.18	3.92	4.451	4.548	n.s.
	(.89)	(.86)	(.77)	(.76)	(.845)	(.891)	
Latenz	.28	.29	.28	.29	.286	.373	Norm>Alk*
	(.08)	(.09)	(.1)	(.09)	(.089)	(.056)	
Minimum	3.57	3.35	3.2	3.04	3.346	3.316	n.s.
	(.63)	(.72)	(.58)	(.51)	(.665)	(.782)	
Abfallszeit	.62	.6	.6	.69	.611	.766	Norm>Alk**
	(.19)	(.17)	(.24)	(.2)	(.189)	(.123)	
Gipfelzeit	.9	.89	.88	.99	.898	.939	n.s.
	(.2)	(.17)	(.26)	(.19)	(.195)	(.148)	
Rel. Änd.	25.92	24.26	23.27	21.9	24.255	25.907	n.s.
	(8.79)	(5.63)	(5.19)	(6.08)	(6.395)	(6.56)	
Abs. Änd.	1.29	1.09	.87	.87	1.077	1.225	Norm>Alk*
	(.65)	(.33)	(.34)	(.34)	(.420)	(.369)	
Abf. geschw.	2.39	1.9	1.87	1.36	1.955	1.595	Norm<Alk*
	(2.46)	(.65)	(.9)	(.65)	(1.292)	(.681)	
HWZ	.95	.71	.86	.55	.773	.643	n.s.
	(.97)	(.5)	(.85)	(.24)	(.677)	(.372)	
Fläche	24,62	17,25	20,01	12,04	18,749	16,65	
	(31.54)	(10.12)	(12.5)	(10.3)	(17.31)	(13.024)	n.s.
Zeitquotient	.51	.56	.51	.64	.547	1.297	Norm>Alk**
	(.38)	(.41)	(.24)	(.31)	(.373)	(.498)	
Erh. geschw.	.99	.95	.83	.76	.923	1.034	n.s.
	(.65)	(.39)	(.39)	(.43)	(.459)	(.399)	
Fluktuation	6.1	5.64	5.31	7.2	5.78		
	(1.87)	(2.88)	(3.22)	(1.79)	(2.695)		
N-Anzahl bei Fluktuation	21	45	16	5	87		

* $p < 0{,}05$; ** $p < 0{,}1$

ad Fragestellung 2 (Tabelle II)

Latenzzeit:

Mit Hilfe des t-Tests für unabhängige Stichproben ließ sich ein signifikanter Unterschied zwischen der Normgruppe und der Gesamtgruppe der Alkoholiker feststellen ($t = 7{,}179$, $p < 0{,}01$). Das bedeutet, dass die Alkoholiker eine gegenüber der Norm verkürzte Latenzzeit aufweisen.

Abfallszeit

Auch hier ließ sich auf dem 1% -Niveau ein signifikanter Unterschied zwischen der Normgruppe und den Alkoholikern aufzeigen ($t = 5{,}917$, $p < 0{,}01$). Die Alkoholiker wiesen gegenüber der Normgruppe eine verkürzte Abfallszeit auf.

Absolute Änderung

Die Alkoholiker wiesen gegenüber der Normgruppe eine kleinere Amplitude auf. Dieses Ergebnis war auf dem 5%-Niveau signifikant ($t = 2{,}381$, $p < 0{,}05$).

Abfallsgeschwindigkeit

In dieser Variablen unterschied sich die Gruppe der Alkoholiker von der Normgruppe auf dem 5%-Niveau ($t = 2{,}095$, $p < 0{,}05$). Die Alkoholiker wiesen gegenüber der Normgruppe eine höhere Abfallsgeschwindigkeit auf.

Zeitenquotient

Ein hoch signifikanter Unterschied konnte zwischen den Alkoholikern und der Normgruppe beobachtet werden ($t = 11{,}888$, $p < 0{,}01$). Die Alkoholiker hatten gegenüber der Normgruppe den kleineren Zeitenquotient.

Für die übrigen Variablen der statischen und dynamischen Pupillometrie konnten zwischen den beiden Gruppen keine signifikanten Unterschiede gefunden werden.

ad Fragestellung 3 (Tabelle 3)

Betrachtet man die einzelnen Altersgruppen der Alkoholiker zur Norm, so ergibt sich folgendes Bild:

Pupillenweite

Während sich die Gruppe der 18–31-Jährigen signifikant von der Normgruppe durch einen kleineren Pupillendurchmesser unterschieden (Duncan-Test $D = 2{,}69$, $p < 0{,}05$), wiesen die 46–55-jährigen Alkoholiker einen größeren Pupillendurchmesser als die Norm auf ($D = -3{,}29$, $p < 0{,}01$).

Ausgangswert

Auch hier bot sich das gleiche Bild wie beim Durchmesser. Die Gruppe der 18–31-jährigen Alkoholiker unterschied sich durch einen kleineren Pupillendurchmesser signifikant von der Normgruppe ($D = 2{,}63$, $p<0{,}05$), während die Gruppe der 46–55-Jährigen wieder einen größeren Ausgangswert als die Normgruppe aufwiesen ($D = -2{,}89$, $p < 0{,}01$).

Tabelle 3. Lichtevozierte Pupillenreaktion – Statische und dynamische Pupillometrie bei Alkoholikern der Ambulanz im Vergleich zu einer Normgruppe (N = 137)

Gruppe:	I	II	III	IV	t-Test
Geschlecht:	m	m	m	m	Alkoholiker (Altersgruppen:Norm)
Alter:	18–31	32–45	46–55	>55	
Anzahl:	29	74	23	11	
Mittelwert:	4,9	4,56	4,25	3,98	I*< N
	(.91)	(.86)	(.77)	(.77)	III**> N
Ausgangsw.	4,87	4,45	4,18	3,92	I*< N
	(.89)	(.86)	(.77)	(.76)	III**>N
Latenz:	.28	.29	.28	.29	I**II**
	(.08)	(.09)	(.1)	(.09)	III***IV**<N
Minimum:	3,57	3,35	3,2	3,04	
					III**>N
	(.63)	(.72)	(.58)	(.51)	
Abfallszeit	.62	.6	.6	.69	I** u. II**<N
	(.19)	(.17)	(.24)	(.2)	III*>N
Gipfelzeit	.9	.89	.88	.99	
	(.2)	(.17)	(.26)	(.19)	
Rel. Änd.:	25,92	24.06	23,27	21,9	
	(8.79)	(5.63)	(5,19)	(6,08)	
Abs. Änd.	1.29	1.09	.87	.87	I*<N
	(.65)	(.33)	(.34)	(.34)	
Abf. geschw.	2.39	1.9	1.87	1.36	III**>N
	(2,46)	(.65)	(.9)	(.65)	
HWZ:	.95	.71	.86	.55	
	(.97)	(.5)	(.85)	(.24)	
Fläche:	24,62	17,25	20,01	12,045	III*>N
	(31,54)	(10.12)	(12.5)	(10.3)	IV*>N
Zeitquotient:	.51	.56	.51	.64	
	(.38)	(.41)	(.24)	(.31)	
Erh. geschw.	.99	.95	.83	.76	
	(.65)	(.39)	(.39)	(.43)	
Fluktuation:	6,1	5,64	5,31	7,2	
	(1,87)	(2,88)	(3,22)	(1,79)	
N-Anzahl bei Fluktuation	21	45	16	5	

* p < 0,05; ** p < 0,1; *** p < 0,001

Latenzzeit

Mit Hilfe des Duncan-Tests konnten signifikante Unterschiede auf dem 1%-Niveau zwischen den einzelnen Alkoholikergruppen und der Norm festgestellt werden. Sowohl die Gruppe der 18–31-Jährigen, der 32–45-Jährigen, der 46–55-Jährigen, als auch die Gruppe über 55 wiesen eine kürzere Latenzzeit als die Normgruppe auf (D = 3,54, 4,36, bzw. 3,82, p jeweils < 0,01).

Minimum

Mit Hilfe des Duncan-Tests ließ sich in dieser Variablen zwischen der Alkoholikergruppe im Alter von 46–55 Jahren und der Normgruppe ein signifikanter Unterschied, der das 1%-Niveau erreichte, feststellen (D = –2,95). Die 46–55-jährigen Alkoholiker hatten gegenüber der Norm den größeren Extremwert.

Abfallszeit

Während zwischen der Gruppe der 18–31-jährigen, bzw. 32–45-jährigen Alkoholiker und der Norm signifikante Unterschiede auf dem 1%-Niveau fassbar waren (D = 3,92 bzw. 3,27), wies die Gruppe der 46–55-Jährigen einen signifikanten Unterschied zur Norm auf dem 5% Niveau auf (D = 2,71). Die beiden jüngeren Alkoholikergruppen reagierten also gegenüber der Normgruppe mit einer kürzeren Abfallszeit, während bei den 46–55-jährigen Alkoholikern eine Verlängerung dieser zu beobachten war.

Absolute Änderung

In dieser Variablen unterschied sich nur die Gruppe der 18–31-Jährigen signifikant von der Normgruppe auf dem 5% Niveau (D = 2,38). Die junge Alkoholikergruppe hatte gegenüber der Norm die kleinere Amplitude.

Abfallsgeschwindigkeit

Mittels Duncan-Test konnte zwischen der Gruppe der 46–55-jährigen Alkoholiker und der Normgruppe ein signifikanter Unterschied festgestellt werden (D = –3,93, p <0,01). Das bedeutet, dass sich die Alkoholiker von der Norm durch eine größere Abfallsgeschwindigkeit unterscheiden.

Fläche

Sowohl die Gruppe der 46–45-jährigen, als auch die über 55-jährigen Alkoholiker unterscheiden sich in dieser Variablen auf dem 5%-Niveau von der Normgruppe (D = 2,68, bzw. –2,29). Die beiden erwähnten Alkoholikergruppen wiesen gegenüber der Norm eine größere Fläche auf.

Bei allen übrigen Variablen der statischen und dynamischen Pupillometrie waren keine statistisch signifikanten Unterschiede zu beobachten.

Diskussion

Beim Vergleich der 4 Altersgruppen der Alkoholiker zeigten sich hinsichtlich des Pupillendurchmessers deutliche Unterschiede zwischen der jüngsten Gruppe

(18–31 Jahre) und den beiden älteren Gruppen (46–55, bzw. über 55 Jahre). Dieses Ergebnis steht mit einer von uns an Gesunden vorgenommenen Altersnormierung im Einklang, bei der wir eine Abnahme des vertikalen Pupillendurchmessers mit fortschreitendem Alter feststellen konnten. Dies könnte der Ausdruck einer verminderten vegetativen Aktivierung sein. In die gleiche Richtung weisen auch die Ergebnisse des Ausgangswertes, bei dem signifikante Unterschiede zwischen der jüngsten Gruppe und den übrigen Altersgruppen objektivierbar waren. Das Minimum, also der kleinste Pupillendurchmesser nach erfolgter Reaktion zeigte in der Gruppe der über 55-jährigen Alkoholiker eine Abnahme gegenüber der jüngsten Alkoholikergruppe. Die älteren Alkoholkranken (über 55) weisen also nicht nur eine geringere Pupillenweite als die übrigen Altersgruppen der Alkoholiker auf, sondern die maximale Pupillenverengung nach Setzen eines optischen Stimulus zeigt einen wesentlich geringeren Messwert auf (3,04 mm gegenüber 3,57 mm). Das Alter der Patienten scheint hier tatsächlich mitverantwortlich zu sein.

Besonders deutliche Altersunterschiede sind bezüglich der absoluten Änderung des Pupillendurchmessers zu beobachten. Die 18–31 Jahre alten Patienten weisen gegenüber den anderen Altersgruppen die größte Amplitude auf, aber auch die 32–45-jährige Gruppe ist gegenüber den 46–55-jährigen Alkoholikern durch eine ausgeprägte absolute Änderung charakterisiert.

Die Variable absolute Änderung lud im Faktor 4, einer von uns an den Daten der dynamischen Pupillometrie durchgeführten Faktorenanalyse, den wir als dynamischen Faktor bezeichnen, sehr hoch, so dass wir bei den älteren Patienten dieses Ergebnis als Einschränkung der Pupillendynamik interpretieren können. Dafür spricht auch die Abnahme der Kontraktionsgeschwindigkeit der Pupille der älteren Alkoholikergruppe gegenüber der jüngsten, die zwischen den jungen und den über 55 Jahre alten Alkoholiker Signifikanzniveau erreichte. Der Unterschied hinsichtlich der Fläche zwischen der Altersgruppe von 18–31 und den beiden älteren (32–45, bzw. 46–55) scheint auf die verkürzte Halbwertszeit zurückzuführen zu sein, die auf eine beschleunigte Erweiterung der Pupille schließen lässt. Ob dieses Phänomen mit dem chronischen Alkoholkonsum in Zusammenhang gebracht werden kann, müssten weitere Untersuchungen klären.

Betrachtet man die Defizite hinsichtlich der Variablen der Pupillometrie zur Norm, so wird die Bedeutung der dynamischen Pupillometrie deutlich. Eine eindimensionale Betrachtungsweise, die uns nur die Aussage über Pupillenerweiterung bzw. Verengung oder gleich bleibende Durchmesser gestattet, reicht nicht zur vegetativen Charakterisierung psychopathologischer Gruppen oder von psychotropen Substanzen aus. Wir konnten zeigen, dass mit Hilfe der Variablen der dynamischen Pupille differenziertere Aussagen bei psychosomatischen Patienten und bei Schizophrenen gemacht werden [2, 14], aber auch bei psychotropen Substanzen [3, 4] künftig die Beschreibung von charakteristischen psychopharmakaspezifischen, psychophysiologischen Reaktionsmustern ermöglichen könnten. Die Latenzzeit, also jene Zeit, die von der Verabreichung des Stimulus bis zur Reaktion vergeht, ist bei der untersuchten Alkoholikergruppe gegenüber der Norm deutlich verkürzt. Dies spricht für eine beschleunigte Reizverarbeitung bei den Alkoholikern, die möglicherweise zu einer oberflächlichen Codierung führt, die ihrerseits für Defizite im Leistungsbereich verantwortlich sein könnte. Auch die Abfallszeit ist gegenüber der Norm verkürzt und die absolute Änderung der Pupillenweite nach dem optischen Stimulus ist bei den Alkoholkranken wesentlich geringer ausgeprägt. Daher ist auch die Beschleunigung der Abfallsgeschwindigkeit erklärbar. Wir haben die an den ambulanten Alkoholikern gewonnenen Daten der dynamischen Pupillenmessung einer Faktorenanalyse unterzogen und konnten einen dynamischen Faktor, der hoch in Latenzzeit relativer, bzw. absoluter Änderung und Abfallsgeschwindigkeit lädt, extrahieren (Tabelle 4). Auf die eben beschriebenen Unterschiede zur Norm bezogen, bedeutet dies eine Beschleunigung

Tabelle 4. Faktorenanalyse – der dynamischen Pupillometrie an einer Population ambulanter Alkoholkranker (M + W) N = 148

EIGENVALUES, Lower Bound: 1.00	3.703	2.791	2.194	1.840
CUMULATIVE PERCENTAGE OF EIGENVAL.	0.285	0.500	0.668	0.810
ROTATED FACTOR MATRIX (4FACTORS)				
Mittelwert	**.939**	-.014	.041	.139
Ausgangswert	**.937**	.055	.062	.297
Latenz	.081	.163	-.070	**-.549**
Minimum	**.940**	.028	.088	-.182
Abfallszeit	.117	.034	**.962**	.150
Gipfelzeit	.123	.091	**.923**	-.096
Relative Änderung	.008	.044	-.015	**.953**
Absolute Änderung	.456	.047	-.039	**.859**
Abfallsgeschwindigkeit	.271	.007	**-.600**	**.642**
Halbwertszeit	.070	**.857**	.127	.049
Fläche	.060	**.819**	.227	.281
Zeitquotient	-.127	**-.732**	.223	.204
Erholungsgeschwindigkeit	.208	**-.720**	-.023	.274
	↓	↓	↓	↓
	FAKTOR I	FAKTOR II	FAKTOR III	FAKTOR IV
	Mittelw. Ausg. w. Minimum	Halbwertsz. Fläche Zeitenquot. Erhol. ges.	Abfallsz. Gipfelz. Abf. gesch.	Latenz Rel. Änd. Abs. Änd. Abf. geschw.

Faktor I Statischer Faktor; *Faktor II* Physiologische Restitution (Erholungszeit); *Faktor III* Spezifische Reaktion auf den Stimulus; *Faktor IV* Dynamischer Faktor der Pupillendynamik. Die Ergebnisse dieser Faktorenanalyse an Alkoholkranken sprechen weiters auch für die Validität und Konstanz unserer psychophysiologischen Messmethodik, zumal die an einer gesunden Normgruppe gewonnenen Resultate einer Faktorenanalyse die gleiche Faktorenstruktur aufweist [6].

Insgesamt imponieren die Alkoholkranken durch die spezifische Reaktion auf den Stimulus bzw. ihrer Pupillendynamik unterschiedlich gegenüber den gesunden Kontrollgruppen. Da wir uns der Problematik der Selektion und Diagnosestellung bei unseren Patienten bewusst sind, können die Ergebnisse in Bezug auf ihren Informationsgehalt für die Prognosestellung der Fahrtauglichkeit nur entsprechend vorsichtig interpretiert werden. Unsere Pupillenvariablen, die gegenüber den Gesunden deutlich unterschiedliche, jedoch auch heterogene und nicht leicht zu interpretierbare Ergebnisse zeigten, könnten, in Beziehung zum Verhalten besetzt, erlauben, Untergruppen Alkoholkranker herauszuarbeiten, die in Bezug auf die Fahrtauglichkeit relevanter sind, als die grob klinische Diagnose „chronischer Alkoholismus".

Dieser Ansatzpunkt ist auch deshalb klinisch so bedeutend, weil wir in einer Langzeitstudie Untergruppen in Bezug auf Verlauf und auf die Häufigkeit von Suizidversuchen von depressiven Syndromen herausarbeiten konnten [8,15]. Die dynamische Pupillometrie als Beispiel für psychophysiologische Objektivierung von Auffälligkeiten in der Psychopathologie könnte auch hier einen wesentlichen Beitrag leisten, diese klinisch definierten Untergruppen zu erfassen. Entsprechend weiterführende Studien bei Alkoholkranken mit einer Berücksichtigung anderer Selektionskriterien (keine Ambulanz-Patienten der Klinik, die zur Führerscheinbegutachtung geschickt werden) scheinen hier notwendig.

Wird nun die Gesamtgruppe der Alkoholiker in einzelne Altersgruppen aufgeteilt, und ihre Defizite zur Norm betrachtet, so ist hinsichtlich der Pupillenweite und des Ausgangswertes ein deutlicher Alterseinfluss zwischen der jüngsten Alkoholikergruppe und der Norm, bzw. der Gruppe der 46–55-jährigen Alkoholkranken und der Norm zu beobachten. Die Latenzzeit ist bei den einzelnen Altersgruppen ebenso wie bei der Gesamtgruppe gegenüber der Norm verkürzt. Die verkürzte Reizverarbeitung scheint also für die Beurteilung chronisch Alkoholkranker ein wichtiges Kriterium zu sein. Wir konnten beispielsweise nach akuter oraler Verabreichung von 0,5 g pro kg oder 1,0 g pro kg Körpergewicht Alkohol (50%) in Fruchtsaft gelöst (dies entspricht in etwa 1/4 l Alkohol) an 5 junge gesunde Probanden im Alter zwischen 24 und 28 Jahren keinen Einfluss auf die Latenzzeit feststellen. 4 Stunden nach Einnahme war wohl eine Wirkung auf anderen Pupillenvariablen, etwa Durchmesser, Halbwertszeit und Flächenwert fassbar. Die oft konträre Wirkung beider Dosierungen in der ersten Stunde nach Verabreichung war besonders auffallend. Aufgrund dieser Beobachtung treten die Unterschiede hinsichtlich der Pupillenmesswerte zwischen Alkoholkranken und akuter Alkoholverabreichung besonders deutlich hervor.

Die beiden jüngeren Gruppen der Alkoholkranken verengen ihre Pupillen gegenüber der Norm schneller, genauso wie die Gesamtgruppe. Eine Vergrößerung des Flächenwertes bei der Gruppe der 46–55-Jährigen und der über 55-jährigen Alkoholkranken gegenüber den Gesunden spricht für eine verlangsamte Restitution, für die das Alter mitverantwortlich sein dürfte.

Insgesamt imponieren die Alkoholkranken durch die spezifische Reaktion auf den Stimulus bzw. ihrer Pupillendynamik unterschiedlich gegenüber den Gesunden. Es ist durchaus vorstellbar, dass diese Parameter, wenn sie zum entsprechenden Verhalten in Beziehung gesetzt werden, Informationen für die Prognose der Fahrtauglichkeit liefern könnten.

Literatur

[1] Grünberger J, Linzmayer L, Saletu B, Stöhr H (1984c) Microcomputer im Einsatz bei Routineuntersuchungen und Forschungsaufgaben im Bereich der klinischen Psychodiagnostik. Biomedizinische Technik 29: S. 283–288

[2] Grünberger J, Linzmayer L, Gathmann P, Saletu B (1985) Computerassistierte „statische" und lichtevozierte „dynamische" Pupillometrie bei psychosomatischen Patienten. Wr Klin Wschr (97) 20: S. 775–781

[3] Grünberger J, Linzmayer L, Küfferle B, Saletu B (1986b) Pupillometrie bei schizophrenen Patienten. In: Wolfram K (Hrsg) Biologische Psychiatrie. Springer, S. 199–211

[4] Grünberger J, Linzmayer L, Cepko H, Saletu B (1986a) Pupillometrie im psychopharmakologischen Experiment. Arzneimittelforschung 1: S. 141–146

[5] Grünberger J, Linzmayer L, Cepko H, Saletu B (1987a) Lichtevozierte dynamische Pupillometrie zur Differenzierung psychotroper Substanzen. Arzneimittelforschung 3: S. 357–360

[6] Grünberger J, Linzmayer L, Witek R, Saletu B (1987b) Faktorenanalytische Untersuchung und Reliabilitätsbestimmung der statischen und dynamischen Pupillometrie. Wr Med Wschr 7/8, S 135–139

[7] Degkwitz R, Helmchen H, Kockott G, Mombour W (1980) Diagnoseschlüssel und Glossar psychiatrischer Krankheiten. 5. Aufl, korrigiert nach der 9. Revision der ICD. Stand: Herbst 1979. Springer, Berlin Heidelberg New York

[8] Lesch OM (1985) Chronischer Alkoholismus. Typen und ihr Verlauf. Eine Langzeitstudie. Georg Thieme Verlag, Stuttgart New York

[9] Lesch OM (1986) Die Wertigkeit der Diagnose „chronischer Alkoholismus" für die Begutachtung. Mitteilungen der Österreichischen Sanitätsverwaltung. Offizielles Organ des Bundesministeriums für Gesundheit und Umweltschutz. Sonderdruck aus dem 87. Jahrgang. Heft 7/8

[10] Grünberger J, Linzmayer L, Saletu B (1984a) Psychodiagnostik mit Hilfe psychophysiologischer Verfahren. Wr Med Wschr (2) 134: S. 29–35

[11] Grünberger J, Linzmayer L, Saletu B, Stöhr H (1984b) Zur Methodologie der Pupillenmessung. Psychiatria Clinica 3: S. 157–164

[12] Grünberger (1984c)

[13] Sachs L (1972) Statistische Auswertungsmethoden. Springer, Berlin Heidelberg New York

[14] Grünberger et al (1986c)

[15] Lesch OM, Dietzel M, Musalek M, Walter H (1986) Alcoholism and Suicide. A long term study. In: Proceedings of WPA – Regional Symposium on psychosocialstress and mental health. Jaipur

[16] Feuerlein W (1987) Definition und Diagnose der Suchtkrankheiten. In: Kisker KP, Lauter H, Meyer JE, Müller C, Strömgren E (Hrsg) Psychiatrie der Gegenwart 3. Abhängigkeit und Sucht. Springer, Berlin Heidelberg New York S. 3–18

Zusammenfassung

Bei 137 männlichen Patienten, denen der Führerschein wegen chronischem Alkoholabusus (ICD 303 und Definitionskriterien nach Feuerlein) entzogen wurde, erfolgte die Bestimmung der vegetativen Aktivierung bzw. Pupillenreagibilität mit Hilfe der statischen und lichtevozierten dynamischen Pupillometrie. Zwischen den einzelnen Altersgruppen wurden Unterschiede hinsichtlich der Pupillenweite und den Variablen der dynamischen Pupillometrie gefunden. Die Alkoholkranken imponierten durch die spezifische Reaktion auf den Stimulus bzw. ihrer Pupillendynamik unterschiedlich gegenüber der gesunden Kontrollgruppe. Altersspezifische Unterschiede zur Norm waren ebenfalls objektivierbar.

Vor allem die gegenüber den Gesunden unterschiedlichen, jedoch nicht leicht zu interpretierbaren Ergebnisse könnten, wenn sie zum entsprechenden Verhalten in Beziehung gesetzt werden, Informationen für die Prognose der Fahrtauglichkeit liefern.

Summary

137 male patients, who lost their driving licence because of chronic alcoholism (ICD 303 and definition criterias by Feuerlein) were included in the study.

Using the „static" and „light-evoked-dynamic-pupillometry" we investigated the autonomous activation and the reagibility of the pupil. Within different age-groups differences in pupil-diameter and in the variables of the dynamic pupillometry were found. The alcoholics were characterized by specific stimulus reaction that means, that their pupillary-dynamics differed in contrast to the healthy controls. Further age-specific differences to the norm-group were objectivated.

These findings in connection with behavior could give us some information for the prognosis of driving-abilities.

Kapitel 6: Psychosomatik

Computerassistierte „statische" und lichtevozierte dynamische Pupillometrie bei psychosomatischen Patienten

Einleitung

Das Ziel der Psychophysiologie ist die Definition der Beziehungszusammenhänge zwischen dem beobachtbaren Verhalten des Organismus einerseits und den physiologischen Prozessen anderseits, die indirekt die Tätigkeit des vegetativen wie des zentralen Nervensystems widerspiegeln [3]. Biosignale müssen mit Hilfe von Messinstrumenten erfasst und sichtbar gemacht werden. Da die Aufnahme und Auswertung der Messwerte unabhängig vom Untersucher erfolgt, ist die Objektivität gewährleistet. Außerdem sprechen die Ökonomie sowie die Unabhängigkeit von Motivation und Durchschaubarkeit seitens des Patienten für den Einsatz dieser Methoden in der klinischen Psychodiagnostik, welche wir als „Wissenschaft vom messbaren psychopathologischen Verhalten und Erleben" verstehen [6].

Ein wichtiges psychophysiologisches Maß stellt die Pupillenweite dar. Wir verwenden die Pupillometrie, die Lanc [15] als eine empfindliche und technisch saubere Methode bezeichnet hat, bei der Untersuchung von psychosomatischen Leiden, welche Birbaumer [4] und Beck [2] zu den psychophysiologischen Erkrankungen zählen. Schon 1927 wies Loewenstein darauf hin, dass sich die Messung der Pupillenweite fast auf alle psychischen Prozesse beziehen lässt [16]. Die Verengung und Erweiterung der Pupillenöffnung werden hauptsächlich durch das autonome Nervensystem, das auf die Irismuskeln wirkt, gesteuert. Insbesondere innervieren Neuronen des Parasympathikus die zirkulären Muskelfasern der Iris (Musculus sphincter pupillae), die eine Verengung der Pupille verursachen, während der Sympathikus über die radialen Muskelfasern (Musculus dilatator pupillae) eine Erweiterung bewirkt.

Der Musculus sphincter pupillae weist vorwiegend cholinerge Rezeptoren, aber auch einige alpha-1- und betaadrenerge Rezeptorstellen auf. Die Bedeutung der adrenergen Stellen im M. sphincter pupillae ist unbekannt. Der Musculus dilatator pupillae verfügt hauptsächlich über alpha-1-adrenerge Rezeptoren, die die erwähnte Pupillenerweiterung beeinflussen, und über einige Betarezeptoren, deren Bedeutung noch unbekannt ist [14]. Das autonome Nervensystem ist sehr eng mit dem emotionalen Verhalten verbunden. Ein starker emotionaler Stimulus verursacht eine Pupillenerweiterung. Aus Tierversuchen ist bekannt, dass die Mydriasis durch eine Stimulierung des Hypothalamus, des Thalamus und der Formatio reticularis auftritt. Diese Hirnareale sind am emotionalen Verhalten und am Verhaltensarousal beteiligt [1]. Für die Verwendung der Pupillenreaktion als Indikator für psychopathologische Zustände spricht:

1. dass psychophysiologische Variable beim Menschen ohne invasive Techniken erfasst werden können;
2. dass die Pupille leicht zugänglich ist und mit großer Genauigkeit und ohne Beeinträchtigung des Patienten nach kurzer Zeit eine wiederholte Messung erfolgen kann;
3. dass die Pupillenreaktion ein objektives Maß der vegetativen Regulation darstellt;
4. dass die neurochemischen Kontrollmechanismen nach dem jetzigen Wissensstand überwiegend aus alpha-1- und cholinergen Systemen bestehen, die eine Interpretation der Antwort des Endorgans erleichtern [19].

Methodik

Wir verwendeten für die Messung des Pupillendurchmessers ein TV-Pupillometer der Serie 1050, das von den G+W Applied Science Laboratories entwickelt wurde, in Kombination mit einem Mikroprozessor (Abb. 1). Zur Erfassung der tonischen Phase der Pupillenreaktion bedienten wir uns folgender Messtechnik: jede Sekunde wird eine vollautomatische Messung des vertikalen Pupillendurchmessers des linken Auges während einer Zeitspanne von 20 Sekunden durchgeführt. Wir verwenden diese Zeitspanne, um eine Ermüdung des Auges zu verhindern. Die computermäßige Auswertung der Messdaten erlaubt uns, neben einem sofortigen Ausdruck des Pupillendurchmessers, auch Artefakte auszuschließen. Zur Induktion der lichtevozierten Pupillenreaktion verwenden wir einen optischen Stimulus von 145 Lux und 0,3 Sekunden Dauer, der nach der statischen Aufnahme gesetzt wird. Folgende Variable werden nach 15 Sekunden Aufnahmedauer ausgedruckt: der Mittelwert des Pupillendurchmessers vor dem Stimulus, der Ausgangswert (letzter Einzelwert vor der Darbietung des Stimulus), die Latenzzeit (jene Zeitspanne zwischen dem Setzen des Reizes bis zum Beginn der Pupillenreaktion), die Abfallszeit (Zeitspanne vom Einsetzen der Pupillenreaktion bis zum Erreichen des Minimums), das Minimum (stärkste Pupillenverengung), die relative und absolute Änderung (Verhältnis vom Ausgangswert zum Minimum: Maß für die Amplitude der Pupillenreaktion) und die Halbwertszeit bzw. physiologische Restitution (halbe Erholungszeit nach dem Lichtreiz) [19, 11].

Wir haben unsere psychosomatischen Patienten unmittelbar nach der Aufnahme mit psychophysiologischen Verfahren [6], zu denen die eben beschriebenen Methoden zählen, untersucht. Kurz vor der Entlassung, also nach etwa 6-wöchigem stationärem Aufenthalt, erfolgte die Zweituntersuchung. Zu den gleichen Zeitpunkten wurde die statische und dynamische Pupillenreaktion der gesunden Probanden gemessen.

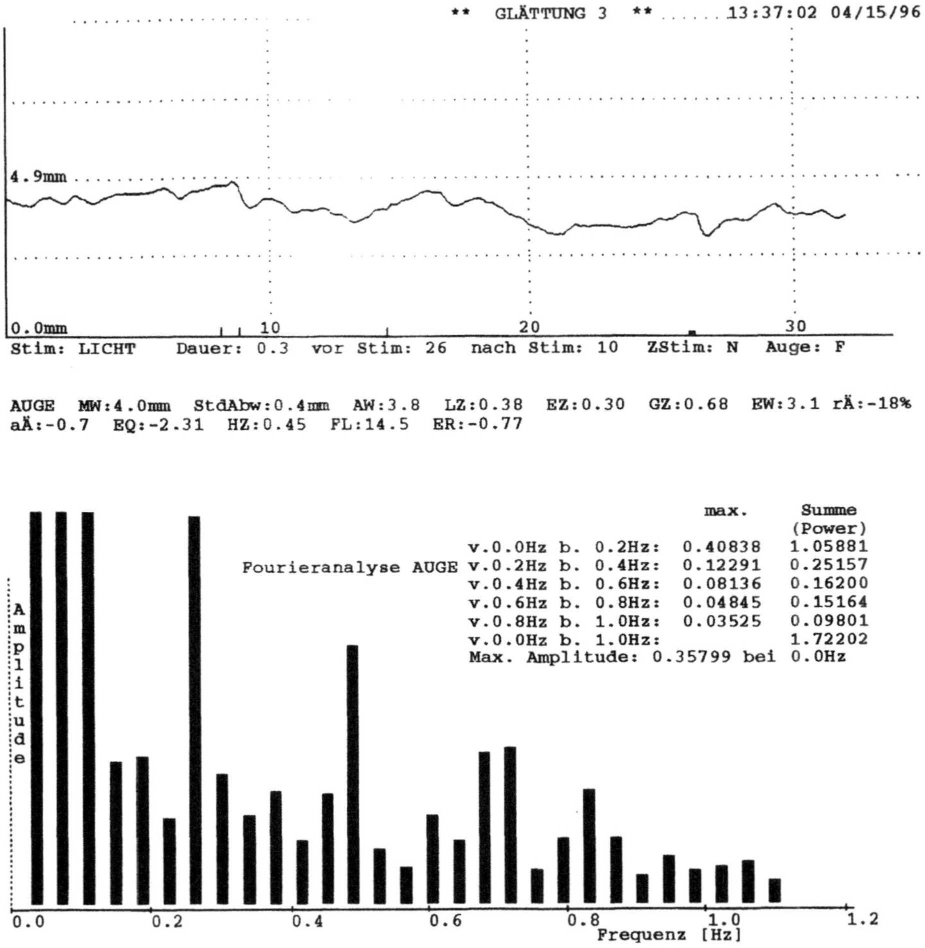

Abb. 1. Aufzeichnung der statischen und dynamischen Pupillenmessung und der Computerausdruck der statischen und dynamischen Pupillenmesswerte

Beschreibung der untersuchten Population

Zur Untersuchung wurden jene Patienten herangezogen, die nach eingehender ambulant durchgeführter Exploration stationär in der Psychosomatischen Abteilung der Wiener Psychiatrischen Universitätsklinik aufgenommen wurden. Die Aufenthaltsdauer betrug zirka 6 Wochen. Die Behandlung der Patienten erfolgte sowohl medikamentös (ausgenommen Psychopharmaka) als auch mittels Psychotherapie. In der ersten Phase der Untersuchung, in der nur die Methode der statischen Pupillometrie (vollautomatische computerassistierte Technik) zur Verfügung stand, wurden 108 Psychosomatiker zum Zeitpunkt der Aufnahme sowie 103 psychosomatische Patienten kurz vor ihrer Entlassung pupillometrisch untersucht, wobei von insgesamt 89 Patienten (38 Männer im Alter von x = 34,25 und s = 9,58;

Frauen im Alter von $x = 26{,}68$ und $s = 8{,}66$) sowohl eine Erstuntersuchung (Aufnahme) als auch eine Zweituntersuchung (Entlassung) vorlagen. Die unterschiedliche Anzahl von Erst- und Zweituntersuchungen kam dadurch zustande, dass durch verspätete Zuweisungen und vorzeitige Entlassungen einige Messungen nicht durchgeführt werden konnten. Weiters wurde eine gesunde Kontrollgruppe ($n = 108$), die der Patientengruppe hinsichtlich Alter, Intelligenz und sozialer Herkunft annähernd homogen war, einer Pupillenvermessung unterzogen, die gleichermaßen nach 6 Wochen wiederholt wurde.
In der zweiten Phase der weiteren Entwicklung wurde die vollautomatische computerassistierte Erhebung lichtevozierter Pupillenreaktionen, die wir „dynamische Pupillometrie“ nennen, vorgenommen. 45 Psychosomatiker wurden bei ihrer Einweisung mit Hilfe dieser neueren Methode untersucht. Zum Vergleich stand eine gesunde Kontrollgruppe (=45), die nach den Gesichtspunkten Geschlecht und Alter exakt parallelisiert war, zur Verfügung.

Fragestellungen

Statische Pupillometrie

1. Besteht bei den psychosomatischen Patienten zum Zeitpunkt der Aufnahmeuntersuchung ein Unterschied zu einer gesunden Kontrollgruppe?
2. Unterscheiden sich männliche psychosomatische Patienten von weiblichen zum Zeitpunkt der Aufnahmeuntersuchung hinsichtlich ihres Pupillendurchmessers?
3. Lassen sich die definierten Krankheitsgruppen Ulcus duodeni, Colitis ulcerosa, Herzangstsyndrom, Anorexia nervosa und Asthma bronchiale anhand der Variable „Pupillenweite“ voneinander in der Erst- oder Zweituntersuchung trennen?
4. Lässt sich ein Therapieeinfluss auf die Pupillenweite der Psychosomatiker feststellen?
5. Zeigen sich Differenzen im Pupillendurchmesser zwischen Psychosomatikern und einer gesunden Kontrollgruppe nach 6-wöchiger Therapie?
   Dynamische Pupillometrie:
6. Besteht in den Variablen der dynamischen Pupillometrie (lichtevozierte Pupillenreaktionen) ein Unterschied zwischen psychosomatischen Patienten und gesunden Probanden?

Statistische Auswertungsmethoden

Zur statistischen Auswertung unserer gewonnenen Daten verwendeten wir die einfache Varianzanalyse, den Duncan-Test, den Wilcoxon-Test, den U-Test, die multivariate Varianzanalyse sowie die Diskriminanzanalyse [15, 17].

An Hand dieser strengen statistischen Verfahren war es uns möglich, einige interessante Differenzen zu bestätigen, die nun im Detail dokumentiert werden sollen:

Ergebnisse

ad Fragestellung 1:
Erstuntersuchung (Aufnahme)

Psychosomatiker (n = 108) $\bar{x}$ = 5,45 (1,06)	}	Z = 1,533
Kontrollgruppe (n = 108) $\bar{x}$ = 5,23 (0,95)		(U-Test) n.s.

108 Psychosomatiker unterschieden sich zum Zeltpunkt der Aufnahme (Erstuntersuchung) nicht signifikant von der Kontrollgruppe, die nach Alter und Geschlecht gematcht war.

Nimmt man eine geschlechtsspezifische Trennung vor und vergleicht sowohl psychosomatisch erkrankte Männer als auch psychosomatisch erkrankte Frauen mit den entsprechend parallelisierten Kontrollgruppen, so lässt sich Folgendes beobachten:

Männl. Psychosomatiker (n = 41) $\bar{x}$ = 5,58 (0,94)	}	Z = 1,720
Männl. Kontrollen (n = 41) $\bar{x}$ = 5,14 (1,13)		(U-Test) n.s.

Weibl. Psychosomatiker (n = 67) $\bar{x}$ = 5,36 (1,12)	}	Z = 0,434
Weibl. Kontrollen (n = 67) $\bar{x}$ = 5,29 (0,83)		(U-Test) n.s.

Sowohl männliche als auch weibliche Psychosomatiker unterscheiden sich bei der Einweisung nicht signifikant von den nach Alter und Geschlecht gematchten Kontrollgruppen, obwohl die generelle Tendenz besteht, dass gesunde Kontrollen kleinere Pupillenweiten aufweisen als Psychosomatiker.

ad Fragestellung 2:
Unterteilt man die Gesamtgruppe der Psychosomatiker (n = 108) in Männer (n = 41) und Frauen (n = 67), so ergibt sich zum Zeitpunkt der Aufnahme folgendes Bild:

Männer (n = 41) $\bar{x}$ = 5,58 (0,94)	}	Z = 0,959 (U-Test) n.s.
Frauen (n = 67) $\bar{x}$ = 5,36 (1,12)		

Der Z-Wert des U-Tests von Mann & Whitney ist nicht signifikant. Das bedeutet, dass hinsichtlich des Pupillendurchmessers bei psychosomatischen Patienten kein geschlechtsspezifischer Unterschied nachzuweisen ist.

ad Fragestellung 3:
Ordnet man sämtliche psychosomatische Patienten den genau definierten Krankheitsgruppen Ulcus duodeni, Colitis ulcerosa, Herzangstsyndrom, Anorexia nervosa und Asthma bronchiale zu und vergleicht diese untereinander sowie mit einer gesunden Kontrollgruppe, so ist zum Zeitpunkt der Aufnahme (Erstuntersuchung) keine signifikante Trennung möglich. In der Zweituntersuchung zeigte sich, dass Ulcuspatienten und Herzneurosepatienten eine signifikant engere Pupille aufwiesen als die Anorexiepatienten.

Die Overall-Discrimination erwies sich als nicht signifikant. Aus der Berechnung der euklidischen Distanz resultierte, dass die Anorexiepatienten, gefolgt von den Asthmatikern und Colitispatienten, in positiver Richtung am weitesten von der gesunden Kontrolle entfernt waren, also größere Pupillendurchmesser aufwiesen. Auf der anderen Seite waren die Ulcuspatienten, gefolgt von den Herzneurotikern, am weitesten in negativer Richtung von der Kontrollgruppe entfernt, was bedeutet, dass sie im Durchschnitt engere Pupillen hatten. Weiters ergeben sich Unterschiede zwischen den Gruppen, wenn die Veränderungswerte von erster zu zweiter Untersuchung betrachtet werden: Asthmatiker wiesen gegenüber gesunden Probanden eine signifikant größere Pupillenveränderung in Richtung Verengung auf (Abb. 2).

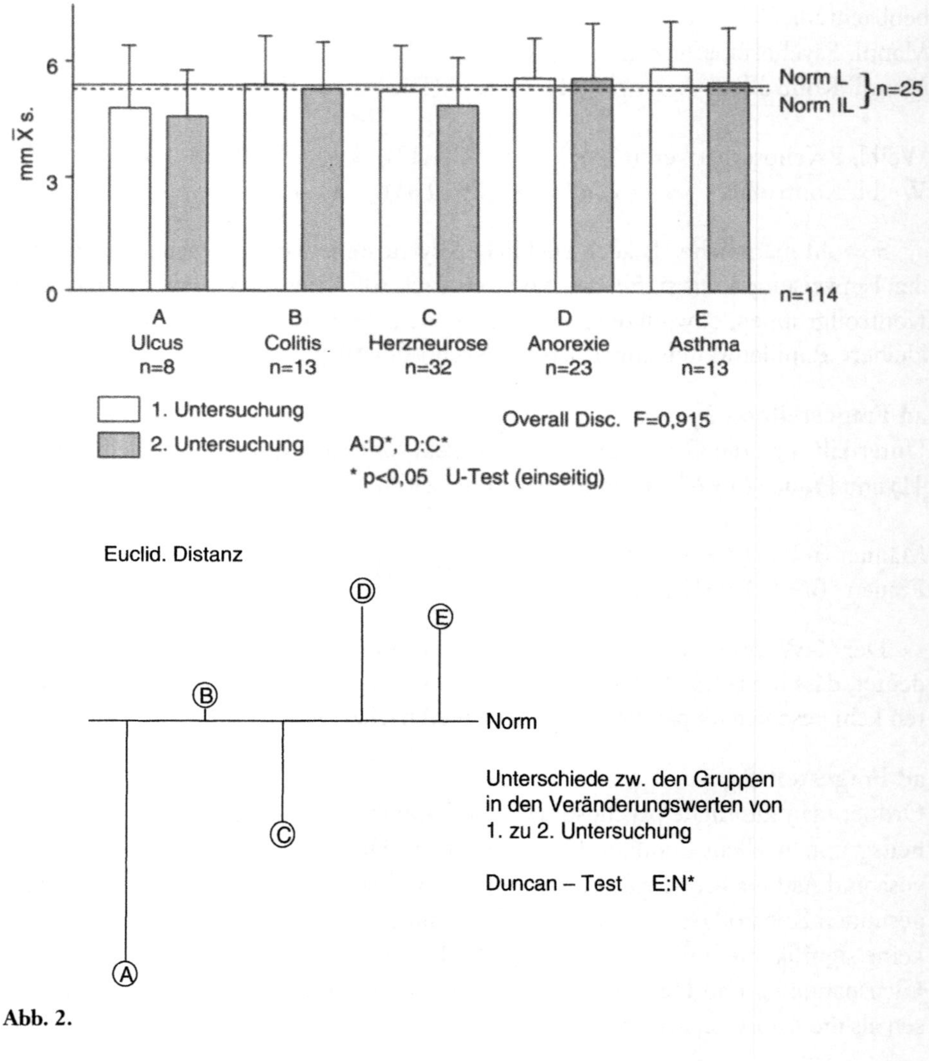

Abb. 2.

ad Fragestellung 4:

Psychosomatiker (n = 89)
1. Untersuchung: $\bar{x}$ = 5,41 (1,25) } Z = 1,604
2. Untersuchung: $\bar{x}$ = 5,22 (1,33) } (Wilcoxon-Test; n.s.)

Der durchschnittliche Pupillendurchmesser von 89 Psychosomatikern, bei denen jeweils 2 Messungen mit 6-wöchigem Intervall möglich waren, veränderte sich auf Grund von Therapieeinflüssen nicht signifikant, obwohl eine Tendenz zur Verengung zu erkennen war.

Bestimmt man den Einfluss einer 6-wöchigen Behandlung auf männliche und weibliche Psychosomatiker getrennt, so lässt sich Folgendes zeigen:

Psychosomatik – Männer (n = 38)
1. Untersuchung: $\bar{x}$ = 5,49 (1,26) } Z = 2,859*
2. Untersuchung: $\bar{x}$ = 4,95 (1,30) } (Wilcoxon-Test; $p < 0,05$)

Psychosomatik – Frauen (n = 51)
1. Untersuchung: $\bar{x}$ = 5.36 (1,25) } Z = 0,441
2. Untersuchung: $\bar{x}$ = 5,43 (1,34) } (Wilcoxon-Test; n.s.)

Geprüft mit dem Wilcoxon-Test, konnten wir finden, dass nach 6 Wochen Therapie der durchschnittliche Pupillendurchmesser psychosomatisch erkrankter Männer signifikant abnimmt. Dieses Phänomen war bei Frauen nicht zu beobachten. Vergleicht man die Veränderungswerte von Frauen und Männern, so ergeben sich deutliche Unterschiede:

Veränderungswerte:
Psychosomatik – Männer: VDW-0,54 (1,10) } Z = 2,560* (U- Test;
Psychosomatik – Frauen: VDW-0,07 (1,12) } $p < 0,05$)

Multivariate Varianzanalyse und Diskriminanzanalyse
univariater F-Wert = 6,422* } (*$p < 0,05$)
Overall-Discrimination = 3,174* }

Weitere Detailinformationen bieten sich uns dar, wenn man männliche und weibliche psychosomatische Patienten in Altersgruppen unterteilt.

Betrachten wir den Therapieeinfluss auf die einzelnen Altersgruppierungen, so zeigt sich:

Psychosomatik-Männer (18 bis 31 Jahre) (n = 13)
1. Untersuchung: $\bar{x}$ = 5,90 (1,20) } Z = 1,961*
2. Untersuchung: $\bar{x}$ = 5,20 (1,47) } (Wilcoxon-Test; $p < 0,05$)

Psychosomatik-Männer (32 bis 45 Jahre) (n = 25)
1. Untersuchung: $\bar{x}$ = 5,27 (1,26) } Z = 2,166*
2. Untersuchung: $\bar{x}$ = 4,82 (1,22) } (Wilcoxon-Test; $p < 0,05$)

Psychosomatik-Frauen (18 bis 29 Jahre) (n = 31)
1. Untersuchung: $\bar{x}$ = 5,77 (1,14) } Z = 0,451
2. Untersuchung: $\bar{x}$ = 5,78 (1,37) } (Wilcoxon-Test; n. s.)

Psychosomatik-Frauen (30 bis 49 Jahre) (n = 20)
1. Untersuchung: $\bar{x}$ = 4,72 (1,15) } Z = 0,000
2. Untersuchung: $\bar{x}$ = 4,89 (1,10) } (Wilcoxon-Test; n. s.)

Statische Pupillometrie – Psychosomatik ♀ + ♂

Wie bei der Gesamtgruppe der männlichen Psychosomatiker, verkleinerte sich auch bei beiden Altersgruppen der Männer die durchschnittliche Pupillenweite signifikant nach 6-wöchiger Behandlung. Bei Frauen war kein Therapieeinfluss zu objektivieren.

ad Fragestellung 5:

Zweituntersuchung (Entlassung)
Psychosomatiker (n = 103) $\bar{x}$ = 5,23 (1,30) } Z = 0,558
Kontrollgruppe (n = 103) $\bar{x}$ = 5,25 (0,95) } (U-Test; n.s.)

Bei insgesamt 103 Psychosomatikern konnte nach 6-wöchiger Psychotherapie eine Pupillenmessung durchgeführt werden. Nachdem eine auffällige Annäherung der Pupillenweite der psychosomatisch Erkrankten an jene einer nach Alter und Geschlecht parallelisierten Kontrollgruppe stattgefunden hat, ergab die statistische Überprüfung keinen signifikanten Unterschied.

ad Fragestellung 6:

Zwischen 45 Psychosomatikern, die mit Hilfe der dynamischen Pupillometrie (lichtevozierte Pupillenreaktionen) untersucht worden waren, und 45 gesunden Kontrollpersonen bestand in der Variable Latenz ein signifikanter Unterschied. Die Pupillenreaktion von psychosomatisch Kranken auf einen Lichtreiz erfolgte schneller als jene der Kontrollgruppe. Darüber hinaus bestand in der Variable „Abfallszeit" ein deutlicher Trend dahingehend, dass die Pupillenverengung nach dem Lichtstimulus bei Psychosomatikern eine längere Zeit als bei Gesunden beansprucht.

Trennt man diese 45 Patienten, dem Geschlecht entsprechend, in eine Gruppe von 14 Männern und eine zweite von 31 Frauen, so ergibt sich folgendes Bild:

Männliche Psychosomatiker haben, gemessen mit der Methode der dynamischen Pupillometrie, kleinere Pupillenweiten, kleinere Ausgangswerte, längere Latenzen und geringere absolute Änderungen als weibliche psychosomatische Patienten. Zu bemerken ist hiebei, dass nahezu 50% der herangezogenen weiblichen Population an Anorexia nervosa erkrankt war. Die pupillometrischen Daten dieser psychopathologischen Gruppe werden anschließend in der Diskussion eingehender behandelt.

Diskussion

Wir haben in jüngster Zeit die Flimmerfrequenzanalyse und die Archimedes-Spirale als Instrumente zur Messung der zentralen Aktivierung bei Psychosomatikern eingesetzt [7, 8]. Mit Hilfe der Messung der Pupillenweite (statische Pupillometrie) wollten wir nähere Einblicke in die autonome Aktivierung bzw. das Verhaltensarousal psychosomatischer Patienten gewinnen. Der Trend zu einem größeren Pupillendurchmesser bei psychosomatisch Erkrankten, wie wir ihn in der Erstuntersuchung im Vergleich zu einer geschlecht- und altersgemachten gesunden Probandengruppe fanden, könnte ein Hinweis auf ein erhöhtes autonomes Arousal sein. Auch nach geschlechtsspezifischer Trennung blieb diese Tendenz aufrecht – eine Tatsache, die obige Annahme unterstützt, dass Psychosomatiker sympathikoton reagieren. Bei der Betrachtung der Psychosomatiker-Gesamtgruppe, welche geschlechtsspezifisch aufgeteilt wurde, zeigte sich, dass die Aktivierung zwischen Männern und Frauen nicht signifikant unterschiedlich ist.

Die einzelnen Krankheitsgruppen, in die die Gesamtgruppe der Psychosomatiker nach psychopathologischen Gesichtspunkten eingeteilt worden war, ließen sich zum Zeitpunkt der Aufnahme (Erstuntersuchung) nicht voneinander trennen. Nach 6-wöchiger Behandlung (Zweituntersuchung) hingegen wurden Differenzen zwischen Ulcuspatienten und Anorexiepatienten sowie zwischen Herzneurose- und Anorexiepatienten gefunden, wobei letztgenannte in beiden Fällen durch einen größeren Pupillendurchmesser charakterisiert waren. Dies bedeutet, dass Anorektiker zum Zeitpunkt der Zweituntersuchung gegenüber Ulcuspatienten und Herzneurotikern ein höheres autonomes Aktivierungsniveau aufwiesen [20]. Betrachtet man die euklidische Distanz, so zeigt sich, dass Anorexie und Asthmapatienten am weitesten in positiver Richtung (größere Pupillenausdehnung) von der Kontrollgruppe entfernt waren, während die Ulcusgruppe, gefolgt von den Herzangstpatienten, in negativer Richtung (kleinere Pupillenausdehnung) stark von den Kontrollen abwich. Die Colitispatienten lagen nahe der Kontrollgruppe im Normbereich. Patienten, die an Ulcus duodeni sowie am Herzangstsyndrom leiden, waren demnach durch ein geringeres autonomes Arousal gekennzeichnet, während Anorektiker und Asthmatiker, bezogen auf die Kontrollgruppe, ein höheres vegetatives Aktivierungsniveau aufwiesen.

Der Einfluss einer 6-wöchigen Behandlung auf die Pupillenweite konnte bei der Gesamtgruppe der psychosomatischen Patienten nicht nachgewiesen werden. Nimmt man jedoch eine Unterteilung in männliche und weibliche Psychosomatiker vor, so lässt sich zeigen, dass bei Männern nach 6 Wochen eine deutliche Verengung der Pupille stattgefunden hat, d.h., dass die autonome Aktiviertheit abgenommen hat. Dieser Trend konnte im Falle der weiblichen Patienten nicht beschrieben werden. Die Gegenüberstellung der weiblichen Psychosomatiker mit den männlichen erbrachte ein interessantes Ergebnis: Psychosomatisch erkrankte Männer wiesen einen signifikant höheren Veränderungswert zwischen 1. und 2. Untersuchung in Richtung Verkleinerung der Pupille als psychosomatisch erkrankte Frauen auf. Es ist also anzunehmen, dass die Behandlung den Pupillendurchmesser der männlichen Patienten und somit deren autonome Aktivität stärker als jene der weiblichen psychosomatischen Patienten beeinflusst.

Eine deutliche Verminderung der psychovegetativen Aktivierung war auch bei männlichen Psychosomatikern zu beobachten, die nach Altersgruppen unterteilt worden waren. Dagegen konnte bei den Frauen in den einzelnen Altersgruppen kein Therapieeinfluss objektiviert werden.

Während bei der Erstuntersuchung die gesunde Kontrollgruppe dahin tendierte, einen kleineren Pupillendurchmesser gegenüber der Psychosomatiker-Gesamtgruppe zu haben, ergab sich bei der Zweituntersuchung kein Unterschied zwischen den beiden Stichproben. Es scheint demnach durch die Therapie zu einer Stabilisierung der vegetativen Erregbarkeit gekommen zu sein.

An einer kleineren Population psychosomatisch Erkrankter kam auch die einleitend beschriebene Methode der lichtevozierten Pupillenreaktion zur Anwendung. Im Vergleich zu gesunden Probanden war bei den Psychosomatikern eine deutlich verkürzte Latenzzeit zu erkennen. Die Gegenüberstellung beider Geschlechter der Psychosomatikerstichprobe lieferte einige interessante Unterschiede. So haben weibliche psychosomatische Patienten im Durchschnitt größere Pupillendurchmesser, größere Ausgangswerte, kürzere Latenzen und größere absolute Änderungen der Pupillenweiten als männliche Psychosomatiker. Dieses Ergebnis ist insofern bemerkenswert, als wir an einer Gruppe von 15 Anorexia-nervosa-Patientinnen verglichen mit 15 gesunden weiblichen Probanden gleichen Alters, mittels der dynamischen Pupillometrie ebenfalls auffällig verkürzte Latenzzeiten und größere prozentuelle Änderungen der Pupillengrößen feststellen konnten.

Dies könnte möglicherweise ein Hinweis auf ein symptom-/syndromspezifisches psychophysiologisches Reaktionsmuster sein.

Wie aus Abb. 3 hervorgeht, dürften neurohumorale Störungen (bestimmte biogene Amine bzw. Veränderungen im Metabolismus spezifischer Enzyme) für die charakteristische Pupillenreaktion verantwortlich sein. Hiebei ist zu betonen, dass die psychosomatischen Patienten keine psychotropen Substanzen erhalten haben, womit eine pharmakologische Beeinflussung der Irismuskulatur auszuschließen ist [11]. Während in anderen psychopathologischen Bereichen, wie beispielsweise bei der Schizophrenie und Depression, interessante pupillometrische Forschungsergebnisse vorliegen [12, 18], sind bei psychosomatischen Patienten kaum Resultate bekannt, die zu einem Vergleich mit unseren Befunden herangezogen werden können. Wir hoffen, künftig durch die Messung der Pupillenweite und durch die vermehrte Anwendung der dynamischen Pupillometrie (lichtevozierte Pupillenreaktionen) differenziertere Aussagen im Diagnoseprozess von psychosomatischen Patienten treffen zu können.

Die Auswertung brachte unter Verwendung einer multivariaten Datenanalyse neue Erkenntnisse über den Einfluss einer 6-wöchigen Behandlung, die Differenz zwischen Psychosomatikern und Gesunden sowie zwischen den einzelnen psychosomatischen Krankheitsgruppen.

Die gewonnenen pupillometrischen Daten lieferten möglicherweise Hinweise auf ein symptom-/syndromspezifisches psychophysiologisches Reaktionsmuster, welches zur besseren Charakterisierung psychosomatischer Krankheiten beitragen könnte.

Tabelle 1. Dynamische Pupillometrie bei 45 Psychosomatikern im Vergleich zu einer Kontrollgruppe: 45 gesunde Probanden, nach Alter und Geschlecht gematcht

	PSYCHOSOM.	NORM	F-WERT	U-TEST
MITTELWERT	5.30	5.27		
	(1.08)	(1.02)	.022	N.S.
AUSGANGSWERT	5.21	5.16	.049	N.S.
	(1.10)	(1.10)		
LATENZ	.15	.18	**4.690***	**2.13***
	(.08)	(.05)		
MINIMUM	3.74	3.73	.002	N.S.
	(.93)	(.92)		
ABFALLSZEIT	.80	.75	1.901	N.S.
	(.24)	(.11)		
RELATIVE ÄND.	27.93	27.35	.116	N.S.
	(7.79)	(8.39)		
ABSOLUTE ÄND.	1.47	1.43	.135	N.S.
	(.52)	(.54)		
HALBWERTSZEIT	.89	.87	.014	N.S.
	(.97)	(.60)		

Overall discrimination F-Wert = 3.220

F-Wert Univariater F-Wert der Diskriminanzanalyse
U-Test Parameterfreies Verfahren V. Mann-Whitney
* $p > 0.05$

Tabelle 2. Dynamische Pupillometrie bei Psychosomatikern. Vergleich von Männern und Frauen

	MÄNNER N = 14	FRAUEN N = 31	F-WERT	U-TEST
MITTELWERT	4.81	5.53	**4.589***	**2.35***
	(.88)	(1.10)		
AUSGANGSWERT	4.69	5.54	**5.029***	**2.55***
	(.92)	(1.11)		
LATENZ	.20	.13	**8.421****	**2.24***
	(.10)	(.05)		
MINIMUM	3.54	3.83	.954	N.S.
	(.74)	(1.00)		
ABFALLSZEIT	.74	.83	1.202	N.S.
	(.21)	(.26)		
RELATIVE ÄND.	25.01	29.25	2.988	N.S.
	(6.45)	(8.08)		
ABSOLUTE ÄND.	1.18	1.60	**6.917***	**2.72***
	(.40)	(.53)		
HALBWERTSZEIT	.70	.97	.757	N.S.
	(.67)	(1.08)		

Multivariate Varianzanalyse u. Diskriminanzanalyse
Overall discrimination *F-Wert* = 9.100**

F-Wert Unvariater F-Wert der Diskriminanzanalyse
U-Test Parameterfreies Verfahren V. Mann u. Whitney
* p < .05; ** p < .01

Tabelle 3. Dynamische Pupillometrie bei 15 weiblichen Anorexia-nervosa-Patientinnen im Vergleich zu einer Kontrollgruppe (15 weibliche Probanden, altersgematcht)

	ANOREXIE	NORM	F-WERT	U-TEST
MITTELWERT	5.65	5.81	.393	N.S.
	(.72)	(.67)		
AUSGANGSWERT	5.51	5.67	.393	N.S.
	(.77)	(.76)		
LATENZ	.14	.20	**8.479****	**2.51***
	(.03)	(.06)		
MINIMUM	3.82	4.26	3.129	N.S.
	(.76)	(.60)		
ABFALLSZEIT	.75	.76	.103	N.S.
	(.06)	(.13)		
RELATIVE ÄND.	30.59	24.72	**4.161***	**2.22***
	(10.02)	(4.89)		
ABSOLUTE ÄND.	1.69	1.41	2.379	N.S.
	(.62)	(.36)		
HALBWERTSZEIT	.66	.96	2.498	N.S.
	(.22)	(.70)		

Overall discrimination *F-Wert* = 11.419**
F-Wert Unvariater F-Wert der Diskriminanzanalyse * p < 0.05
U-Test Parameterfreies Verfahren V. Mann u. Whitney ** p < 0.01

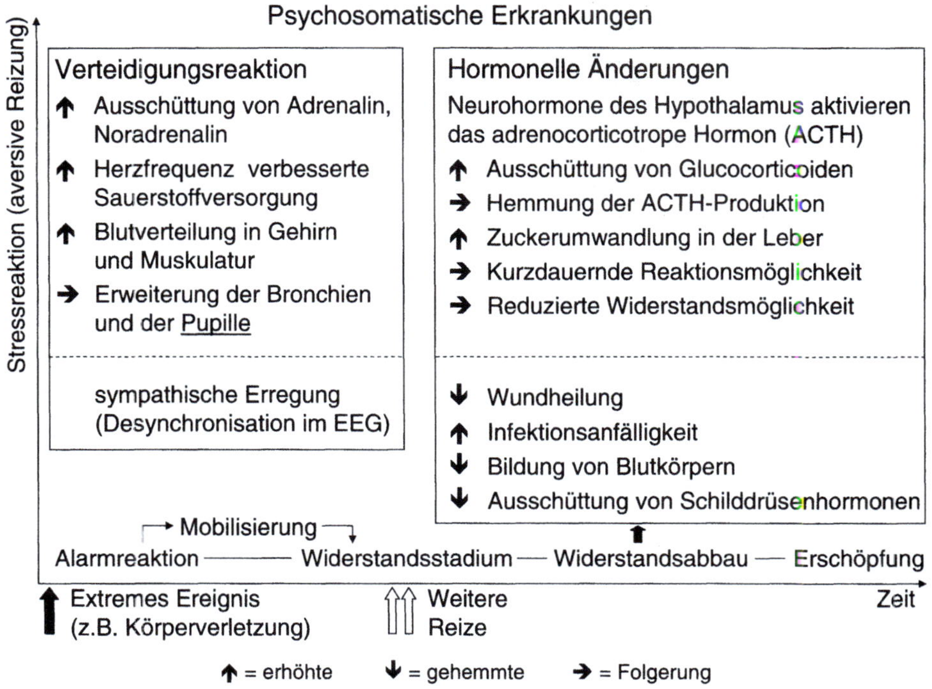

Abb. 3. Modell psychophysiologischer Störungen

Literatur

[1] Andreassi JL (1980) Psychophysiology. Human Behaviour and Physiological Response. Oxford University Press, New York Oxford

[2] Beck B (1972) Cognition, anxiety and psychophysiological disorders. In: Spielberger C (Hrsg) Anxiety. Current Trends in Theory and Research, New York

[3] Becker-Carus C (1981) Grundriß der Physiologischen Psychologie. Quelle und Meyer, Heidelberg

[4] Birbaumer N (1975) Physiologische Psychologie. Springer, Berlin Heidelberg New York

[5] Cooley WW, Lohnes RP (1971) Multivariate Data Analysis. J. Wiley, New York

[6] Grünberger J, Linzmayer L, Saletu B (1984) Klinische Psychodiagnostik mit Hilfe psychophysiologischer Verfahren. Wien med Wschr 134: 29–35

[7] Grünberger J, Linzmayer L, Gathmann P, Saletu B (1984) Flimmerfrequenzanalyse als Psychodiagnostikum bei psychosomatischen Erkrankungen. Therapiewoche – Wochenschrift für praktische Medizin

[8] Grünberger J, Linzmayer L, Gathmann P, Saletu B (1984) Spiralnacheffektdauer bei psychosomatischen Patienten. Eine psychophysiologische Untersuchung mittels multivariater Verfahren. Wien Klin Wschr 96: 592–597

[9] Grünberger J, Linzmayer L, Saletu B, Stöhr H (1984) Zur Methodologie der Pupillenmessung in der klinischen Psychophysiologie. Psychiatria Clinica 3: 157–164

[10] Grünberger J, Linzmayer L, Cepko H, Saletu B (1984) Pupillometrie im psychopharmakologischen Experiment. Arzneimittelforschung

[11] Grünberger J, Linzmayer L, Saletu B, Stöhr H (1984) Microcomputer im Einsatz bei Routineun-

tersuchungen und Forschungsaufgaben im Bereich der klinischen Psychodiagnostik. Biomed Eng 19: 283–288

[12] Grünberger J, Linzmayer L, Saletu B, Küfferle B (1984) Pupillometrie bei schizophrenen Patienten. In: Proceedings des Symposiums für biologische Psychiatrie in Lindau

[13] Hakerem G, Lidisky A (1975) Characteristics of pupillary reactivity in psychiatric patients and normal controls. In: Kietzmann ML, Sutton S, Zubin J (Hrsg) Experimental Approach to Psychopathology. Academic Press, London New York

[14] Ishikawa S, Oono S, Hikata H (1976) Drugs affecting the iris muscle. In: Dikstein S (Hrsg) Drugs and Ocular Tissue S. 288–382

[15] Lane O (1977) Psychophysiologische Methoden. Kohlhammer, Stuttgart Berlin Köln

[16] Loewenstein O (1926) Über eine neue Methode zur kinematografischen Darstellung der Pupillenphänomene und den Ablauf einiger Pupillenreflexe. Zbl ges Neurol Psychiat 45: 300

[17] Sachs L (1972) Statistische Auswertungsmethoden. Springer, Berlin Heidelberg New York

[18] Shure E, Checkley S (1982) Pupil studies in depressed patients: An investigation of the mechanism of action of desipramine. Brit J Psychiat 140: 181–184

[19] Sitaram N, Jones D, Kewala S, Bell J, Stevenson J, Gershon S (1983) Pharmacology of the human iris: Development and use of challenge strategies in the study of antidepressiva response. Prog Neuro-Psychopharmacol Biol Psychiat 7: 273–286

[20] Straube E (1984) Psychovegetative Veränderungen in der Schizophrenie. In: Hopf A, Beckmann H (Hrsg) Forschung zur biologischen Psychiatrie. Springer, Berlin Heidelberg New York Tokyo

Summary

Microprocessor-assisted pupillometry was used in this psychophysiological study to investigate the pupillary diameter (static pupillometry) and visual-evoked pupillary reactions (dynamic pupillometry) in psychosomatic patients (duodenal ulcers, ulcerative colitis, cardiac phobia, anorexia nervosa, bronchial asthma) as compared with age and sex-matched normal controls.

Statistical analyses including multivariate methods demonstrated interesting differences between psychosomatic patients and normal controls, as well as between various subtypes of psychosomatic disorders and elucidated also the influence of a 6 weeks' course of psychotherapy.

The data give valuable clues to symptom/syndrome-specific psychophysiological reaction types, which may be of considerable relevance for the characterization of psychosomatic diseases.

Zusammenfassung

In einer psychophysiologischen Studie wurden der Pupillendurchmesser (statische Pupillometrie) und die Pupillenreaktion auf einen Lichtstimulus (dynamische Pupillometrie) mit Hilfe eines mikroprozessorgesteuerten TV-Pupillometers bei Psychosomatikern (Ulcus duodeni, Colitis ulcerosa, Herzneurose, Anorexia nervosa, Asthma bronchiale) im Vergleich zu einer nach Geschlecht und Alter parallelisierten Kontrollgruppe untersucht.

Kapitel 7: Schizophrenie

Pupillometrie bei schizophrenen Patienten

Einleitung

In den letzten Jahren hat die Objektivierung der Pupillenreaktion aufgrund der wesentlich verbesserten Aufnahme- und Auswertungstechniken zunehmend an Bedeutung gewonnen. Da die Pupillenreaktion einen Parameter des autonomen „arousal" bzw. der vegetativen Reaktivität darstellt, ist es verständlich, dass wir die objektive und ökonomische Messung dieser Reaktionen gerade im Kontext von psychischen Erkrankungen, die meist von psychovegetativen Veränderungen begleitet sind, zur Anwendung bringen.

Schon 1727 brachte Du Petit [1] das Pupillenspiel mit verschiedenen Krankheiten in Verbindung und bezeichnete seine Erfassung als wichtige medizinische Methode. Kraepelin [2] schrieb ausführlich über seine Beobachtungen von Pupillenunruhe und meinte, dass das Vorhandensein oder Fehlen der oszillatorischen Pupillenbewegungen einen Prognosefaktor darstellen könnte.

1911 berichtete Bumke [3] in seiner Monographie, dass bei Schizophrenen das normale Pupillenspiel fehlt. Westphal veröffentlichte 1907 [4] eine bedeutende Arbeit, in welcher er ein besonderes Pupillenphänomen bei katatonen Patienten beschrieb. Diese Patienten hatten erweiterte Pupillen, die auf Licht nicht reagierten. Der Zustand konnte vergehen, und die Pupillen reagierten wieder normal. Minuten später kam es wieder zu erweiterten reaktionslosen Pupillen. Diese Phänomene wurden als katatone Pupille oder Spasmus mobilis bezeichnet. Die Untersuchungsergebnisse Westphals wurden später von Koester [5] und Levine u. Schilder [6] bestätigt. Lowenstein u. Westphal [7] fanden bei psychiatrischen Patienten nach Einsetzen des Lichtstimulus eine langsame Kontraktion und eine langsame Wiedererweiterung der Pupille nach Ende des Reizes. Rubin [8] konnte bei psychotischen Patienten im Vergleich zu Gesunden nach starken Lichtstimuli entweder eine Störung der Kontraktion oder der Dilatation der Pupille aber auch beides zusammen beobachten. Beim Vergleich der Pupillenreaktion von akuten und chronischen Schizophrenen und normalen Kontrollpersonen fanden Hakerem et al. [9] bzw. Hakerem u. Lidsky [10], dass die Patienten mit akutem Leiden gegenüber denen mit chronischem und der Normgruppe kleinere Pupillendurchmesser aufwiesen. Die Patienten reagierten auf Licht mit maximaler Kontraktion während einer kürzeren Zeitspanne als die Gesunden.

Die Verengung und Erweiterung der Pupille, also der Pupillenreflex, wird hauptsächlich durch das autonome Nervensystem, das auf die Irismuskulatur wirkt, gesteuert. Die Neuronen des Parasympathikus innervieren die zirkulären Muskelfasern der Iris (M. sphincter pupillae), die eine Verengung der Pupille bewirken, während Sympathikusaktivität, über die radialen Muskelfasern (M. dilatator pupillae) eine Erweiterung zur Folge hat. Der M. sphincter pupillae weist vorwiegend cholinerge, aber auch einige α_1- und β-adrenerge Rezeptoren auf. Die Bedeutung der adrenergen Rezeptoren im M. sphincter pupillae ist unbekannt. Der Dilatator der Pupille hat hauptsächlich α_1-Rezeptoren, die die erwähnte Pupillenerweiterung beeinflussen, und einige β-Rezeptoren, deren Bedeutung noch unbekannt ist [11].

Das autonome Nervensystem ist sehr eng mit dem emotionalen Verhalten gekoppelt. Aus Tierexperimenten wissen wir, dass die Pupillenerweiterung durch eine Stimulation von Hypothalamus, Thalamus und der Formatio reticularis zustande kommt. Diese Areale sind auch am emotionalen Verhalten und am Verhaltensarousal beteiligt [12]. Aus diesen Literaturhinweisen wird deutlich, dass die Pupillenreaktion einen wichtigen Indikator für psychopathologische Zustände darstellt. Für die Messung der Pupillenreaktion im psychopathologischen Bereich spricht, dass

1. psychophysiologische Variable bei Menschen ohne invasive Techniken erfasst werden können,
2. die Pupille leicht zugänglich ist und mit großer Genauigkeit und ohne Beeinträchtigung des Patienten nach kurzer Zeit eine wiederholte Messung erfolgen kann,
3. die Pupillenreaktion ein objektives Maß der vegetativen Regulation darstellt,
4. die neurochemischen Kontrollmechanismen nach dem jetzigen Wissensstand überwiegend aus $\alpha1$-adrenergen und cholinergen Systemen bestehen, die eine Interpretation der Antwort des Endorgans erleichtern [13].

Da die Irismuskeln die einzigen glatten Muskeln des Organsystems sind, die von außen mit nicht invasiven Techniken beobachtet werden können, ist es mit Hilfe der Pupillometrie auch möglich, Effekte von Pharmaka, die ihren Angriffspunkt im vegetativen System haben, einerseits quantitativ und andererseits in ihrem zeitlichen Verlauf zu erfassen [14]. Bei der Messung der Pupillenweite bzw. der Pupillenreaktion ist darauf zu achten, dass die Pupillengröße abhängig von verschiedenen Einflussfaktoren ist:

a) vom Funktionszustand der Leitungsbahnen,
b) von der Reizstärke des einfallenden Lichts oder anderer Stimuli und
c) vom Alter (bei älteren Menschen ist die Pupillenöffnung kleiner).

Gruzelier u. Venables [15] konnten zeigen, dass Niveauunterschiede des „arousal“ sich keineswegs auf das elektrodermale System beschränken, sondern auch in anderen Variablen des autonomen Nervensystems nachweisbar sind. Ziel unserer Untersuchung war es daher, die psychovegetativen Veränderungen, die die schizophrenen Erkrankungsformen begleiten, mit Hilfe der Pupillometrie zu erfassen, Beziehungen zwischen der Pupillometrie und der psychopathologischen Beobachtungsebene herzustellen und den Einfluss der Neuroleptikatherapie auf die psychovegetative Erregung zu erkennen.

Beschreibung der Patienten und der Medikation

20 schizophrene Patienten mit ICD-Diagnosen 295.3 (n = 18), 295.2 (n = 1) und 295.1 (n = 1) wurden in die Untersuchung einbezogen. Es handelte sich dabei um 18 Patienten mit akuten Rückfällen bzw. Exazerbationen mit einer durchschnittlichen Krankheitsdauer von 6,3 Jahren (SD = 4,89) und um 2 Ersterkrankte. Das Alter der Patienten lag zwischen 20 und 45 Jahren ($\bar{x}$ = 29,7, SD = 6,83). Die Patienten wurden stationär an der Wiener Psychiatrischen Universitätsklinik mit Fluperlapin bzw. Haloperidol behandelt. Bei Fluperlapin handelt es sich um ein 3-Fluor-6-(4-methylpiperazinyl)-11 H-dibenz (b,e)azepin. Es ist dem Clozapin qualitativ und quantitativ ähnlich und verursacht im Tierversuch Sedation, Muskelrelaxation, wirkt anticholinerg, nicht kataleptogen, hemmt Apomorphin- und Amphetaminstereotypien nur wenig, verlängert im Ratten-EEG das Dösen und vermehrt die Spindelaktivität. Wie Clozapin und im Gegensatz zu Haloperidol wirkt es im Striatum, Nucleus accumbens und Kortex etwa gleich stark. Fluperlapin zeigt für Antidepressiva typische Wirkungen wie Tetrabenazinantagonismus und Norepinephrin- (Noradrenalin-)Aufnahmehemmung in vitro und ex vivo [16]. Die Wirkung von Haloperidol wurde schon beschrieben und soll an dieser Stelle nicht näher ausgeführt werden. Die Therapiestudie wurde doppelblind durchgeführt. Es erwies sich als notwendig, bei allen mit Haloperidol behandelten Patienten eine Zusatzmedikation mit Procyclidin wegen aufgetretener extrapyramidaler Nebenwirkungen vorzunehmen, während sich in der Fluperlapingruppe kein Patient befand, bei dem eine solche Zusatzmedikation notwendig wurde.

Methodik

Lanc [17] bezeichnet die Pupillometrie als technisch saubere Methode. Wir verwenden für unsere Untersuchung ein TV-Pupillometer der Serie 1050, das von den G+W Applied Science Laboratories entwickelt wurde, in Kombination mit einem Mikroprozessor. Das Pupillometer verfügt über ein Fernsehsystem mit geschlossenem Schaltkreis zur Beobachtung des Auges und einen Signalprozessor zur Auffindung der Pupillen bzw. zur Messung und zur Anzeige des vertikalen Pupillendurchmessers. Eine elektronische Diskriminatorschaltung erlaubt die Messung der Pupillengröße, die durch Zählen der Abtastlinien, die die Pupille durchschneiden, erfolgt [18].

Bei der statischen Pupillenmessung bedienen wir uns folgender Methode: Nachdem sich der Patient an die Raumbeleuchtung von 160 Lux in einem etwa

3 × 4 m messenden Raum 3 min lang adaptiert und seinen Kopf auf die dafür vorgesehene Kinn- bzw. Stirnstütze gelegt hat, wird er instruiert, auf einer weißen Wand einen 150 cm entfernten 1 cm großen schwarzen Punkt zu fixieren. Damit soll verhindert werden, dass es zu einer Pupillenverengung aufgrund von Akkomodation und Konvergenz kommt. Nach erfolgter Adjustierung des Pupillometers und der Eingabe von 20 s Aufnahmedauer – wir verwenden diese Zeit einerseits um Ermüdungserscheinungen zu verhindern und andererseits eine genügende Anzahl von Registrierungen zu erhalten, die für die Bestimmung des durchschnittlichen Pupillendurchmessers unerlässlich sind – wird die Aufnahme durchgeführt. Die computermäßige Auswertung der Messdaten erlaubt uns, neben einem sofortigen Ausdruck des Pupillendurchmessers auch Artefakte auszuschließen [19]. Für die dynamische Pupillenmessung verwenden wir die bereits oben beschriebenen Geräte. Für die Eingabe in den Computer wird zusätzlich zur statischen Messung ein optischer Stimulus, der 20 s nach Aufnahmebeginn einsetzt, gegeben. Nach Setzen des Stimulus erfolgt die Registrierungsphase, die auf 15 s begrenzt ist. Als optischen Reiz verwenden wir das 0,3 s dauernde Aufleuchten einer weiß mattierten 60-W-Spotlampe mit einer Beleuchtungsstärke von 145 Lux, wobei die Lampe, die von der Decke auf eine weiße Wand leuchtet, so adjustiert ist, dass möglichst viel Licht auf den 150 cm vor der Wand sitzenden Patienten fällt (Ganzfeldbeleuchtung).

Folgende Variablen werden ausgedruckt: der Mittelwert des Pupillendurchmessers vor dem Stimulus, der Ausgangswert (letzter Einzelwert vor der Darbietung des Stimulus), die Latenzzeit (Zeitspanne vom Setzen des Reizes bis zum Einsetzen der Pupillenreaktion), die Abstiegszeit (Zeitspanne vom Beginn der Pupillenreaktion bis zum Erreichen des Minimums), das Minimum (stärkste Pupillenverengung), die relative und absolute Änderung (Verhältnis vom Ausgangswert zum Minimum, Maße der Amplitude der Pupillenreaktion) und die Halbwertszeit bzw. physiologische Restitution (halbe Erholungszeit nach dem Lichtreiz [18, 19, 20]. Diese Aufnahme- und Auswertungstechnik bezeichnen wir als „dynamische Pupillometrie“.

Am ersten Versuchstag, an dem wir bei 20 Patienten die statische Pupillenreaktion und bei 8 die dynamische Pupillenreaktion untersuchten, waren die Patienten medikamentenfrei. Danach wurde doppelblind 100 mg Fluperlapin bzw. 5 mg Haloperidol verabreicht und nach 3 h eine neuerliche Messung durchgeführt.

Des Weiteren wurden die Patienten am 42. Tag untersucht, nachdem sie mit einer durchschnittlichen Tagesdosis von 519,1 mg Fluperlapin oder 20,4 mg Haloperidol plus 15 mg Procyclidin behandelt worden waren.

Zusätzlich wurden die Patienten zu diesen Zeitpunkten mit Hilfe der FSCL-NL (Fischer Symptom Check List-Neuroleptika) untersucht, die aus 46 in 11 Gruppen unterteilten Einzelsymptomen besteht und der Erhebung des Symptombildes und des Schweregrades psychopathologischer Zustände bei schizophrenen Erwachsenen dient [33] sowie nach der BPRS (Brief Psychiatric Rating Scale) von Overall u. Gorham [22] beurteilt.

Als Selbstbeurteilungsverfahren dienten der STAI („state/trait anxiety index") von Laux et al. [23], der aus insgesamt 20 Items besteht und zur Erfassung von „state" und „trait anxiety" dient sowie v. Zerssens Befindlichkeitsskala, die aus Parallelformen mit je 28 Gegensatzpaaren von Eigenschaftswörtern besteht und zur Erhebung des Ausmaßes momentaner Beeinträchtigung des subjektiven Befindens verwendet wird.

Fragestellungen

1. Besteht ein Unterschied im Pupillendurchmesser [statische Pupillometrie bei Schizophrenen (n = 20)] im Vergleich zu einer Normgruppe (n = 20, altersgematcht)?
2. Unterscheiden sich unsere schizophrenen Patienten von anderen psychopathologischen Gruppen (Depressionen, Psychosomatiker)?
3. Lassen sich mit Hilfe der statischen und dynamischen Pupillometrie bei schizophrenen Patienten (n = 8) im Vergleich zu einer nach Alter und Geschlecht gemachten Normgruppe (n = 8) Unterschiede fassen?
4. Bestehen Zusammenhänge zwischen der psychopathologischen Beobachtungsebene (FSCL-NL) und der Pupillenweite bei der an Schizophrenie erkrankten Patientengruppe?
5. Lassen sich Beziehungen zwischen dem Pupillendurchmesser der Patienten und der subjektiven Einschätzung der Angst und der Befindlichkeit aufzeigen?
6. Zeigen sich bei den Patienten nach 42 Tage dauernder Behandlung mit 519,1 mg/Tag Fluperlapin oder 20,4 mg/Tag Haloperidol + 15 mg Procyclidin Veränderungen der Pupillenweite?

Statistische Auswertungsmethoden

Zur statistischen Auswertung unserer gewonnenen Daten verwenden wir den U-Test von Mann u. Whitney, den Duncan-Test, die lineare Regressions- und Korrelationsanalyse, die 3-Weg-Varianzanalyse sowie die Diskriminanzanalyse [22, 23].

Ergebnisse

ad Fragestellung 1:
Beim Vergleich der Pupillendurchmesser der Schizophrenen (n = 20; Mittelwert $\bar{x} = 4{,}71$; Streuung s = 1,13) mit 20 gesunden Kontrollpersonen ($\bar{x} = 5{,}70$, s = 0,83) ergab sich auf dem 5%-Niveau mit Hilfe des U-Tests ein signifikanter Unterschied (z = 2,611), d.h. die Schizophrenen zeigen gegenüber der Normgruppe einen kleineren Pupillendurchmesser.

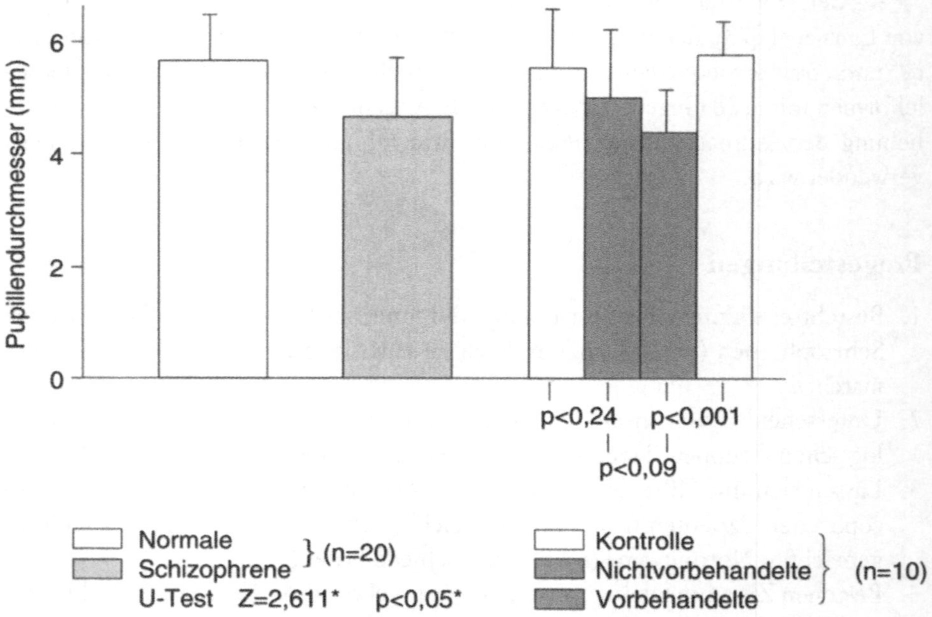

Abb. 1. Statische Pupillometrie bei akut Schizophrenen vor Behandlungsbeginn im Vergleich zu einer normalen Kontrollgruppe. Die Abb. zeigt den Pupillendurchmesser in mm. Links ist der Vergleich Schizophrene Normale dargestellt. Die Gruppe der Schizophrenen wurde weiter in vorbehandelte und nicht vorbehandelte Patienten geteilt und mit alters- sowie geschlechtsgematchten Gesunden verglichen (rechts)

ad Fragestellung 2:

Betrachtet man die Pupillenweite der schizophrenen Patienten (n = 20) vor der Behandlung im Vergleich zu einer Gruppe von Depressiven (n = 34), einer Gruppe von psychosomatischen Kranken (n = 108) und einer Normgruppe (n = 108), so zeigt sich ein signifikanter Unterschied zwischen der Normgruppe ($\bar{x}$ = 5,23, s = 0,95) und der Gruppe der Depressiven ($\bar{x}$ = 4,8, s = 0,91) auf dem 5% Niveau (D = 2,18, Duncan-Test); weiter unterscheiden sich die Depressiven von der Gruppe der psychosomatisch Kranken ($\bar{x}$ = 5,45, s = 1,04) durch einen kleineren Pupillendurchmesser (D = 3,29, p < 0,01, Duncan-Test); eine Tendenz zum Unterschied zeigt die Gruppe der Schizophrenen ($\bar{x}$ = 4,71, s = 1,13) gegenüber der Normgruppe ($\bar{x}$ = 5,23, s = ,095; D = 2,13, Duncan-Test), d.h. die Schizophrenen haben gegenüber der Norm eine geringere Pupillenweite. Auch gegenüber den psychosomatisch Kranken war die Pupillenöffnung schizophrener Patienten signifikant kleiner (D: 3,03, p < 0,01, Duncan-Test). Die beschriebenen psychopathologischen Gruppen waren zur Kontrollgruppe altersgematcht und (ausgenommen die Depressiven) zum Zeitpunkt der Untersuchung medikamentenfrei.

ad Fragestellung 3:

Ein interessantes Ergebnis brachte der Vergleich von 8 Schizophrenen mit einer

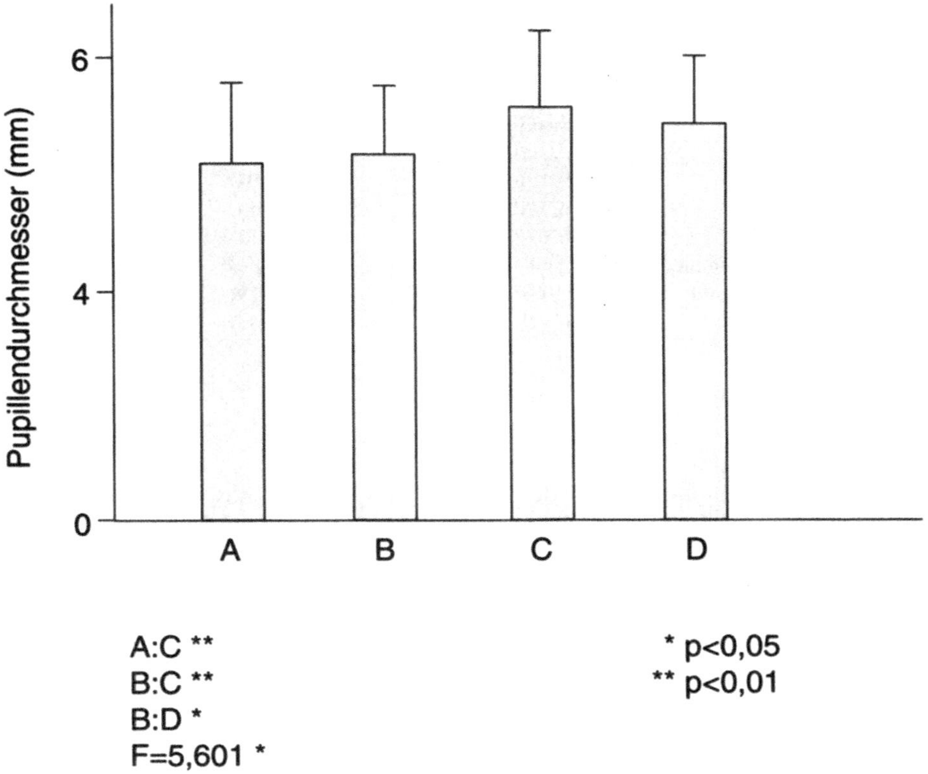

Abb. 2. Vergleich der Pupillenweite verschiedener psychopathologischer Gruppen mit einer gesunden Kontrollgruppe [A Schizophrenie (n = 20), B Depression (n = 34), C Psychosomatik (n = 108), D Norm (n = 108)]

Normgruppe (n = 8), die nach Alter und Geschlecht gemacht war und vor der Behandlung mit Hilfe der Methode der statischen und dynamischen Pupillometrie untersucht wurde. Gegenüber der Normgruppe ($\bar{x}$ = 5,78, s = 0,63) wiesen die Schizophrenen ($\bar{x}$ = 4,84, s = 0,86) den kleineren Pupillendurchmesser auf. Dieser Unterschied erreichte zwar nicht das Signifikanzniveau, jedoch war eine deutliche Tendenz sichtbar (z = 1,785, U-Test). Eine deutliche Tendenz zum Unterschied zeigten auch die Variablen Ausgangswert und Halbwertszeit der dynamischen Pupillometrie. Die Schizophrenen ($\bar{x}$ = 4,79, s = 0,99) wiesen gegenüber der Norm ($\bar{x}$ = 5,71, s = 0,71) den geringeren Ausgangswert auf (z = 1,734, nicht signifikant, U-Test). Die Halbwertszeit war bei den Schizophrenen ($\bar{x}$ = 0,53, s = 0,15) gegenüber der Normgruppe ($\bar{x}$ = 0,77, s = 0,33) verkürzt (z = 1,789, nicht signifikant, U-Test). Die Unterschiede in der absoluten und relativen Änderung der dynamischen Pupillometrie zwischen den Schizophrenen ($\bar{x}$ = 1,02, s = 0,33 bzw. 21,48, s = 6,47) und der Norm ($\bar{x}$ = 1,55, s = 0,29 bzw. $\bar{x}$ = 6,92, s = 2,65) erreichten das Signifikanzniveau (z = 2,419 bzw. 2,100, $p < 0,05$, U-Test).

Tabelle 1. Statische und dynamische Pupillometrie bei akut Schizophrenen (n = 8)** im Vergleich zu einer nach Alter und Geschlecht gematchten Normgruppe (n = 8)

	Schizophrenie	Norm	U-Test
Mittelwert [mm]	4,84 (0,86)	5,78 (0,63)	1,785 n.s.!
Ausgangswert [mm]	4,79 (0,99)	5,71 (0,71)	1,734 n.s.!
Latenz [s]	0,21 (0,06)	0,17 (0,05)	1,583 n.s.
Minimum [mm]	3,77 (0,88)	4,16 (0,48)	0,527 n.s.
Abfallzeit [s]	0,76 (0,07)	0,79 (0,12)	0,579 n.s.
Relative Änderung [%mm]	21,48 (6,47)	26,92 (2,65)	2,100*
Absolute Änderung [mm]	1,02 (0,33)	1,55 (0,29)	2,419*
Halbwertszeit [s]	0,53 (0,15)	0,77 (0,33)	1,789 n.s.!

* $p < 0{,}005$
** Vor der Behandlung

ad Fragestellung 4:

Zwischen der Fremdbeurteilung der Patienten mit Hilfe des FSCL-NL, die vor der Behandlung durchgeführt wurde ($\bar{x} = 35{,}35$, $s = 6{,}41$), und der Pupillenweite konnte eine Korrelation von $r = 0{,}269$ errechnet werden.

ad Fragestellung 5:

Die Berechnung der linearen Regression und Korrelation zwischen dem Pupillendurchmesser und dem Angstscore (Selbstbeurteilung) bei schizophrenen Patienten

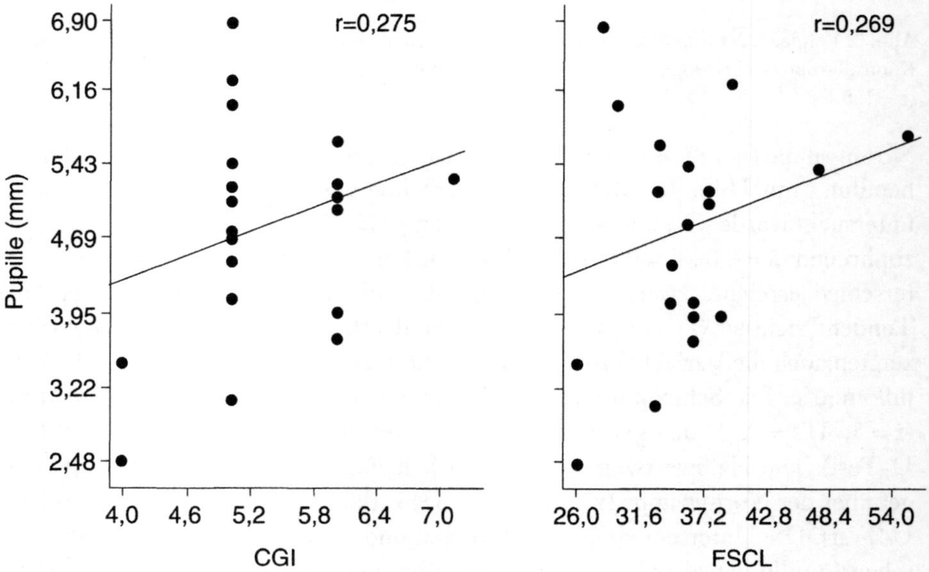

Abb. 3. Regression und Korrelation zwischen Globalscores und Pupillendurchmesser bei 20 akut Schizophrenen vor Behandlung (*CGI* „clinical global impressions“)

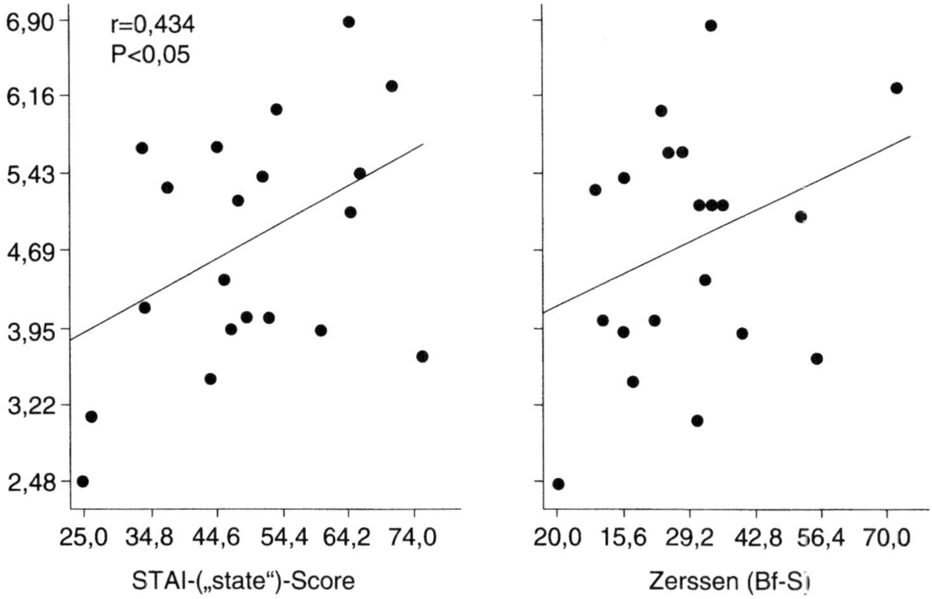

Abb. 4. Regression und Korrelation zwischen Angstscore bzw. Befindlichkeit und Pupillendurchmesser bei akut Schizophrenen vor Behandlung (n = 20)

(n = 20) weist auf einen positiven Zusammenhang hin. Der Korrelationskoeffizient betrug 0,43. Eine Beziehung konnte auch zwischen dem Pupillendurchmesser und der subjektiven Befindlichkeit bei den Schizophrenen vor der Behandlung gefunden werden (r = 0,323).

ad Fragestellung 6:

Die Daten der 10 mit Fluperlapin und der 10 mit Haloperidol und Procyclidin behandelten Patienten wurden einer 3-Weg-Varianzanalyse unterzogen. Bei Betrachtung der Zeitenfolge ergab sich ein signifikanter F-Wert (Fb = 5,548, p < 0,01), während die Betrachtung der Medikamentenfolge keine signifikanten Ergebnisse brachte (Fc = 0,023). Bei Betrachtung der Zeitenfolge konnte bei den 10 mit Fluperlapin behandelten Patienten 3 h nach Medikation eine Pupillenverengung beobachtet werden. Insgesamt zeigte sich bei dieser Gruppe, aber auch bei den mit Haloperidol behandelten Patienten, eine kontinuierliche Erweiterung der Pupille bis zum 42. Behandlungstag. An diesem Tag unterschieden sich die Veränderungswerte der mit Haloperidol behandelten Patienten signifikant (auf dem 5%-Niveau) von den mit Fluperlapin behandelten (t = 1,53, Newman-Keuls). Bei der Fluperlapingruppe konnte eine stärkere Pupillenerweiterung festgestellt werden.

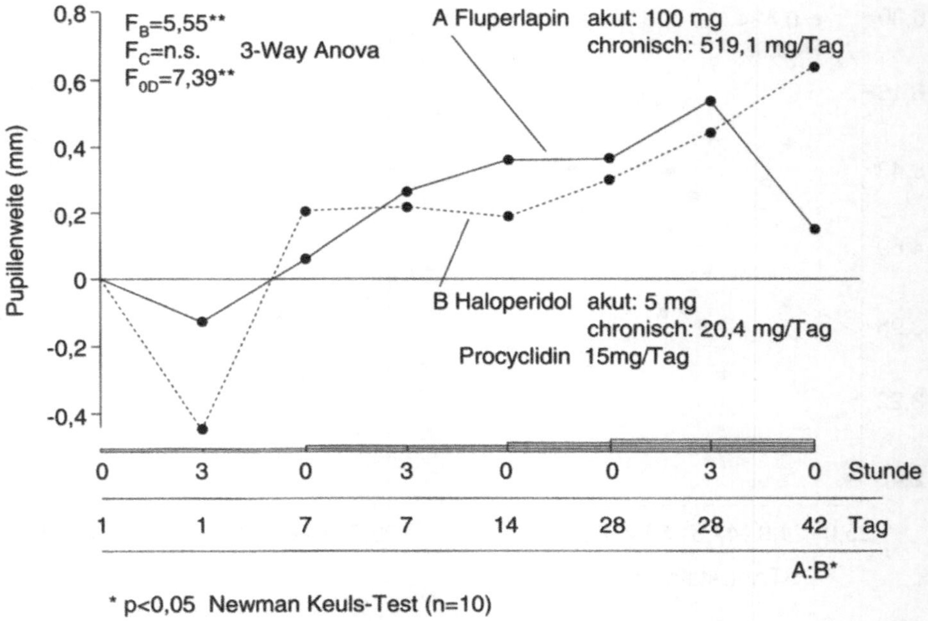

Abb. 5. Veränderungen der Pupillenweite nach Fluperlapin und Haloperidol

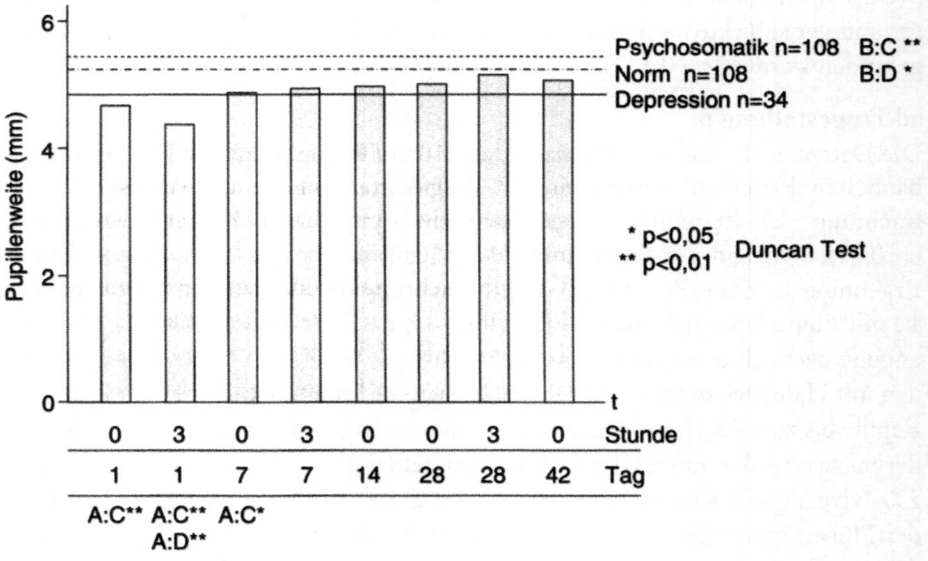

Abb. 6. Zeitlicher Verlauf der Pupillenweite von 20 akut Schizophrenen während einer Neuroleptikabehandlung (A Schizophrenie, B Depression, C Psychosomatik, D Norm)

Diskussion

Wichtige Ziele der klinischen Psychophysiologie sind u. a.:

1. die Beschreibung von Auffälligkeiten auf der physiologischen Ebene bei verschiedenen Formen psychischer Störungen,
2. die Kontrolle bestimmter Therapiemaßnahmen durch die Beobachtung physiologischer Veränderungen [34].

Mit unserer computerassistierten Pupillometrie haben wir ein Instrument zur Hand, das uns eine präzise Erfassung vegetativer Veränderungen gestattet, wie sie nach psychischen Erkrankungen, z.B. der Schizophrenie, auftreten. Gleichzeitig haben wir aber bei einer Stichprobe von schizophrenen Patienten mit Störfaktoren wie Einfluss der Medikation, Ernährung, Hospitalisierung, subjektives Erleben der Laborsituation und schließlich Zusammensetzung der Stichprobe aus Patienten unterschiedlicher Subkategorien der Schizophrenie zu rechnen. Wenn auch im Fall einer Vormedikation diese 3 Tage vor der Untersuchung abgesetzt wurde, kann dennoch ein Einfluss von dieser Seite nicht völlig ausgeschlossen werden. Die Zusammensetzung der Patientenstichprobe ist jedoch annähernd homogen, zumal nur ein Patient mit der Diagnose ICD 295.1 und einer mit ICD 295.2 zu der Gruppe von 18 Patienten mit ICD 295.3 hinzukam.

Einen interessanten Befund konnten wir mit Hilfe der Methode der statischen Pupillometrie bei den Schizophrenen erheben, die einen kleineren Pupillendurchmesser als die Personen der Normgruppe hatten. Dies könnte auf verringerte emotionale Bewertung von äußeren und inneren Ereignissen, wie sie Straube [24] beschreibt, hinweisen. Bekanntlich sind wichtige Schaltstellen für emotionales Verhalten und Verhaltensarousal Hypothalamus und Formatio reticularis, aber auch das limbische System; diese Hirnareale stellen gleichzeitig auch Schaltstellen für die vegetative Regulation dar [12, 26] . Für diese Annahme spricht auch die klinische Beurteilung: In der BPRS war der emotionale Rückzug mäßig ausgeprägt ($\bar{x}$ = 3,85, SD = 1,27). Die Pupillenverengung könnte natürlich auch durch Vorbehandlung mitbeeinflusst sein. Insgesamt 10 unserer 20 Patienten wurden mit Neuroleptika vorbehandelt. Wir haben daher diese vorbehandelten Patienten mit den 10 anderen hinsichtlich der Pupillenweite verglichen und konnten tatsächlich feststellen, dass die vorbehandelte Gruppe einen signifikant kleineren Pupillendurchmesser hatte und auch gegenüber der Norm einen Unterschied aufwies, der Signifikanzniveau erreichte (s. Abb. 1). Die Pupillenweite der unbehandelten Patienten zeigte bereits eine Tendenz zu einem gegenüber der Norm kleineren Durchmesser. Keine Unterschiede der Pupillenweite konnten zwischen Schizophrenen und Depressiven gefunden werden (s. Abb. 2). Die in Behandlung stehenden depressiven Patienten waren jedoch gegenüber den Gesunden und den psychosomatisch Kranken weniger vegetativ aktiviert. Wir untersuchten eine medikamentenfreie Gruppe von psychosomatisch Kranken vor und nach einer 6-wöchigen Psychotherapie und konnten bei den einzelnen Krankheitsgruppen Pupillenveränderungen feststellen [18]. Die Pupillendurchmesser der Schizophrenen war signifikant kleiner; gegenüber der Norm zeigte sich ein ähnliches Ergebnis, das allerdings nicht Signifikanzniveau erreichte; dies legt die Annahme eines schwachen vegetativen „arousals“ nahe. Auch Hakerem et al. [9] und Hakerem u. Lidsky [10] beobachteten bei akut Schizophrenen einen kleineren Pupillendurchmesser im Vergleich zu chronischen Patienten und Gesunden.

Des Weiteren kam die Methode der dynamischen Pupillometrie, d.h. die Messung der Pupillenreaktion auf einen Lichtstimulus, zum Einsatz. Wir konnten mittels einer Faktorenanalyse der bei gesunden Probanden gewonnenen Pupillenmesswerte folgende 4 Faktoren herausarbeiten:

1. Faktor: „statisch“ (mittlerer Pupillendurchmesser, Ausgangswert, Minimum);
2. Faktor: „dynamisch“ (Latenz, relative und absolute Änderung);
3. Faktor: „Abfallszeit“ (spezifische Reaktion auf den Stimulus);
4. Faktor: „Halbwertszeit“ (physiologische Restitution); Grünberger et al. [14].

Das Verfahren der lichtevozierten dynamischen Pupillometrie erbrachte bei den Schizophrenen gegenüber der Norm eine kleinere Amplitude und eine schwächere relative Änderung. Die Verengung der Pupille war also nicht so stark wie bei den Gesunden.

Dieses Ergebnis steht im Einklang mit den Befunden von Heimann u. Straube [27], die bei unbehandelten akut Schizophrenen eine geringere Pupillenkonstriktion als bei Gesunden fanden. Diese reduzierte Pupillenreaktivität kann als Ausdruck von verminderter vegetativer Erregung betrachtet werden. Heimann u. Straube [27] interpretieren diese verminderte Pupillenreaktivität als inhibitorische Tendenz bei einer bestimmten Untergruppe von Patienten, d.h. es könnte bei dieser Gruppe zur Ausbildung eines protektiven inhibitorischen pathophysiologischen Mechanismus gekommen sein. Rubin [8] unterscheidet dagegen 2 Untergruppen von Schizophrenen, nämlich Patienten mit stark verminderter und solche mit verstärkter Reaktivität der Pupille auf Lichtreize. Mittelwert, Ausgangswert und Halbwertszeit tendieren bei Schizophrenen ebenfalls zur Verkleinerung bzw. Verkürzung. Vielleicht könnte die verkürzte Halbwertszeit auf der Verhaltensebene mit zielgerichteter Auseinandersetzung mit dem Reizfeld in Verbindung gebracht werden, wie Edelberg [28] es für die „skin conductance reaction“ vorschlägt, obwohl es sich hier natürlich um eine andere vegetative Ebene handelt. Mit dem Konzept der Orientierungsreaktion [29] in Zusammenhang gebracht, würde die verkürzte Halbwertszeit auch für eine langsame Habituation sprechen, wie sie auch bei schizophrenen Patienten gefunden wird.

Unserer Meinung nach dürften neurohumorale Störungen (bestimmte biogene Amine bzw. Veränderungen im Metabolismus spezifischer Enzyme) für charakteristische Pupillenreaktionen (dynamische Methode), wie sie bei verschiedenen psychischen Krankheiten festgestellt werden können, verantwortlich sein [30]. Es ist zu diskutieren, ob die Ergebnisse der dynamischen Pupillometrie für ein „symptom-/syndromspezifisches psychophysiologisches Reaktionsmuster“ sprechen.

Die klinische Beurteilung (FSCL-NL) der Patienten vor Behandlungsbeginn zeigte keinen eindeutigen Zusammenhang mit der Pupillenweite, während sich für die Selbstbeurteilung der Angst und der Befindlichkeit eine Beziehung zur Pupillenweite herstellen lässt. Je weiter die Pupille des Patienten, um so ängstlicher bzw. um so beeinträchtigter in der subjektiven Befindlichkeit fühlt er sich. Janisse [31] berichtet ebenfalls von einer Beziehung der Pupillenweite zur Ängstlichkeit. Interessant waren die Ergebnisse der statischen Pupillometrie nach der Behandlung mit Neuroleptika: Die akut mit 100 mg Fluperlapin behandelte Patientengruppe zeigte 3 h nach Medikation eine starke Pupillenverengung. Nach Verabreichung einer durchschnittlichen Tagesdosis von 519,1 mg Fluperlapin kam es dann bis zum 42. Tag zu einer kontinuierlichen Pupillenerweiterung, eine Tatsache, die durch die anticholinerge Wirkung des Medikaments bedingt ist. Bei der Patientengruppe, die eine durchschnittliche Tagesdosis von 20,4 mg Haloperidol und 15 mg Procyclidin erhielt, konnte ebenfalls eine kontinuierliche Pupillenerweiterung bis zum 42. Tag beobachtet werden, wobei an diesem Tag die Fluperlapingruppe eine signifikant stärkere Pupillendilatation aufwies als die Haloperidolgruppe, d.h. die reduzierte vegetative Aktivierung hat eine Änderung erfahren.

Insgesamt nähert sich die Pupillenweite an die Norm an. Diese Ergebnisse gehen mit der klinischen Beurteilung nach dem FSCL-NL parallel. Sowohl die Behandlung mit Fluperlapin als auch mit Haloperidol führte zu einer Besserung der psychopathologischen Symptomatik, die bei der Fluperlapingruppe deutlicher ausgeprägt war. Fluperlapin war dem Haloperidol (wie sich beim Vergleich der klinischen Beurteilung zeigte) überlegen. Für die gute antipsychotische Wirkung dieses Neuroleptikums sprechen auch Befunde von Woggon et al. [32] und Fischer-Cornelssen [21]. Die vorliegenden Ergebnisse ermutigen zu einem weiteren Einsatz der Pupillometrie in der psychophysiologischen Schizophrenieforschung.

Literatur

[1] Du Petit F-P (1727) Mémoire dans lequel il est demontré que les nerfs intercostaux fournissent des nameaux qui portent les esprits dans les yeux. Histoire de I'Acadmie Royale des Sciences, vol 1

[2] Kraepelin E (1896) Der psychologische Versuch in der Psychiatrie. In: Kraepelin E (Hrsg) Psychologische Arbeiten, Bd 1, S 1–91

[3] Bumke O (1911) Die Pupillenstörungen bei Geistes- und Nervenkrankheiten. Fischer, Jena

[4] Westphal A (1907) Über ein im katatonischen Stupor beobachtetes Pupillenphänomen. Dtsch Med Wochenschr 27

[5] Koester A (1927) Frequency of loss of pupillary reaction. Arch Psychiatry 81: 601–605

[6] Levine A, Schilder P (1942) The catatonic pupil. J Nerv Ment Dis 96: 1

[7] Lowenstein O, Westphal A (1933) Experimentelle und klinische Studien zur Physiologie und Pathologie der Pupillenbewegungen. Karger, Berlin

[8] Rubin LS (1964) Autonomic dysfunction as concomitant of neurotic behavior. J Nerv Ment Dis 138: 558–574

[9] Hakerem G, Sutton S, Zubin J (1964) Pupillary reactions to light in schizophrenic patients and normals. Ann NY Sci 105: 820–831

[10] Hakerem G, Lidsky A (1975) Characteristics of pupillary reactivity in psychiatric patients and normal controls. In: Kietzmann ML, Sutton S, Zubin J (eds) Experimental approach to psychopathology. Academic Press, London New York, pp 61–72

[11] Ishikawa S, Oono S, Hikata H (1976) Drugs affecting the iris muscle. In: Dikstein S (ed) Drugs and ocular tissue. Karger, Basel, pp 288–382

[12] Andreassi JL (1980) Psychophysiology. Human behavior and psychophysiological response. Oxford University Press, New York

[13] Sitaram N, Jones D, Kewala S, Bell J, Stevenson J, Gershon S (1983) Pharmacology of the human iris: Development and use of challenge strategies in the study of antidepressiva response. Prog Neuropsychopharmacol Biol Psychiatry 7: 273–286

[14] Grünberger J, Linzmayer L, Cepko H, Saletu B (1986) Pupillometrie im psychopharmakologischen Experiment. Arzneimittelforsch 36: 141–146

[15] Gruzelier JH, Venables PH (1975) Evidence of high and low levels of physiological arousal in schizophrenics. Psychophysiology 22: 66

[16] Eichenberger E (1984) Pharmacology of fluperlapine compared with placebo. Arzneimittelforsch 34/1a: 110–113

[17] Lanc O (1977) Psychophysiologische Methoden. Kohlhammer, Stuttgart Berlin Köln

[18] Grünberger J, Linzmayer L, Saletu B, Stöhr H (1984 c) Microcomputer im Einsatz bei Routineuntersuchungen und Forschungsaufgaben im Bereich der klinischen Psychodiagnostik. Biomedizin Technik 29: 283–288

[19] Grünberger J, Linzmayer L, Saletu B, Stöhr H (1984 b) Zur Methodologie der Pupillenmessung in der klinischen Psychophysiologie. Neuropsychiatr Clin 3: 157–164

[20] Grünberger J, Linzmayer L, Saletu B (1984 a) Klinische Psychodiagnostik mit Hilfe psychophysiologischer Verfahren. Wien Med Wochenschr 134/2: 29–35

[21] Fischer-Cornelssen KA (1984b) Fluperlapine in 104 schizophrenic patients. Open muticenter trial. Arzneimittelforsch 34/1a:125–130

[22] Overall JE, Gorham DR (1962) The brief psychiatric rating scale (BPRS). Psychol Rep 10: 799–812

[23] Laux L, Glanzmann P, Schaffner P, Spielberger CD (1981) State trait – Angstinventar (STAI). Beltz, Weinheim

[24] Cooley WW, Lohnes RP (1971) Multivariate data analysis. Wiley, New York

[25] Straube E (1984) Psychovegetative Veränderungen in der Schizophrenie. In: Hopf A, Beckmann H (Hrsg) Forschung zur biologischen Psychiatrie. Springer, Berlin Heidelberg New York Tokyo

[26] Di Cara L (ed) (1974) Limbic and autonomic nervous system research. Plenum, New York London

[27] Heimann H, Straube E (1981) Psychophysiologische Untersuchungen Schizophrener. In: Huber G (Hrsg) Schizophrenie, Stand- und Entwicklungstendenzen der Forschung. Schattauer, Stuttgart, S 235–249

[28] Edelberg R (1970) The information content of the recovery limb of the electrodermal response. Psychophysiology 6: 527–539

[29] Sokolov EN (1963) Perception and conditioned reflex. Pergamon, Oxford

[30] Grünberger J, Linzmayer L, Gathmann P, Saletu B (1985) Computerassistierte „statische" und „lichtevozierte dynamische" Pupillometrie bei psychosomatischen Patienten. Wien Klin Wochenschr 20: 775–781

[31] Janisse MP (1974) The relationship between pupil size and anxiety: A review. In: Sarason IG, Spielberger CD (eds) Stress and anxiety. Hemisphere, Washington

[32] Woggon B, Angst J, Bartels M et al (1984) Antipsychotic efficacy of fluperlapine. An open multicenter trial. Neuropsychobiology 11: 116–120

[33] Fischer-Cornelssen KA (1981) Fischer symptom check list – neuroleptika (FSCL-NL) In: Cips (ed) Internationale Skalen für Psychiatrie. Beltz, Weinheim

[34] Schandry R (1981) Psychophysiologie. Körperliche Indikatoren menschlichen Verhaltens. Urban & Schwarzenberg, München Wien Baltimore

Kapitel 8: Drogenabhängigkeit

Pupillenweite und Pupillenreagibilität bei Heroinabhängigen sowie Patienten, die an einem Methadon- bzw. Morphinsubstitutionsprogramm teilnehmen

Einleitung

Unter Opiateinfluss ist als Nebenwirkung eine starke Myosis, oft auch Stecknadelpupille genannt zu beobachten. Beim Opiatentzug dagegen ist eine deutliche Pupillendilatation festzustellen. Zur präziseren Erfassung dieser Phänomene bietet sich die statische und dynamische lichtevozierte Pupillometrie an [5, 6]. So konnte gezeigt werden, dass opiatabhängige AIDS-Patienten eine kleinere Pupillenweite (geringere autonome Aktivierung) und reduzierte Pupillenreagibilität zeigten [3]. Mit dem Verfahren der statischen und dynamischen Pupillenmessung konnte der Verlauf einer graduellen Detoxifikationsbehandlung bei opiatabhängigen Patienten objektiviert werden [4].

Bei der statischen Messung vermitteln nach Verabreichung von psychoaktiven Substanzen cholinerge Rezeptoren im Musculus sphincter pupillae den Verengungseffekt (Myosis) des parasympathischen Systems; die adrenergen Rezeptoren im Dilatatormuskel den sympathischen Einfluss (Midriasis). Dass auch bei der Interpretation der Verabreichung von psychotropen Substanzen zentralnervöse Einflüsse zu berücksichtigen sind, soll erwähnt werden.

Bei Einsatz der dynamischen Pupillometrie nach Verabreichung psychotroper Substanzen gehen wir von der Hypothese aus, dass die Lichtreaktion der Pupille direkt oder indirekt durch den Einfluss der psychoaktiven Substanzen verändert wird.

Einerseits stellt die Opiatabhängigkeit, wobei hauptsächlich die Abhängigkeit von Heroin gemeint ist, ein gravierendes Problem der Gegenwart dar; andererseits ist damit auch die Frage der Detoxifikationsbeandlung sowie der Substitutionstherapie verbunden. In der vorliegenden Untersuchung soll die Hypothese überprüft werden, ob heroinabhängige Patientinnen und Patienten, die an einem Methadon bzw. Morphinsubstitutionsprogramm teilnehmen, sich hinsichtlich Pupillenweite und Pupillenreagibilität kaum bzw. nicht unterscheiden, jedoch gegenüber einer gesunden Kontrollgruppe Unterschiede aufweisen.

Patienten und Methode

An der Untersuchung nahmen 3 Patientengruppen (männlich und weiblich) teil. Eine Gruppe sollte zum Zeitpunkt der Untersuchung ausschließlich Heroin konsumieren, die beiden anderen Gruppen sollten sich in einem Methadon- bzw. Morphinsubstitutionsprogramm befinden. Um zu kontrollieren, dass keine weiteren Zusatzsubstanzen eingenommen werden, wurden unter Supervision abgegebene Harnproben toxikologisch auf das Vorhandensein von Opiaten, Methadon, Benzodiazepinen, Amphetaminen, Kokain und Cannabis untersucht, wobei als einzig gestattete Zusatzsubstanz Cannabis zu nennen ist. Die Patientenpopulation war entweder in regelmäßiger Betreuung der Drogenambulanz im Rahmen der Substitutionstherapie, oder die Patienten mit Heroinabhängigkeit kamen entweder mit dem Ansuchen, eine ambulante Detoxifikationsbehandlung durchzuführen oder mit dem Wunsch, in ein Substitutionsprogramm aufgenommen zu werden. Alle Patienten wiesen einen HIV-negativen Serumstatus auf.

Die Heroingruppe bestand aus 26 Patienten mit einem Durchschnittsalter von 24,42 Jahren, die Methadon-Gruppe aus 20 Patienten mit einem Durchschnittsalter von 29,75 und die Morphin-retard-Gruppe aus 20 Personen mit einem Durchschnittsalter von 30,65 Jahren. Bei den Heroinabhängigen betrug die mittlere Abhängigkeitsdauer 36 Monate, bei der Methadon-Substitutionsgruppe 94, die Substitutionsdauer 35 Monate, während bei der Morphinsubstitutionsgruppe die mittlere Abhängigkeitsdauer 128 Monate, und die Substitutionsdauer 28 Monate betrug. Den 3 Patientengruppen wurde eine altersentsprechende gesunde Kontrollgruppe (n = 31) gegenübergestellt.

Bei der Methadon-Substitution wird ein Razemat aus dem L- und R-Methadon verwendet. Die tägliche Dosis sollte idealerweise 80 ± 20 mg im Rahmen eines Erhaltungsprogramms betragen. Bei der Morphinsubstitutionsgruppe wird Morphiumsulfat (Mundidol retard) oder Morphiumhydrochlorid verwendet. Es handelt sich dabei um Retard-Tabletten mit einer Halbwertszeit von 10 bis 12 Stunden, was eine zweimalige Einnahme bedingt. Hinsichtlich der Dauer der Opiatabhängigkeit und des Alters findet sich ein signifikanter Unterschied zwischen der heroinabhängigen und der morphinsubstituierten Gruppe. Dies stellt einen Hinweis darauf dar, dass nur spezielle Gruppen in die Substitutionstherapie mit Morphin eintreten.

Für die statische und lichtevozierte dynamische Messung wurde ein computerassistiertes TV-Pupillometer (Typ 1050, Fa. Whittaker) verwendet. Die Messung wurde in einem beleuchteten Raum (160 Lux, Größe 3 × 4 m) nach einer Adaptationsperiode von 3 min durchgeführt. Die Patienten hatten einen 1,6 m vom Auge entfernten Punkt zu fixieren, um Akkommodationserscheinungen zu vermeiden.

Während der 26 s dauernden statischen Pupillenmessung, wurde der vertikale Pupillendurchmesser des linken Auges bestimmt und Mittelwert und Standardabweichung one-line berechnet. Blinks und Artefakte wurden mit einer neuen Technik (Grünbergersche Glättung), die auch Voraussetzung für die Berechnung der von uns entwickelten Analyse der Pupillenoszillationen ist, identifiziert und eliminiert [7]. Nach der Darbietung eines Lichtstimulus von 145 Lux während 0,3 s wurde die dynamische Pupillometrie durchgeführt, wobei Latenzzeit und relative Änderung bestimmt wurden.

Zur Datenanalyse wurde der U=Test von Mann und Whitney [11] herangezogen.

Ergebnisse

Hinsichtlich der Pupillenweite konnten keine signifikanten Unterschiede zwischen Heroin-, Methadon- und Morphin-retard-Gruppe gefunden werden (nicht signifikant nach U-Test von Mann und Whitney). Dagegen unterschieden sich die Heroingruppe, Methadon-Substitutions-Gruppe und Morphinsubstitutionsgruppe von der Normgruppe signifikant auf dem 5% bzw. dem 1% Niveau ($p < 0{,}05$, bzw. $p < 0.01$). Die Patientengruppen zeigten also gegenüber der Norm den kleineren Pupillendurchmesser (Abb. 1).

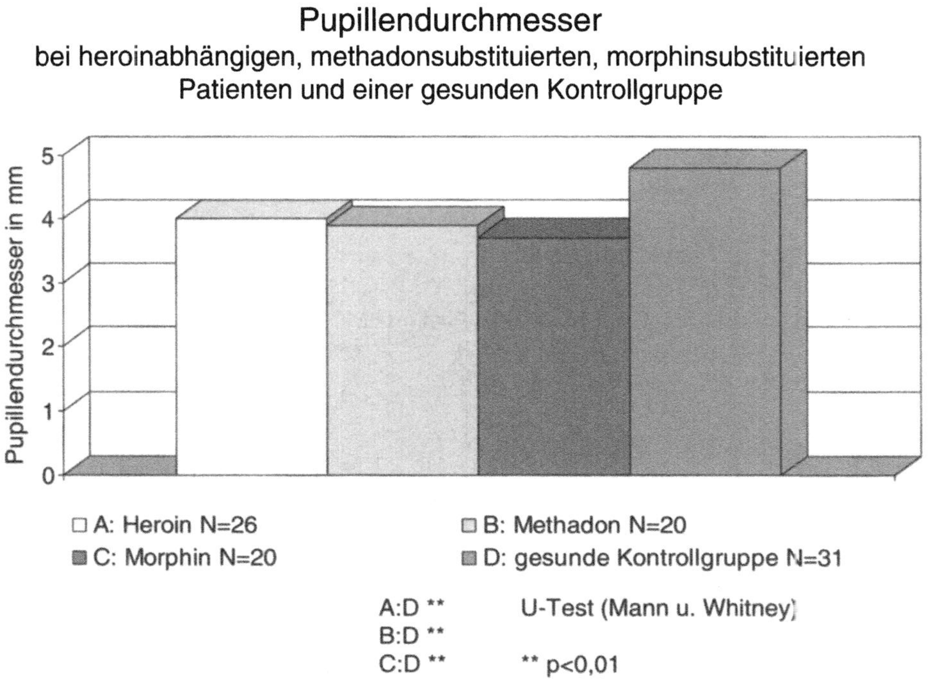

Abb. 1. Hinsichtlich der Pupillenweite unterschieden sich die Heroinabhängigen und Patienten, die sich in einem Methadon- bzw. Morphinsubstitutionsprogramm befinden, auf dem 1%-Niveau von einer gesunden Kontrollgruppe

Die Latenzzeit betreffend fanden sich weder Unterschiede zwischen den Patienten noch Unterschiede zur Norm.

Bei Betrachtung, der relativen Änderung (prozentuelle Änderung bezogen auf den Ausgangswert, das ist der letzte Wert vor Darbietung des Stimulus) zeigte sich bei der Morphin-retard-Gruppe eine etwas stärkere relative Änderung als bei der Methadon und Heroingruppe. Diese Unterschiede erreichten jedoch nicht Signifikanznivau. Von der Norm unterschieden sich jedoch die Patientengruppen auf dem 1%-Niveau durch geringere relative Änderung ($p < 0.01$) (Abb. 2).

Diskussion

Erwartungsgemäß zeigte die Gruppe der Heroinabhängigen und Methadon- bzw. Morphinsubstitutionsgruppe gegenüber der gesunden Kontrollgruppe einen kleineren Pupillendurchmesser, der eine verminderte vegetative Aktivierung widerspiegelt. Die Patientengruppen dagegen wiesen keine signifikanten Unterschiede hinsichtlich ihrer Pupillenverengung auf. Das heißt die Opiate wirken bei allen 3 Gruppen gleich dämpfend. Opiatrezeptoren wurden von Pert und Snyder [10], Simon [12] und Terenius [13] nachgewiesen. Dazu zählen die U-Rezeptoren. Vor

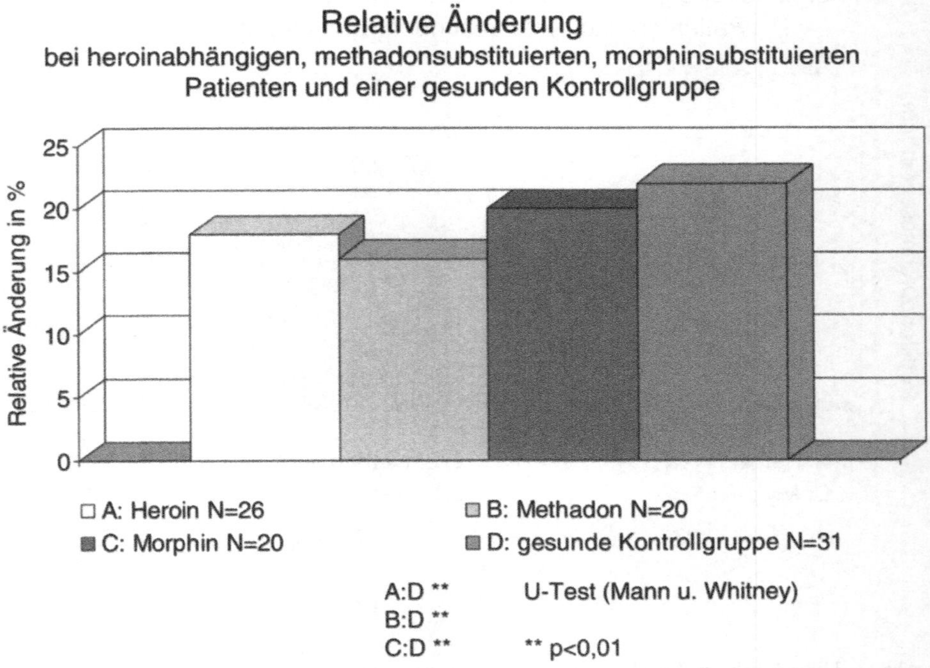

Abb. 2. Die relative Änderung der Pupille auf einen optischen Stimulus (143 Lux, 0.3 s) betreffend unterschieden sich die 3 Patientengruppen signifikant von einer gesunden Kontrollgruppe

allem Morphin und Methadon (ein Morphinagonist) binden bevorzugt an diesen Rezeptoren. In den Kernen des Tektums findet sich eine hohe Konzentration dieser Rezeptoren [9], die für die Myosis der Pupillen verantwortlich sein dürfte.

Die Reizverarbeitung, die in der Latenz der Reaktion auf einen optischen Stimulus zum Ausdruck kommt, war weder gegenüber der gesunden Kontrollgruppe noch innerhalb der Patientengruppen unterschiedlich. Durch die ständige Heroineinnahme bzw. Methadon- und Morphinsubstitution könnte es auf der Verhaltensebene zu einem Aufrechterhalten eines unauffälligen Niveaus kommen. Entsprechend der Hypersensitivitätstheorie kommt es bei künstlicher Zufuhr von exogenen Opiaten, z.B. Heroin, zu einer zunehmenden Besetzung von Rezeptoren, die die CAMP-Synthese blockiert. Werden nun wiederholt Opiate aufgenommen, so setzt zur Aufrechterhaltung des Gleichgewichts ein Gegenprozess ein, der zu einer Produktion von mehr CAMP führt, so dass insgesamt das Niveau der Enzymaktivität wieder auf Normalwerte zurückkehrt [1]. Diese auf zellulärer Ebene ablaufenden Prozesse könnten mit der normal ablaufenden Reizverarbeitung der Patientengruppen einhergehen.

Die Pupillenreagibilität war gegenüber der gesunden Kontrollgruppe vermindert. Innerhalb der Patientengruppe zeigte wohl die Morphinsubstitutionsgruppe eine leicht erhöhte relative Änderung die aber nicht statistisches Signifikanzniveau erreichte. Durch den Einfluss von Heroin und Methadon bzw. Morphin-retard kommt es zu einer Dämpfung des Balancesystems von Sympathikus und Parasympathikus, die ihren Ausdruck in einer verminderten Pupillenreagibilität finden. Auch in einer Untersuchung von Jagsch et al. konnten in einer Methadonsubstitutionsruppe gegenüber einer gesunden Kontrollgruppe eine kleinere Pupillenweite und verminderte Pupillenreagibilität festgestellt werden [8].

Die Frage, ob die signifikanten zwischen der heroinabhängigen Gruppe und der Morphinsubstitutionsgruppe einen Einfluss auf die Ergebnisse der Pupillenuntersuchung haben könnten, lässt sich dahingehend beantworten, dass die Pupillenweite in diesen Altersklassen noch keine altersbedingten Veränderungen aufweist.

Da sich beide Substitutionsgruppen weder in den Maßen der statischen noch der dynamischen Pupillometrie unterscheiden, liegt der Schluss nahe, dass das ökonomische und objektive Verfahren der Pupillenmessung für die Feststellung, ob Patienten, die sich in Substitutionsprogrammen befinden zusätzliche Opiate konsumieren, seine Anwendung finden könnte, zumal die pupillometrischen Messungen sehr sensibel auf den Einfluss von psychotropen Substanzen reagieren [2].

Literatur

[1] Birbaumer N, Schmidt RF (1991) Biologische Psychologie. 2. Aufl Springer, Berlin Heidelberg New York

[2] Grünberger J, Linzmayer L. Cepko H, Saletu B (1987) Lichtevozierte dynamische Pupillometrie für Differenzierung psychotroper Substanzen. Arzneim Forsch 3: 357

[3] Grünberger J, Linzmayer L, Pakesch G, Pfersmann D, Saletu B, Guggenberger H (1989) „De-

Nivellierungssyndrom" – Niveausenkung und Psychophysiologische Veränderungen bei AIDS-Patienten. In Saletu B (ed) Biologische Psychiatrie. Thieme, Stuttgart, S 335–339

[4] Grünberger J, Linzmayer L, Fodor G, Pressling O, Praitner M, Loimer N (1990) Static and Dynamic Pupillometry for Determination of the Course of Gradual Detoxification of Opiate-addicted Patients. Eur Arch Psychiatry Clin Neurosci 240: 109–112

[5] Grünberger J, Linzmayer L (1991) Computergesteuerte klinisch-psychodiagnostische Methoden in der Psychiatrie. Neuropsychiatrie 4: 89–98

[6] Grünberger J, Linzmayer L, Grünberger M, Saletu B (1992) Pupillometry in Clinical Psychophysiological Diagnostics: Methodology and Proposals for Application in Psychiatry. Isr J Psychiat Relat Sci 29: 100–113

[7] Grünberger J, Linzmayer L, Grünberger M, Saletu B (1994) Eine neue Methode zur Messung der zentralen Aktivierung. Fourieranalyse der Pupillenoszillationen bei depressiven Patienten. Wien Klin Wschr 106: 164–170

[8] Jagsch R, Grünberger J, Kryspin-Exner I, I.inzmayer L (1996) Periphere psychophysiologische Messungen als Alternative zu Harntests bei Methadon-Patienten? Z Klin Psychol 25: 47–54

[9] Pasternak GW (1987) Opoid receptors, multiple. In: Adelmann G (ed) Encyclopedia of Neuroscience. Elsevier, Amsterdam, pp 887–888

[10] Pert CB, Snyder SH (1973) Opiate receptor: its demonstration in nervous tissue. Science 1973 179: 1011–1014

[11] Sachs L (1972) Statistische Auswertungsmethoden. Springer, Berlin Heidelberg New York

[12] Simon EJ, Hiller JM, Edelman J (1973) Stereospecific binding of the potent narcotic analysis 3H etorphine to rat brain homogenate. Proc Natl Acad Sci USA 70: 1947–1949

[13] Terenius L (1973) Stereospecific interactions between narcotic analgesics and a synaptic plasma membrane fraction of rat cerebral cortes. Acta Pharmacol Toxicol (Kbh) 32: 317–320

Zusammenfassung

Die computerassistierte statische und dynamische lichtevozierte Pupillometrie (TV-Pupillometer 1050, Fa. Whittaker) hat sich als sensibles Verfahren für die Einschätzung des Effektes psychoaktiver Substanzen erwiesen. Deshalb wurde diese Methode bei 25 heroinabhängigen Patienten (Durchschnittsalter 24,42 Jahre), 20 methadonsubstituierten Patienten (Durchschnittsalter 29,75 Jahre) und 20 morphinsubstituierten Patienten (Durchschnittsalter 30,65 Jahre) verwendet, um die Frage zu beantworten, ob keine Unterschiede zwischen den Patientengruppen, aber signifikante Unterschiede zwischen den Patienten und der gesunden Kontrollgruppe feststellbar sind. Tatsächlich zeigten sowohl der Pupillendurchmesser (vegetative Aktivierung) als auch die relative Änderung (Pupillenreagibilität) keine signifikanten Unterschiede zwischen Heroinabhängigen, der Methadonsubstitutionsgruppe und der Morphinsubstitutionsgruppe. Hinsichtlich des Pupillendurchmessers und der relativen Änderung unterschieden sich die gesunde Patientengruppen signifikant von den gesunden Kontrollen. Die Latenzzeit zeigte keine signifikanten Unterschiede innerhalb der Patientengruppen bzw. zwischen den Patientengruppen und den gesunden Kontrollen. Deshalb könnten die Variablen Pupillendurchmesser und relative Änderung für die Bestimmung der zusätzlichen Einnahme von Opiaten bei Patienten, die an einem Substitutionsprogramm teilnehmen, eingesetzt werden.

Summary

The computerassisted static and dynamic light evoked pupillometry (TV-pupillometer 1050, Whittaker Corp.) had been proved to be a sensitive procedure for – assessment of the effect of psychoactive drugs. Therefore, this method was used in 26 heroin dependent patients (mean age 24.42 years), 20 methadone substituted patients (mean age 29.75), and 20 morphine substituated patients (mean age 30.65 years) to answer the question whether there were no differences within the patient groups but significant differences between the patients and healthy normals.

Indeed, pupillary diameter (vegetative activation) as well as relative change (pupillary reagibility) showed no significant differences between the heroin dependents, the methadone Substitution group and the morphine substitution group. However concerning pupillary diameter and relative change the patient groups differed significantly from the healthy controls. Onset latency revealed no differences within the patient groups and between patient groups and healthy controls respectively. Thus the variable pupillary diameter and relative change could be used to assess the additional application of opiates in patients participating in a substitution program.

Static and Dynamic Pupillometry for Determination of the Course of Gradual Detoxification of Opiate-addicted Patients

Introduction

In stopping or reducing the dose in opiate-addicted patients a typical withdrawal syndrome lasting about 3–5 days and producing particular complaints can be observed [1]. It is characterized by a feeling of restlessness, weakness, aching bones and muscles, dysphoric and even depressed mood, increased psychomotor activity and a loss of appetite, nausea, vomiting diarrhoea and other vegetative symptoms, such as increased sweating, tachycardia, a rise in blood pressure, etc. Another vegetative sign is the widening of the pupil which had been constricted by previous, intake of opiates. However, the extent of complaints is related to constitutional and circumstantial factors. In order to avoid an unnecessarily prolonged treatment, on the one hand, and to supply an efficient dose of the substitute medication, on the other, it is desirable to be able to measure the degree of vegetative symptoms. As the pupillary diameter decreased under the influence of opiates increases after withdrawal of the drug, the measuring of changes in the size of the pupils can be used for determinating the course of detoxification.

As advances in modern electronic technology have recently improved recording and evaluation techniques, it has become possible to measure pupillary diameter and reaction more objectively, economically and accurately than previously. In addition, repeated measurements can be performed without discomfort of the patients [2, 3, 4]. Computer-assisted measuring of the pupillary diameter (static pupillometry) as well as the pupillary reaction to a light stimulus (lightevoked dynamic pupillometry) has been carried out in both psychopathological and psychopharmacological research. The high reliability of the static variability of pupillometry has been confirmed. Variables measured during static and dynamic pupillometry have been factor-analysed. Four factors were obtained regardless whether investigation were carried out in healthy normals or in psychiatric patients.

Subjects and Methods

Twenty-nine patients (21 male, 8 female) were subjected to an inpatient detoxification treatment with methadone (Heptadone) in the intensive care unit of the Psychiatric University Clinic of Vienna. The average age of the male patients was 27.4

years (SD 4), of the female patients 29.7 years (SD 5.28), (total mean 28; SD 4.42). Twenty-two of them had taken opium tea, which is an extract of dried poppy heads. Seven had consumed the mixture of opium and heroine before they were taken into hospital. None of the patients had taken any sedative substances within the preceding 2 weeks. Urine samples optained to assess the detoxification process were analysed for illegal drugs by means of Emit-DAO every day.

Pupillometry

The examination of the patients was carried out with a microprocessor-assisted T.V. pupillometer 1050 developed by the Whittaker Corporation. The measurements were performed in a sound attenuated room with a constant illumination of 160 lx. The methodology of static and light-evoked dynamic pupillometry has already been described [3, 4]. Furthermore self-evaluation by means of a self-rating scale (FEO) [5] was carried out.

Design of Investigation

For the determination of the initial fixed dose of methadone the patient had to be free of drugs for 24 h. At the beginning of the trial 10 mg methadone (Heptadone) was administered. Subsequently, the patients were given a 5 mg dose when they asked of it until the complaints caused by withdrawal were sufficiently suppressed. During the following days the methadone dose was reduced step by step, trying to decrease medications by 20% in comparison the day before. In some patients, however, the dosage was either kept the same or reduced by less than 20%. The pupillometric investigations and the self-evaluation were carried out the following times: The first examination was accomplished before the patients were taken into hospital while they were still under the influence of an opiate. The second measurement followed in the morning of the 2nd day of stay in the hospital while they already had a withdrawal syndrome, which was rated by the physician of the intensive care unit by means of the revised WANG scale. After the second investigation the patients were given 10 mg methadone orally. One hour after medication the third measurement was carried out. The fourth examination was accomplished 1 day after the administration of the maximum dose of methadone. The fifth measurement followed on the day when half of the maximum dose was reached. The last investigation was carried out 48h after the last minimum dose of methadone had been given (Fig. 1).

The aim of our investigation was to answer the question whether or not it is possible to evaluate the course of gradual opiate detoxification by means of static light-evoked dynamic pupillometry.

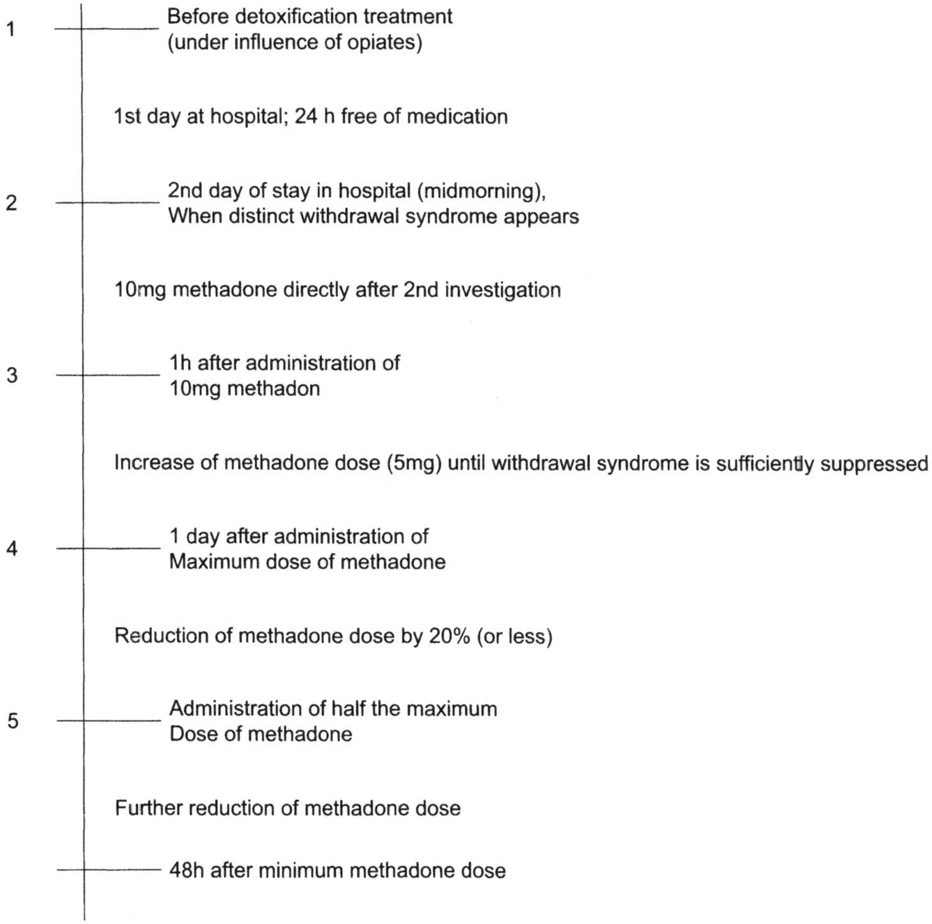

Fig. 1. Design of investigation

Statistical Analysis

Statistical analysis included two-way variance analysis, discriminant analysis, the multiple Wilcoxon test and the Newman-Keuls test [6, 7].

Results

Pupillary Diameter

Pupillary diameter showed a significant change over time ($F = 7.164$; $P < 0.01$). The Newman-Keuls test demonstrated significant differences between the first measurement under the influence of the drug und the second measurement when the effects of the detoxification treatment already showed ($P < 0.05$). That is to say, there was an evident dilatation of the pupil. After the fifth measurement (half of

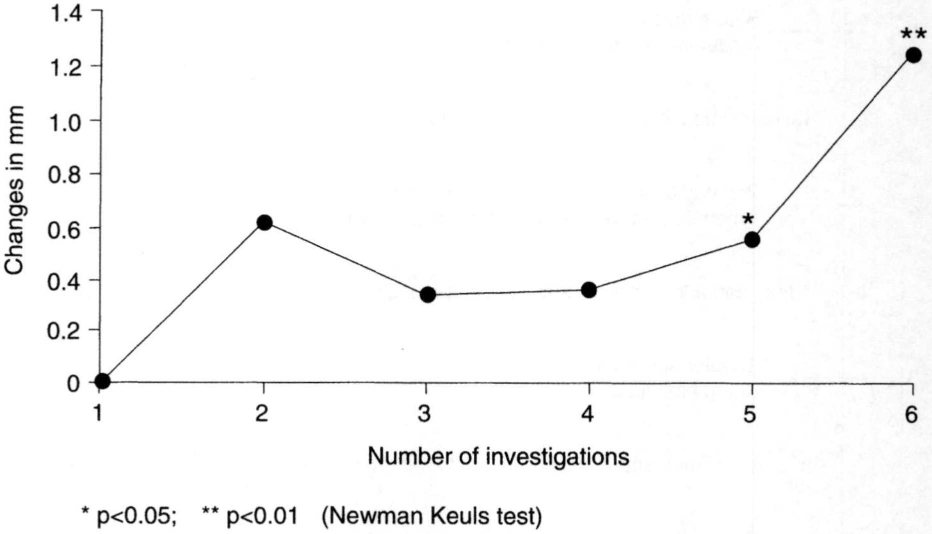

Fig. 2. Course of detoxification treatment in opiate-addicted patients (n = 29). Static pupillometry, pupillary diameter. *p< 0.05; **p< 0.01(Newman-Keuls test)

the maximum dose) and the sixth measurement (48 h after the last minimum methadone dose), there was a significant widening of the pupil in comparison with the first measurement ($P < 0.05$ and $P < 0.01$ respectively; Newman-Keuls test) (Fig. 2).

Spontaneous Fluctuations

Spontaneous fluctuations in drug-addicted patients during the course of therapy were increase in number. This increase reached the level of significance 1 h after the administration of 10 mg methadone (third examination) ($P < 0.05$; Wilcoxon test). Between the third and the fourth measurements there was a massive reduction in fluctuations. Between the fourth and the sixth investigation fluctuations increased again. Comparing the first and the last examination, the number of fluctuations rose significantly ($P < 0.05$) (Fig.3).

Onset Latency

Using dynamic pupillometry in addicted patients, a shortening of onset latency was observed after the withdrawal syndrome had appeared. Afterwards, the latency increased up to the sixth measurement, i.e. 48 h after the last minimum methadone dose (Fig. 4). These changes, however, did not reach the level of significance.

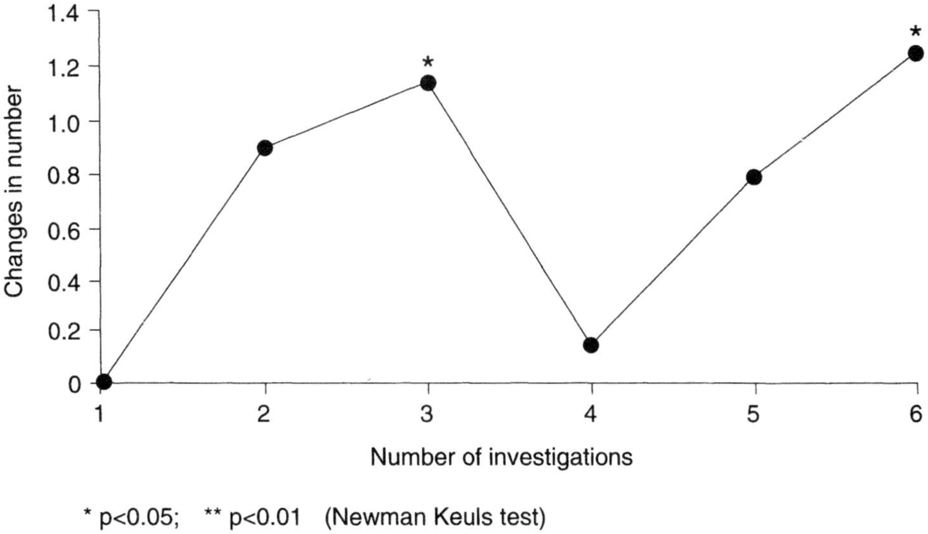

Fig. 3. Course of detoxification treatment in opiate-addicted patients (n = 29). Static pupillometry, spontaneous fluctuations. *p< 0.05 **p< 0.01 (Newman-Keuls test)

Relative Change

The relative change in pupillary diameter between the first measurement (while the subjects were still under the influence of the drug) and the second investigation (by which time the distinct withdrawal syndrome had appeared) after exposure to an optical stimulus increased clearly; thereafter it decreased slightly. After the patients

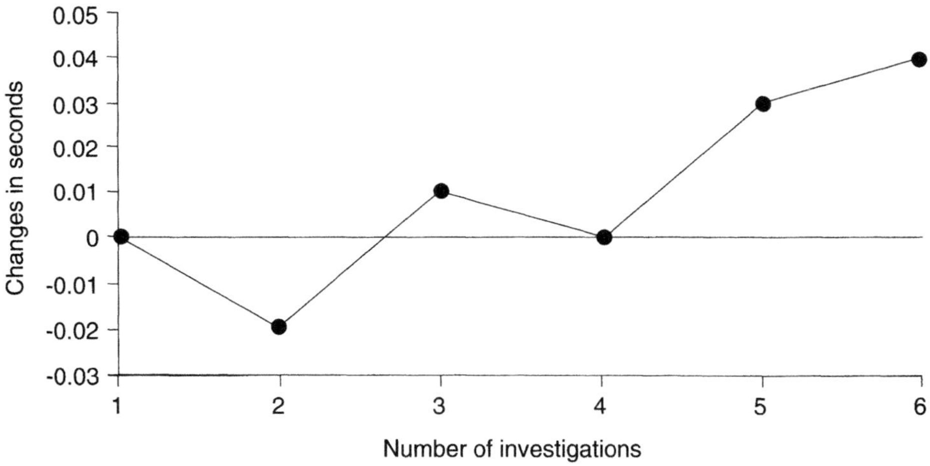

Fig. 4. Course of detoxification treatment in opiate-addicted patients (n = 29). Dynamic pupillometry, onset latency. *p< 0.05; **p< 0.01 (Newman-Keuls test)

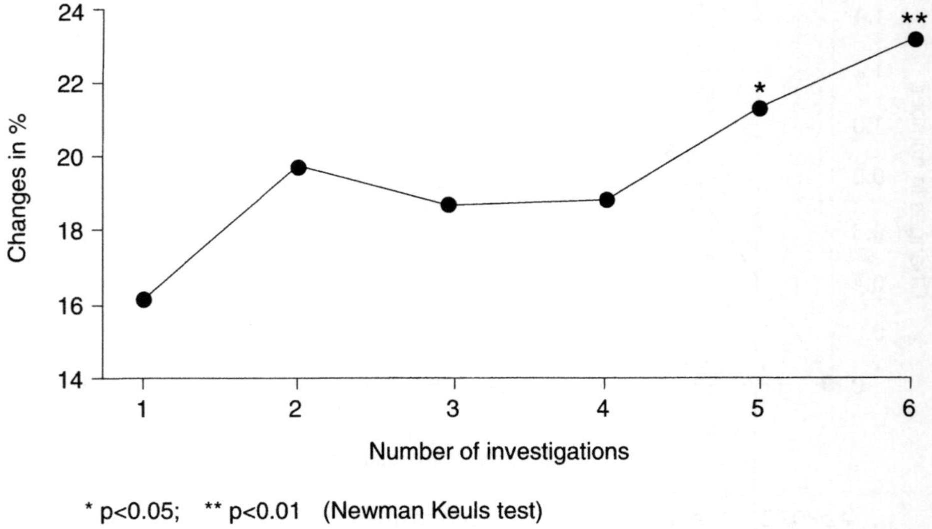

Fig. 5. Course of detoxification treatment in opiate-addicted patients (n = 29). Dynamic pupillometry, relative change. *p< 0.05; **p< 0.01(Newman-Keuls test)

had received half the maximum dose, 48 h after they had taken the minimum dose of methadone (fifth and sixth investigations) there was a further increase in the relative change, reaching the level of significance in the Newmann-Keuls test ($P < 0.05$; $P < 0.01$).The result was confirmed in the multiple Wilcoxon test. In the same test, the changes between the first and the second examination reached the level of significance ($P < 0.05$; $P < 0.05$; $P < 0.01$) (Fig.5). Multivariate analysis showed significant changes during the course of therapy, which corresponds to the results described above.

Self-rating

Subjective well-being and withdrawal distress were evaluated by the FEO scale. Between the first (under influence of opiate and the second measurement (withdrawal syndrome) no significant differences could be observed. However, the total score of the FEO scale differed significantly between the second measurement and the fourth, fifth and sixth ($P < 0.05$; 0.01; 0.05; Duncan test). Only a small difference between the second and the third measurement, which did not reach the level of statistical significance, was observed. While the subjective wellbeing and the vegetative complaints of the patients showed a deterioration when a distinct syndrome appeared, a slight improvement was observed after the administration of 10 mg methadone. The total score of the FEO scale revealed a marked improvement in the course of treatment.

Discussion

Using static and dynamic pupillometry, we wished to investigate whether or not measurement of the pupil is a sensitive indicator for the course of detoxification treatment. Firstly, the vertical pupillary diameter was measured. The pupil that had been constricted under the influence of the opiate showed a significant widening (approximately 0.6 mm) on the 2nd day of the stay in the hospital when the withdrawal syndrome had appeared. Directly after the beginning of the gradual detoxification treatment with methadone, the pupillary diameter decreased as expected and remained so after the maximum dose had been given. At that time the pupil was still wider than it was when the subject was under the influence of the previous drug. After administering half the maximum dose (fifth investigation) the pupil dilated again and towards the end of therapy reached a diameter comparable with that in healthy normals (sixth examination). This successive widening of the pupil might correspond with the protracted withdrawal. Summing up, all clinical findings could be measured psychophysiologically, i.e. by means of static pupillometry and by means of the FEO scale. Stimulating the locus ceruleus in monkeys, electrically or pharmacologically, changes were produced that strongly resembled those appearing during opiate withdrawal [8]. While opiates lock the activation of the most important noradrenergic nucleus of the brain through opiate receptors [9] there might he an increase in noradrenergic activity in certain areas, such as the locus ceruleus, while withdrawing from opiates. As the dilator muscle of the pupil is innervated by nerve fibres that use adrenaline as the transmitter, the widening of the pupil is comprehensible. For dilatation of the pupil, the somato-psychic condition of the patient also plays an important role. Moreover, the reaction of the pupil reflects the central condition, which is difficult to assess but has to be taken into consideration when interpreting the results. The spontaneous fluctuations (amplitude: > 0.3 mm) of the pupils have been discussed as an indicator of central activation [10]. The number of fluctuations increased in comparison with the initial value (before withdrawal) and reached a maximum 1 h after oral administration of 10 mg methadone. Therefore, the subjects showed a central activation which could not be suppressed by 10 mg methadone. Only the maximum quantity stopped activation. After the application of half the maximum dose (fifth measurement) and 48 h after the subject received the last minimum methadone dose, a massive increase in central activation was observed. The latency time which was shortened because of the opiate which the subject had consumed, decreased even further as the withdrawal syndrome occurred. That is to say that stimuli were processed very fast. This might be the result of the fact that patients are more vigilant and excitable when the withdrawal syndrome appears. After methadone treatment had been started the latency increased; after administration of the maximum dose it decreased slightly and it approximated the values found in healthy normals towards the end of the treatment. From the results of dynamic pupillometry, it is clear that psychotropic substances directly and/or indirectly via changes in the subject's emotional condition, modified the reaction of the pupil to light. An important variable of dynamic pupil measurement is the relative change (i.e. change of the pupil in percent as compared with the initial value). An increase in the relative change was clearly seen when the withdrawal syndrome occurred; moreover when half of the maximum dose was given and 48 h after administration of the minimum quantity of methadone. Ten milligrams, or the maximum dose of methadone, decreased the relative change. The reactivity of the pupil, as reflected by the dynamic factor in our factor analysis [12], improved in the course of the treatment and approached the values found in healthy normals. Our pupillary measurements corresponded not only with clinical observations bot also with the self-evaluation by means of the FEO questionnaire. The total scores of the self-ratings improved in the course of detoxification; at the end of treatment better scores than before the start of treatment were obtained. Thus it seems possible that no methadone withdrawal syndrome appeared in the patients. On the whole, the measurement of papillary changes seems to be a useful instrument for assessing the course of withdrawal treatment, thereby preventing the patient from being subjected to an unnecessarily long treatment period or high doses of substitute drugs.

References

[1] Kolb L, Himmelsbach CK (1938) Clinical studies of drug addiction. III. A critical review of the withdrawal treatments method of evaluating abstinence syndromes. Am J Psychiatry 94: 759–799

[2] Grünberger J, Linzmayer L, Saletu B (1984a) Psychodiagnostik mit Hilfe psychophysiologischer Verfahren. Wien Med Wochenschr 2: 29

[3] Grünberger J, Linzmayer L, Saletu B, Stöhr H (1984b) Mikrocomputer im Einsatz bei Routineuntersuchungen und Forschungsaufgaben im Bereich der klinischen Psychodiagnostik. Biomed Tech 29: 283

[4] Grünberger J, Linzmayer L, Saletu B, Stöhr H (1984c) Zur Methodologie der Pupillenmessung. Psychiatr Clin 3: 157

[5] Sachs L (1977) Statistische Auswertungsmethoden. Springer, Berlin Heidelberg New York

[6] Cooley WW, Lohnes RP (1971) Multivariate data analysis. Wiley, New York

[7] Loimer N, Linzmayer L, Grünberger J, Presslich O (1988) Objektivierung des Entzugssyndroms während der Ultrakurzentzugsbehandlung mit hohen Naloxondosen bei Opiatabhängigkeit. Therapiewoche Österreich 12: 1125–1130

[8] Gold MS, Radmond DE Jr (1977) Pharmalogical activation and inhibition of noradrenergic activity alter specific behaviours in nonhuman primates (abstract). Neurosci Abstr 3: 250

[9] Aghajanian GK (1978) Tolerance of locus coeruleus neurons to morphine and suppression of withdrawal response to clonidin. Nature 276: 186–187

[10] Grünberger J, Linzmayer L, Gasic S, Saletu B (1988) Computerassistierte statische und dynamische Pupillometrie zur Charakterisierung des trizyklischen Antidepressivums Cianopramin. Arzneim Forsch 3: 383–387

[11] Grünberger J, Linzmayer L, Witek R, Saletu B (1987b) Faktorenanalytische Untersuchungen und Reliabilitätsbestimmungen der statischen und dynamischen Pupillometrie. Wien Med Wochenschr 7: 135–139

Summary

In order to assess the course of methadone (Heptadone) substitution therapy, 29 inpatients at the Vienna Psychiatric University Clinic (21 males, mean age = 27 years, SD 4 years; 8 females, mean age 29.75 years, SD 5.28 years) who were addicted to opium tea or to a mixture of opium and heroin were investigated by means of computer-assisted „static"- and „light-evoked dynamic" pupillometry. Pupillary measurements were carried out before the start of withdrawal, on the 2nd day 48h after the administration of 10 mg methadone, and again after the maximum and half of the maximum dose of methadone had been administered. The constricted pupils (the effect of opiate) showed dilatation after the withdrawal syndrome appeared, but immediately after the start of the detoxification treatment, as well as 1 day after administration of the maximum methadone dose a decrease of pupillary diameter was observed. The narrowing of the pupil was followed by an increase in pupillary diameter, which peaked 48 h after the last minimal dose of methadone and nearly reached the normal level. The widening of the pupil reflects an increase of noradrenergic activity under conditions of opiate withdrawal. An increase of spontaneous fluctuations was observed during withdrawal and was only inhibited by the maximum dose of methadone. Finally, pupillary dynamics (shortening of latency time and increase of relative changes) improved during therapy. The pupillary measurement corresponded with clinical observations as well as with self-evaluation during treatment. This pupillometry seems to be a useful instrument for assessment of treatment of opiate-addicted patients.

Kapitel 9: Lichttherapie bei Depression

The effect of biologically-active light on the noo- and thymopsyche and on psychophysiological variables in healthy volunteers

Introduction

SAD (seasonal affective disorder) is a subtype of depression, which starts when day-length shortens in October. This type of depression is characterized by hypersomnia, lack of concentration, loss of interest in work and social interaction, loss of libido and carbohydrate craving. 25% of the population in the USA are bothered by short winter days and loss of light due to seasonal changes. This can usually be tolerated, and only few of these people have to seek medical help [1, 2, 3, 4].

If complaints of lack of concentration, reduced alertness, slowed reaction and increase of errors in tasks are due to seasonal changes, bright light improves these parameters [5]. Rosenthal et al. [6] did not find any psychological response to phototherapy when they exposed normal people to bright light as they had exposed SAD patients. This may be due to the short exposure. Ehrenstein [7] was able to show positive nootropic effects of bright light on shift workers. The nootropic effect due to improved vigilance could not be seen in narcoleptic patients when they were exposed to bright light [8].

Why bright light is effective in SAD patients or in shift workers or jet-lag conditions is unclear. The feeling of being alert and full of energy might be an effect an the biological clock. Bright light works as a ‚Zeitgeber' an the sleep-wake cycle and the wake-activity cycle by synchronizing internal cycles and amplifying the internal rhythms.

Theories of melatonin involvement which might directly be responsible for bright light effects [7] or the hypothesis of ‚the criticial time of the day' [8] have been rejected.

The study was carried out to understand bright light effects on noopsychic, thymopsychic and psychophysiological variables, and how long people have to be exposed to bright light to see an effect an these parameters.

The intensity of exposure and the effect on vigilance parameters could support the ‚vigilance hypothesis of bright light therapy' [9].

Methods

Subjects

15 healthy volunteers (8 males and 7 females) aged between 22 and 34 years (mean 27 years) weighing between 50 and 84 kg (mean 64 kg) and ranging in height from 158 to 199 cm (mean 174) participated in the study. They were not allowed to take psychoactive drugs 3 weeks before and during the investigation. A written informed consent was obtained from the volunteers.

Design of the investigation

Between 9 a.m. and 5 p.m. the subjects underwent intermittent light exposure (interrupted by psychometric and psychophysiological investigations) lasting for 4 h (see time schedule as shown in Fig. 1). The exposures were carried out 30 min before the end of the 1st and 2nd hour, respectively, as well as 1 hour before the end of the 4th, 6th and 8th hour after baseline investigations. On one day, biologically-

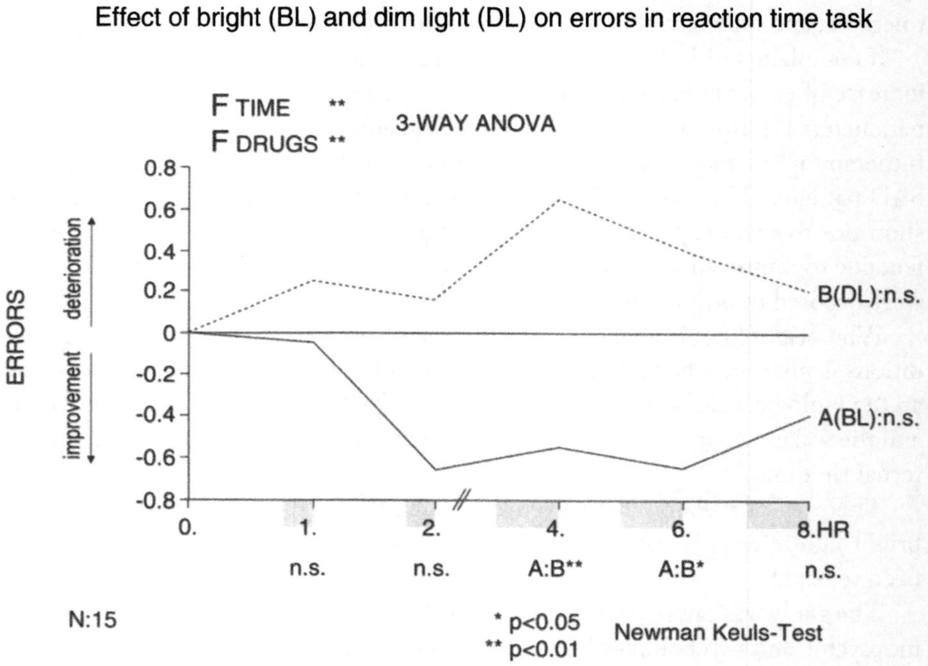

Fig. 1. Effect of bright (BL) and dim light (DL) on errors in reaction time task. After the 1st hour of exposure to biologically-active light, decrease of errors in reaction time was observed, while under the dim-light condition the number of errors increased. As compared to the dim-light group, the bright light group showed significant improvement in the 4th and 6th hour of the observation period. In all figures the shorter hatched bars represent 30 min intermittent bright vs. Dim-light exposure, the longer hatched bars represent 1 h bright vs. Dim-light exposure

active light with an intensity of 2500 Lux (36 Tungsram-Daylight 55 Fluorescent tubes), and on the other day the dim-light condition (500 Lux) was presented at random. Psychometric and psychophysiological investigations which lasted for 30 min were carried out at baseline, as well as in the 1st, 2nd, 4th, 6th and 8th hour after baseline investigation.

Psychometric and psychophysiological tests

Noopsychic tests included the alphabetical cross-out test (AD test) by Grünberger [10], where the subject has to cross-out letters from a combination, for example ANEY in 20 lines consisting of 40 letters. For each column the proband has 10 s and he is instructed to work as fast as possible. For evaluation of attention the total score, for measurement of concentration the percentage of errors, and for determination of attention variability the difference between extreme scores, is used.

The computer-assisted Pauli test [11] is performed on an instrument consisting of a PC with a keyboard, computer display and printer. On the display, calculations (additions, subtractions or both) of numerals from 1 to 9 are presented to the subject at random and he has to type the first digit of the result into the keyboard. Wrong calculations can be corrected by pressing a specific key. The investigation lasts 3 min. The number of correct calculations (attention) and errors (concentration) are printed out.

The motor activity test (Feinmotorik test, Grünberger, 1977 [10]), where the subject has to set dots in boxes (1.0 × 0.5 cm) within 15 s, first with the right and then with the left hand. The sum of the dots from both sides is a measure of motor activity and drive.

Numerical memory test [10] for measurement of short-term memory: After presentation of 10 numbers, the subject has to recall these numbers.

Computer-assisted measurement of reaction time: Different combinations of colours and tones are generated by the computer in order to prevent training effects. The combination of different stimuli and the number of reactions can be selected. The mean reaction time and the errors of commission and omission are computed. For our investigations we used the reaction to the combination of a yellow light and an acoustic stimulus.

The microprocessor-assisted rigidity test [12] for measurement of flexibility and perseveration: This microprocessor-assisted technique gives information on in adequate persisting in psychic processes and behaviour within the shortest time. 10 buttons (1.5 cm in diameter) are placed randomly on a 30 × 20 cm sheet of metal. The subject has to press the buttons with the same finger of the right hand at random according to acoustic signals for 2 min (standard condition). In the speed condition the subject has to press the buttons as fast as possible first with the same finger of the right hand and then with the left hand for 1 min. The following variables are printed out: standard deviation x^2-distribution, redundance of first degree (distance between the buttons) and redundance of second degree (preference of a pattern). Furthermore, an analysis of dyads is calculated.

Thymopsychic assessments consisted of the von Zerssen Bf-scale [13] for evaluation of subjective well-being; a semantic differential polarity profile for changes in affectivity, including the dimensions wakefulness, concentration, mood and extaversion [14], and the VAS (four 100-mm visual analogue scales) for self-rating of mood, wakefulness, affectivity and drive.

Psychophysiological investigations included microprocessor-assisted static and dynamic pupillometry for measurement of autonomous activation and pupillary reactivity and the computer-assisted measurement of electrodermal activities (EDA) for determination of vegetative activation [15].

Static and dynamic pupillometry: A pupillographic technique in which the subject's head is positioned comfortably on a chin-rest and a fore-head-rest with his gaze directed to a black dot 1.6 m in front of him (in order to avoid accommodation). For the computer-assisted measurement of the vertical pupillary diameter which lasts for 20 s, the Whittaker Cooperation TV Pupillometer Model 1050 is used. During the recording period, blinks are excluded, mean pupil diameter and standard deviation are calculated and fluctuations (amplitudes above 0.3 mm are taken to be indicators of central activation) are identified.

For dynamic measurement we used the same devices described above. A light stimulus (145 Lux for 300 ms) is presented. After the static measure, followed by a recording period lasting 15 s, the variables of pupillary reaction are calculated: initial value, onset latency, time to peak effect, maximum constriction, absolute and relative change, speed of constriction, half recovery time, area under the curve and speed of recovery [16].

Measurement of EDA: Hellige electrodes (Ag/AgCl-electrodes) are placed on the thenar and hypothenar of the left (untrained) hand. The electrodes are connected with the minicomputer, which enables an automatic recording of SCL and SCR. After adaptation to a sound-attenuated room with constant temperature and humidity of the atmosphere, the subject is instructed to relax. The recording of SCL, lasting 60 s, is followed by the presentation of a tone stimulus (500 Hz, 75 dB, 1 s) by headphones, and the SCR is determined. Skin conductance level, spontaneous fluctuations, onset latency, amplitude and half recovery time are calculated [11].

Statistical analyses

Three-way analysis of variance (ANOVA) for repeated measures was calculated with respect to the following factors: changes over time, over conditions and among subjects, respectively (the last factor was not used for interpretation). Further multiple tests for repeated measures, such as the Newman-Keuls test, the t-test and the Duncan test, were also carried out.

Results

At first only some changes under biologically-active-light concerning attention, concentration, psychomotor performance (drive), self-rated drive and well-being will be demonstrated. For a better survey (univariate approach) the data were reduced by means of calculation of centroids of all 9 noopsychic, 4 thymopsychic and 17 psychophysiological parameters. These centroids were subjected to statistical analyses (multivariate approach).

Attention

Attention demonstrated no significant changes over time (F; n.s., 4 df) as well as no significant intergroup differences (F, n.s., 1 df) in the three-way ANOVA. Attention showed an impairment from the 1st to the 2nd hour after exposure to biologically active light. Thereafter attention improved to the 4th and the 6th hour. However, these changes did not reach the level of statistical significance. Under the dim-light condition a marked impairment of attention was observed in the 1st hour. After this point of time, attention improved slightly and revealed a remarkable improvement in the 8th hour. However, these changes did not show statistical significance.

Concentration

Concentration did not show significant changes over time, nor were there any significant intergroup differences (F_t n.s., 4 df; F_c n.s., 1 df) in the three-way ANOVA. The volunteers of the bright light group, as well as the dim-light group, showed a deterioration up to the 2nd hour. Thereafter both groups showed an improvement which did not reach the level of statistical significance. The comparison of the groups brought no statistically significant differences (Newman-Keuls test).

Reaction time-errors

Errors (of omission and commission) in the reaction-time task showed significant changes over time, as well as inter-group differences (F_t $p < 0.01$, 4 df; F_c $p < 0.01$, 1 df) in the three-way ANOVA. In the 1st hour after exposure to biologically-active light a remarkable decrease of errors in reaction time was observed, while under the dim-light condition the number of errors increased. In the 4th and 6th hour of observation, the bright light group revealed significant improvements as compared to the dim-light group ($p < 0.01$ and $p < 0.05$, respectively) (Newman-Keuls test; Fig. 1).

Motor performance

Drive as measured by the fine motor activity test showed no significant changes over time and no intergroup differences (F_t and F_c n.s., 4 df, 1 df, three-way ANOVA).

Motor activity showed an increase after bright-light exposure, while under the dim-light condition only a slight improvement was found. However, the increase did not reach statistical significance. Further, no significant intergroup differences were obtained (Newman-Keuls test).

Self-rated drive

Drive as evaluated by means of the Visual Analogue Scale (VAS) showed significant intergroup differences (F_t $p < 0.01$, 1 df), while no significant changes over time could be found (F_c. n.s., 4 df). Exposure to bright light also improved drive from the 2nd to the 8th hour. In the 2nd hour under the dim-light condition drive started to deteriorate and the deterioration peaked in the 6th hour (Fig. 2). Significant

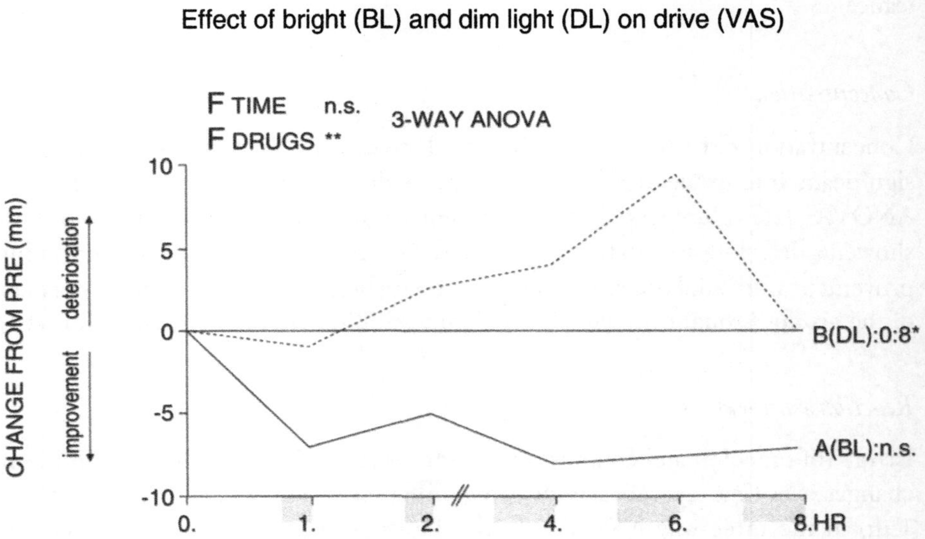

Fig. 2. Effect of bright (BL) and dim light (DL) on drive (VAS). Exposure to bright light improved drive from the 2nd to 8th hour. From the 2nd to the 8th hour under the dim-light condition drive started to deteriorate. Significant differences between bright light and dim-light conditions could be observed in the 2nd, 4th, 6th and 8th hour

differences between the bright and dim-light conditions could be observed in the 2nd, 4th, 6th and 8th hour ($p < 0.05$, $p < 0.01$, $p < 0.01$ and $p < 0.05$, Newman-Keuls test).

Noopsychic changes

The noopsychic centroid demonstrated significant changes over time (F_t 5.6, 4 df, $p < 0.05$) as well as significant intergroup differences (F_c 16.69, 1 df, $p < 0.01$) in the three-way ANOVA. While after the first exposure to biologically-active light a slight decrease of cognitive functions started and lasted up to the second hour, in the 4th and 6th hour a marked increase of cognitive functions could be observed but did not reach the level of statistical significance. The improvement of cognitive functions in subjects exposed to biologically-active light differed significantly from the functions under the dim-light condition in the 4th and 6th hour ($P < 0.01$ and $P < 0.05$; t-test). The cognitive functions returned to the baseline in the 8th

Table 1. Changes in psychophysiological variables under intermittent bright light as compared with dim light in normals at different times of the day as compared with baseline

Variable	Condition	F_c	F_1	Baseline		Changes as compared with baseline (h)				
				$\bar{x}$	s	1	2	4	6	8
Attention	A		1.6	464.8	56.5	-9.5	-24.1	-3.8	+2.5	+0.1
(AD (Total score))	B	0.8		475.1	78.8	-22.0	-14.7	-11.5	-16.9	+4.3
Concentration	A		2.9*	2.5	2.0	+0.3	+0.9	+0.1	+0.2	+0.0
(AD (% Errors))	B	0.9		2.3	2.0	+0.6	+1.1	+0.4	+0.6	-0.3
Attention	A		0.8	11.9	3.3	+0.3	+0.5	+0.6	+0.9	+0.8
Variability	B	0.0		12.5	3.9	-1.7	+0.4	+0.2	+0.3	-1.1
Motor activity	A		1.0	99.9	10.2	-1.6	+0.6	+1.5	+3.1	+2.6
(FM (Total score))	B	0.1		99.6	7.4	+0.7	+1.8	+1.7	+1.7	+2.3
Reaction	A		2.3	399.5	72.9	+13.3	+2	-14.7	-3.1	-3.5
Time (ms)	B	3.0		375.6	66.7	+14.5	+14.1	+1.1	-5.7	+13.9
Reaction	A		0.5	1.5	1.1	-0.1	-0.7	-0.5[b] }	-0.7[a] }	-0.4
Time (errors)	B	19.1		0.5	0.7	+0.3	+0.1	+0.7	+0.4	+0.2
Numerical	A		1	1.8	1.8	-1.5	-0.9	-0.7	-1.1	-1.2
Memory	B	1		1.7	1.7	-1	-1.1	-0.6	-1.2	-0.3
Correct calculations	A		3.4**	20.1	20.1	+2.9[a] }	+1	-2.6[a] }	+5.1	+2.9
(Pauli test)	B	7.9		13.4	13.4	-2.1	-1	-1.6	+2.9	+3.6
Pauli test	A		1.3	1.5	1.5	-0.3[a] }	+0.3	-0.2[a] }	+0.2	+0.2
(% Errors)	B	3.5		0.7	0.7	+0.7	+0.7	+0.5	-0.1	-0.1

Changes as compared with baseline; *$p < 0.05$, **$p < 0.1$ (Newman-Keuls test, (n = 15). Differences between bright light (A) and dim light (B); [a] $p < 0.05$, [b] $p < 0.01$ (Newman-Keuls test n = 15)

Effect of bright (BL) and dim light (DL) on the noopsyche of normals (N:15)
[based on discriminant analysis (centroids) of changes in 9 noopsychic variables]

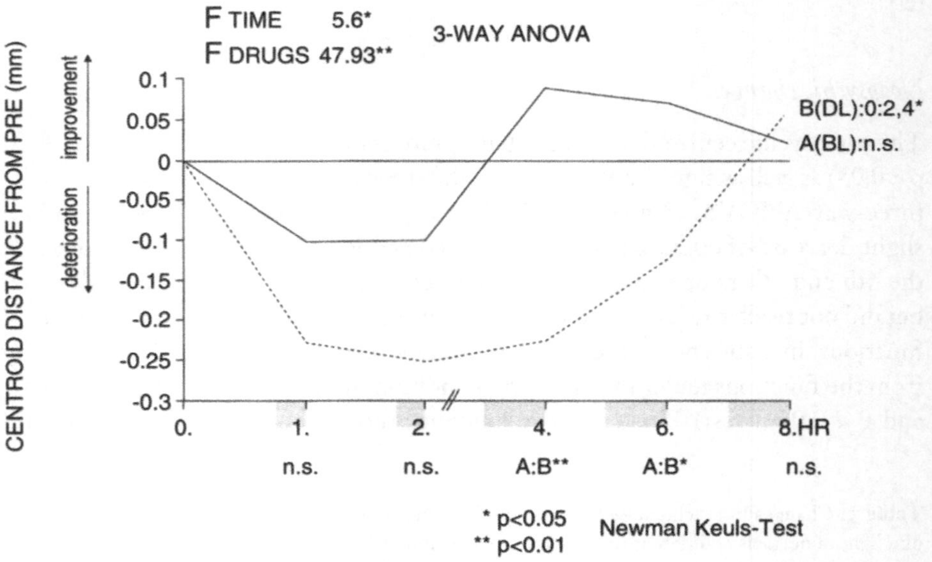

Fig. 3. Effect of bright (BL) and dim light (DL) on the noopsyche of normals (n = 15; based on discriminant analysis (centroids) of changes in 9 noopsychic variables). The improvement of cognitive functions in subjects exposed to biologically-active light which differed signigicantly from those under dim-light conditions in the 1st and 2nd hour of observation. Comparison between particular points of time demonstrated a significant increase in cognitive functions under biologically-active light from the 2nd to the 4th and 6th hour

hour. Under the dim-light condition a pronounced deterioration could be shown in the 1st and 2nd hour of observation. Afterwards, cognitive variables started to improve and reached the baseline (Fig. 3, Table 2). Comparisons between the particular points of time by means of the Duncan test demonstrated a significant increase in cognition under biologically-active light from the 2nd to the 4th and 6th hour ($p < 0.05$; Duncan test).

Flexibility

After a slight increase of flexibility at the beginning, which did not reach the level of statistical significance, a continous decrease could be observed under biologically-active light until the 8th hour. Under the „dim-light condition" a slight increase of flexibility was observable in the 4th hour followed by a decrease until the 6th hour and by an improvement up to the 8th hour (F values of three-way ANOVA were not significant).

Thymopsychic chances

The thymopsychic centroid showed significant chances over time as well as inter-group differences (F_t 6.57, 4 df and F_c 47.99, 1 df $p < 0.01$ in the three-way ANOVA). In the group exposed to biologically-active light an improvement of subjective well-being, which was significant as compared to the baseline, could be demonstrated in the 1st hour lasting up to the 8th hour ($p < 0,01$, Newman-Keuls test; Fig. 4, Table 2). Furthermore, significant differences between the „dim-light condition“ and exposure to biologically active light were obtained in the 4th and 6th hour ($p < 0.01$). Under the „dim-light condition“, the subjects demonstrated only a small improvement in thymopsyche in the 2nd hour, followed by a deterioration which peaked in the 6th hour. Afterwards, thymopsyche improved up to the 8th hour.

Psychophysiological findings

The „psychophysiological centroid“ showed significant inter-group differences in the three-way ANOVA (F_c 4.33, $p < 0.05$), while changes over time did not reach

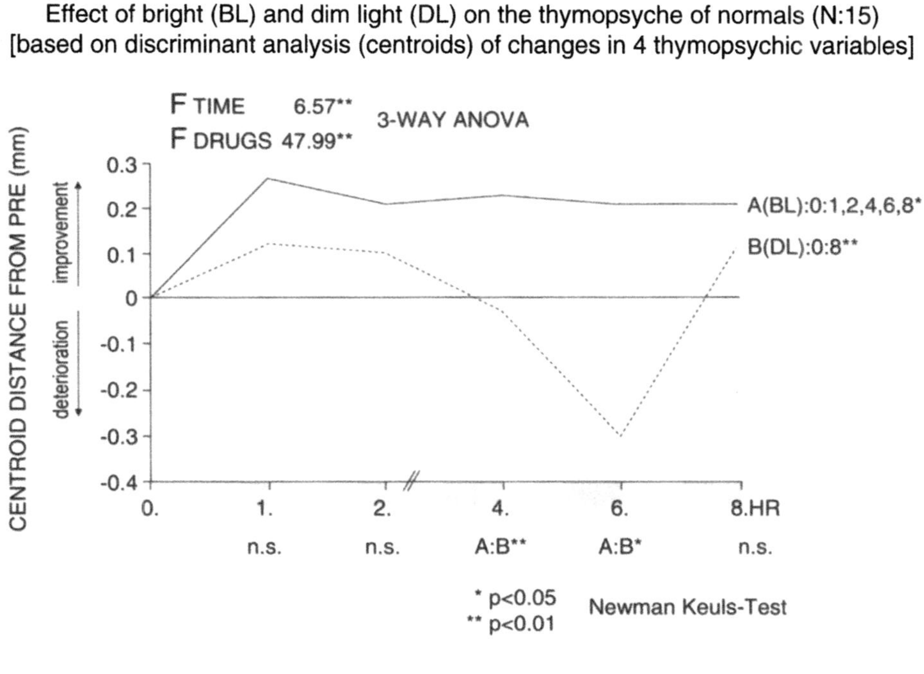

Fig. 4. Effect of bright (BL) and dim light (DL) on the thymopsyche of normals (n = 15; based an discriminant analysis (centroids) of changes in 4 thymopsychic variables). In the subjects exposed to the biologically-active light not only an improvement of subjective well-being as compared to the baseline could be demonstrated but also significant differences between the dim-light condition and exposure to biologically-active light were obtained in the 4th and 6th hour

Table 2. Changes in thymopsychic variables under intermittent bright light as compared with dim light in normals at different times of the day as compared with baseline

Variable	Condition	F_c	F_1	Baseline		Changes as compared with baseline (h)				
				$\bar{x}$	s	1	2	4	6	8
v. Zerssen well-	A		0.5	6.6	5.3		-0.1	+0.8	+0.2	+0.7
Being scale	B	0.2		6.9	5.9		-0.8	+0.1	+1.5	-0.5
Semantic polarity	A		0.1	38.9	9.0		+1.6	-0.4	-0.9	+0.9
Profile (score)	B	0.9		37.9	8.7		+0.3	+1.4	+3.3	+0.8
VAS	A		1.6	36.7	21.6	-7.27	-4.9[a]	-7.7[b]	-7.3[b]	-7.1[b]
Activity	B	45.5		27.3	16.5	-0.7	+2.2	+4.1	+9.5	-0.1
VAS	A		2.5*	38.3	19.2	-10.2	-6.5	-9.7	-5.6[b]	-8.9[a]
wakefulness	B	16.5		31.8	23.7	-5.9	-4.9	-2.1	+5.6	+1.2

Changes as compared with baseline; *$p < 0.05$. Differences between bright light (A) and dim light (B); [a]$p < 0.05$, [b]$p < 0.01$ (Newman-Keuls test, n = 15)

Effect of bright (BL) and dim light (DL) on the psychophysiology of normals (N:15) [based on discriminant analysis (centroids) of changes in 17 psychophysiological variables]

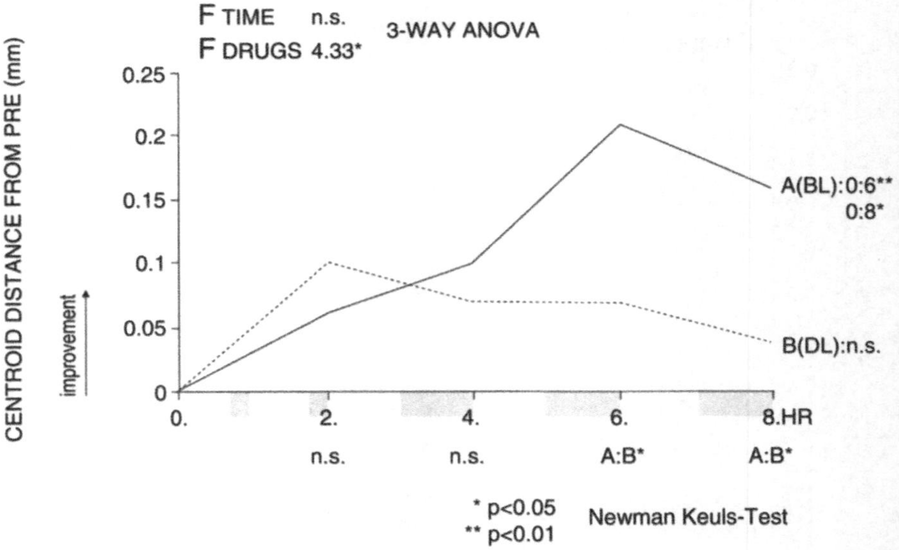

Fig. 5. Effects of bright (BL) and dim-light (DL) on the psychophysiology of normals (n = 15; based on discriminant analysis (centroids) of chances in 17 psychophysiological variables). This figure shows an increase of psychophysiological variables after exposure to biologically-active light which reached the level of significance in the 6th and 8th hour as compared to the baseline. Significant differences between biologically-active and dim-light conditions were found at the same point of time

Table 3. Changes in psychophysiological variables under intermittent bright light (A) as compared with dim light (B) in normals at different times of the day as compared with baseline

Variable	Condition	F_c	F_1	Baseline		Changes as compared with baseline (h)				
				$\bar{x}$	s	1	2	4	6	8
Pupillary measures										
Critical flicker	A		0.1	40.8	3.5		+0.6	+0.1	+0.7[a]	+0.6
Frequency (CFF)	B	8.1		41.0			-0.1	+0.1	-0.1	-0.1
Pupillary	A		10.3**	4.5	0.7		-0.1	+0.3**	+0.4**	+0.4**
Diameter	B	2.6		4.3	0.8		-0.0	+0.2	+0.2	+0.3*
Spontaneous	A		0.2	4.6	1.9		-0.9	-1.4[b]	-0.5	-0.8[a]
Fluctuations	B	22.7		3.7	1.8		+0.3	+1.1	-0.1	+0.6
Initial	A		0.7	4.4	0.8		+0.0	+0.2	+0.3	+0.3
Value	B	0.2		4.2	0.9		+0.2	+0.1	+0.2	+0.1
Onset	A		1.3	0.3	0.0		-0.0	-0.0	-0.0	-0.0
Latency	B	6.9		0.3	0.1		+0.0	+0.0	+0.0	+0.0
Maximum	A		2.7*	3.3	0.7		-0.0	+0.2	+0.2	+0.2
Constriction	B	0.8		3.2	0.6		+0.1	+0.1	+0.1	+0.1
Constriction	A		0.1	0.5	0.1		-0.0	-0.0	-0.0	-0.0
Time	B	0.0		0.5	0.1		+0.0	-0.0	-0.0	-0.0
Time to	A		0.5	0.8	0.1		-0.0[b]	-0.0[b]	-0.0[b]	-0.0[b]
Peak effect	B	52.5		0.8	0.2		+0.1	+0.1	+0.1	+0.1
Relative	A		0.7	23.5	6.3		-0.3[a]	+0.5	+0.6	+0.6
Change	B	0.4		23.5	5.2		+2.3	+0.1	+1.1	-0.7
Absolute	A		0.2	1.0	0.4		-0.0[a]	+0.1	+0.1	+0.1
Change	B	0.0		1.0	0.4		+0.1	+0.0	+0.1	-0.0
Speed of	A		0.2	1.9	0.4		+0.1	+0.2	+0.2	+0.2
Constriction	B	0.1		1.8	0.5		+0.3	+0.2	+0.2	+0.1
Half recovery	A		0.1	0.6	0.3		+0.1	+0.1	+0.1	-0.0
Time	B	11.7		0.9	0.8		-0.2	-0.3	-0.3	-0.3
Area under	A		0.2	13.2	6.1		-1.3[b]	-0.9	-0.2	-0.3
The curve	B	7.6		11.9	5.1		+2.4	+1.1	+1.2	+0.0
Skin conductance	A		1.8	7.2	5.3		-0.1	+1.5	+0.6	+0.9
Level	B	0.0		7.5	5.9		-0.5	+1.5	+2.8	-0.2
Spontaneous	A		0.8	10.9	15.9		+15.1[b]	+8.1	+16.7[b]	+14.7[b]
fluctuations	B	32.5		20.1	17.4		+3.4	+1.5	-0.7	+1.2

[a,b] see table 2

* $p < 0.05$

** $p < 0.1$

the level of statistical significance. An increase in the intensity of „psychophysiological centroid" was found after exposure to biologically-active light which reached the level of significance in the 6th and 8th hour as compared to the baseline ($p < 0.01$ and $p < 0.05$; Newman-Keuls test). Significant differences between biologically-active light and the „dim-light condition" were found at the same points of time. Only a small increase of the centroid after exposure to dim light was observed in the 2nd hour (Fig. 5, Table 3). Considering the periods of investigations, a remarkable increase of the centroid could be shown between the 2nd hour and the 6th hour ($p < 0.05$; Duncan test).

Discussion

After exposure to 4 h of bright light during an active day from 9 a.m. to 5 p.m., in comparison to the „dim-light condition", a significant difference in favour of the bright-light group was found in intellectual functions (Pauli test), reaction-time performance and wakefulness. This improved vigilance as defined by Head [17] was evident in the bright-light group, although the fatigue and the day-time variation of fatiguability works against bright light, volunteers should deteriorate during early afternoon hours and show worse results during the day. According to Head, vigilance may be seen as the availability and the grade of organization of man's adaptive behaviour. Bright light seems to improve the ability to adapt.

After 4 h intermittent daytime exposure to biologically-active light in comparison to the dim-light condition, a significant improvement in the noo- and thymopsyche of the volunteers could be demonstrated. These results are in accordance with findings in healthy normals who underwent light therapy in evening and morning hours: an improvement in the objective quality of awakening in the morning as demonstrated by increased attention, concentration and psychomotor performance was measured [18]. The increase in the subjects' vigilance seemed to be caused by the light itself. Sufficient vigilance and activation are necessary for adequate cognitive performance. The increase in the subjects' activation was parallel to the improvement in the noopsychic performance. However, Saletu and Anderer [19] observed by means of EEG mapping that biologically active light showed a situation-dependent effect, because subjects showing an alerting effect in the waking state exhibited more drowsiness patterns when resting with eyes closed. This would indeed imply an optimizing of vigilance in the Sense of Head, since situation-dependently the noopsyche and thymopsyche would be improved in the waking state, while in the resting condition with eyes closed relaxation is accentuated. The improvement in subjective well-being which was observed in healthy volunteers after exposure to biologically-active light is not so clear. Since flexibility and perseverance are rather stable traits, the lack of findings concerning flexibility as measured by means of the rigidity test seems to be understandable. In view of the improvement in noopsychic, thymopsychic and psychophysiological variables, the cumulative effect of biologically active light must be considered. The improvement in noopsychic variables, as well as the increase in psychophysiological variables reflecting activation, revealed marked peaks in the 4th and 6th hour under exposure to active light, especially central activation as measured by CFF and autonomous activation as determined by pupillary diameter and spontaneous fluctuation of skin-conductance measurement. However, the improvement in subjective well-being did not seem to be reinforced by cumulating effects, because a clear rise was already observed after 1 h, with a constant level sustained after additional light exposure up to the 8th hour.

4 h of light exposure is quite a long time and this might be the explanation that SAD patients after a 1–2-h exposure do not show the same results, although one might speculate that these patients arc supersensitive to bright light and might show quicker effects. On the other hand, one might speculate that they might even react later and need more light to improve. The onset of a positive mood effect after three days might indicate that more photons are needed to influence the suprachiasmatic nucleus and that adaptation processes start later and less readily after three days to amplify the sleep wake cycle. Healthy volunteers might react rapidly after one single 4-h exposure, and therefore may be able to adapt. This might be the explanation that they adapt better to seasons than SAD patients. SAD patients might be subsensitive to bright light and need more quantities of photons to inform their suprachiasmatic nucleus about the activity cycle. Their amplitude of activity might need more photons to adapt, which is only fulfilled in summer but not in winter.

References

[1] Rosenthal et al (1986)

[2] Kasper S, Rogers SL, Yancey A, Schulz PM, Skwerer RG, Rosenthal NE (1989) Phototherapy in individuals with and without subsyndromal seasonal affective disorder. Arch Gen Psychol 46: 837–844

[3] Terman M, Terman JS, Quitkin FM, McGrath PJ, Stewart JW, Rafferty B (1989) Light therapy for seasonal affective disorder. A review of efficacy. Neuropsychopharmacology 2: 1–22

[4] Wirz-Justice A, Bucheli B, Graw P, Kielholz P, Fisch HU, Woggon B (1986) Light treatment of seasonal affective disorder in Switzerland. Acta Psychiatr Scand 74: 193–204

[5] Dietzel M (1990) Die Lichttherapie der endogenen Depression. Ein Beitrag zur chronobiologischen Forschung in der Psychiatrie. Monogr Gesamtgeb Psychiatr. Springer, Heidelberg

[6] Rosenthal NE, Jacobsen FM, Sack DA, Arendt J, James, SP, Parry BL, Wehr TA (1988a) Atenolol in seasonal affektive disorder: a test of the melatonin hypothesis. Am J Psychol 145: 52–56

[7] Ehrenstein W (1990) Schlafstörungen bei Schichtarbeitern. In: Clarenbach P, Engfer A (Hrsg) Diagnostik und Therapie spezieller Schlafstörungen. MMV Verlag, München, S 35–47

[8] Hajek M, Meier-Ewert K (1990) Angewandte Chronobiologie. Therapie und Licht. Münch Med Wochenschr 180: 3–6

[9] Dietzel M (1988) The vigilance hypothesis. CINP, München

[10] Grünberger J (1977) Psychodiagnostik des Alkoholkranken. Ein methodischer Beitrag zur Bestimmung der Organizität in der Psychiatrie. Maudrich, Wien

[11] Grünberger J, Linzmayer L (1991) Computergesteuerte klinische psychodiagnostische Methoden in der Psychiatrie. Neuropsychiarie 4: 89–98
[12] Grünberger J, Linzmayer L, Stöhr H, Wittek R, Saletu B (1988) Computerunterstützte Rigiditätsmessung zur Differenzierung psychopathologischer Gruppen. Wien Med Wochenschr 138: 206–212
[13] Von Zerssen D, Koeller DM, Rey ER (1971) Die Befindlichkeitsskala (B-S) – ein einfaches Instrument zur Objektivierung von Befindlichkeitsstörungen, insbesondere im Rahmen von Längsschnittuntersuchungen. Arzneim Forsch Drug Res 20: 915–918
[14] Osgood CD, Suci GJ, Tannenbaum PH (1975) The measurement of meaning. Urbana University Press, Urbana
[15] Grünberger J, Linzmayer L, Saletu B (1984) Klinische Psychodiagnostik mit Hilfe psychophysiologischer Verfahren. Wien Med Wochenschr 134: 29–35
[16] Grünberger J, Linzmayer L, Grünberger M, Saletu B (1992) Pupillometry in clinical psychophysiological diagnostics: methodology and proposals for application in psychiatry. Isr J Psychiatry Relat Sci 29: 100–103
[17] Head H (1923) The conception of nervous and mental energy. II. Vigilance: a physiological state of the nervous system. Br J Psychol 14: 125–147
[18] Saletu B, Dietzel M, Lesch OM, Musalek M, Walter H, Grünberger J (1986) Effect of biologically active light and partial sleep deprivation on sleep, awakening and circadian rhythms in normals. Eur Neurol 25: 82–92
[19] Saletu B, Anderer P (1989) EEG mapping in der psychiatrischen Diagnose- und Therapieforschung. In: Saletu B (Hrsg) Biologische Psychiatrie. Thieme, Stuttgart, S 31–51

Summary

The study was carried out to show how bright light affects intellectual mnestic performance alertness, mood and psychophysiological variables in order to understand the mechanism of bright light which is still unclear. 15 healthy normal volunteers (8 males, 7 females) aged 22–34 years (mean 27) participated in the study. Exposure to bright light (2500 Lux) or dim light (500 Lux) was intermittent for 4 h between 9 a.m. and 5 p.m. Psychometric investigations for assessment of noopsychic variables, such as attention and concentration on the one hand, and thymopsychic variables, such as drive, on the other hand, as well as flexibility and psychophysiological measurements were carried out before, as well as 1, 2, 4, 6 and 8 h after baseline. As compared to the dim-light condition, subjects who were exposed to biologically-active light showed an improvement of nopsyche in the 6th and 8th hour. Also, the subjective thymopsyche revealed an improvement lasting for the whole investigation period. Psychophysiological measurements reflected an improvement of central and autonomous activation, which was parallel to the improvement of cognition and of well-being. However, biologically-active light did not affect flexibility.

Kapitel 10: Pupillenoszillationen (Fourieranalyse)

Eine neue Methode zur Messung der zentralen Aktivierung: Fourieranalyse der Pupillenoszillationen bei depressiven Patienten

Einleitung

Die physiologische Pupillenunruhe bzw. Pupillenoszillationen sind Ausdruck einer ständigen Änderung der Pupillenweite, wodurch die Iris bestrebt ist, die Beleuchtungsstärke der Netzhaut konstant zu halten. Die oszillatorische Änderung der Pupillenweite ist im Dunkeln weniger ausgeprägt als bei Helligkeit. Bei jungen Menschen konnte im Hellen eine Oszillationsfrequenz von 2–3 s (0.5–0.33 Hz) beobachtet werden. Diese Frequenz nimmt in höherem Lebensalter aufgrund von Degenerationserscheinungen der Iris ab [11]. Eine Abgrenzung zur pathologischen Pupillenunruhe ist allerdings wegen der intra- und interindividuellen Variabilität der Frequenz und Amplituden äußerst problematisch. Den Oszillationen liegt ein Regelkreis zugrunde (Abb. 1) [1]. Der Fühler des Reglers ist die Netzhaut, die Zentren der Pupillenerweiterung und -verengung bilden den Stellmotor und die Irismuskulatur stellt das Stellglied dar. Die Pupillenunruhe (besonders unter Helladaptationsbedingungen) ist das Ergebnis der Funktion dieses Regelkreises, wobei fortlaufend Korrekturen des Sollwertes der Netzhautbelichtung erfolgen. Je geringer die Dämpfung der Regelung ist, desto größer ist die Pupillenunruhe. Für die psychophysiologische Pupillenunruhe wird der Begriff Hippus synonym verwendet. Allerdings bezeichnen einige Autoren die Übersteigerung der Pupillenunruhe als Hippus.

Pupillenweite und Pupillenunruhe wurden und werden häufig mit Wachheit und Müdigkeit bzw. Schlaf in Beziehung gebracht. So versuchte Yoss et al. [13] mittels Messung der Pupillenweite unter spontanen Pupillenwellen verschiedene Schlaf- und Wachstadien zu differenzieren. Weiters konnte Yoss 1970 mit Hilfe von Infrarotpupillometrie bei einer Gruppe von schläfrigen Patienten rhythmische Wellen während eines Zeitraumes von 30 s und länger beobachten, während bei der anderen Gruppe hochamplitudige rhythmische Wellen oder Hippus auftraten (in einer neueren Definition wird unter Hippus die inkonstante spontane bilaterale synchrone rhythmische Konstriktion und Dilatation der Pupillen mit großen Amplituden, die dem Kliniker sichtbar sind, verstanden). Eine Beziehung zwischen Hippus und Vigilanz versuchte Korczyn [9] herzustellen. Er fand, dass der charak-

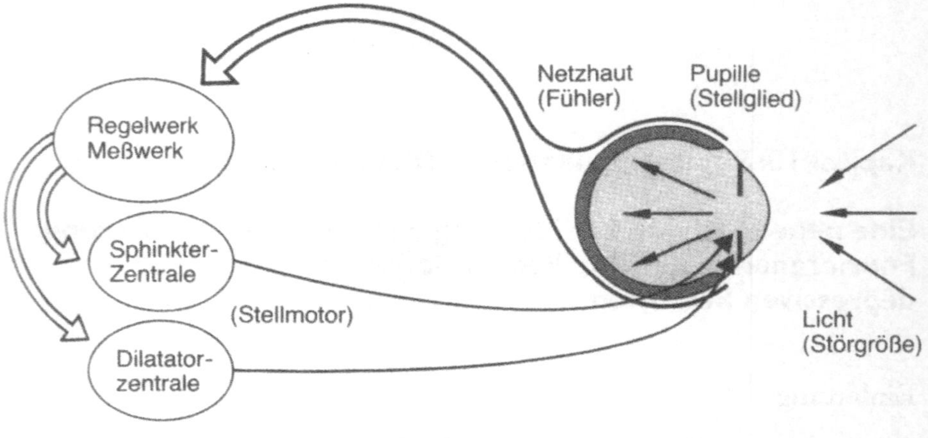

Abb. 1. Regelkreis des Pupillenreflexes nach Alexandridis: Die Pupille (S. 14)

teristische Hippus von Schläfrigkeit eine durchschnittliche Frequenz von 2–3/s aufwies und die Amplituden vieler Fluktuationen 1 mm überschritten. Der Ursprung der Oszillationen sei aber nach wie vor ungeklärt. In einer grundlegenden Arbeit beschäftigten sich Lowenstein et al. [10] mit Pupillenbewegungen während akuter und chronischer Müdigkeit. Je müder eine Person ist und je weniger sie den Schlaf zu unterdrücken versucht, um so kürzer ist die Zeit der Anfang-Mydriasis und um so tiefer und frequenter sind die folgenden Pupillenoszillationen. Bei der Beobachtung der Oszillationen junger normaler und wacher Probanden konnten zwei Typen von Oszillationen festgestellt werden. Erstens Wellen der Dilatation und Kontraktion, die von 4–40 s dauern und Amplituden bis zu 0,5 mm aufweisen und zweitens überlagerte schnelle und nicht ausgedehnte Oszillationen, d.h. Kontraktion und Redilatationen von 0,5–0,1 s Dauer und 0,1 und 0,3 mm Amplituden. Es muss doch bemerkt werden, dass diese Befunde in der Dunkelheit erhoben wurden. Mit unserer Methodik der Pupillometrie konnten wir bei wachen, jungen und gesunden Probanden Oszillationen mit Amplituden um 0,9 mm und einer Dauer von 25,6 Sekunden, das entspricht einer Frequenz von 0,04 bis 1 Hz beobachten.

Zentralnervöse Aktivierung und Pupillenoszillationen

Für unser psychophysiologisches Modell der zentral nervösen Aktivierung orientieren wir uns an den unter Punkt 1 von Lowenstein beschriebenen Oszillationen. Wir analysieren die Oszillationen während der 25,6 s dauernden statischen Pupillenaufnahme mit Hilfe der Fourieranalyse, um innerhalb des langsamen Frequenzbereichs Aktivierungsindikatoren feststellen zu können. Für uns waren vor allem die Pupillenoszillationen bzw. zentrale Aktivierung bei psychopathologischen Gruppen, z.B. Depressionen, aber auch im psychopharmakologischen Experiment von Interesse. Wenn wir die Pupillenoszillationen mit dem Konzept der zentralen Aktivierung/Desaktivierung in Beziehung setzen, so muss primär eine zentralnervöse Ursache für diese Wellen angenommen werden, d.h. sie sind Ausdruck einer physiologischen corticodiencephalen Aktivität, die im Augenblick vorhanden ist. Bei ausreichender Aktivierung/Wachheit wird die zentrale Hemmung des parasympathischen Okulomotoriuskernes über das limbische System beeinflusst und efferente Impulse aus dem Zwischenhirn führen via Thorakalmark zum M. dilatator puillae. Eine weitere Beeinflussung erfolgt durch die Freisetzung von Adrenalin. Kommt es zu Ermüdung/Desaktivierung, nehmen die hemmenden Einflüsse auf das Mittelhirn ab und die sympathische Aktivität im Zwischenhirn bzw. peripher zeigt eine Reduktion [16]. Die Einflussgrößen wirken nun auf den Stellmotor (Sphinkter und Dilatatorzentrale) bzw. auf das Stellglied (Pupille) des bereits zitierten Regelkreismodelles für die Pupillenoszillationen und entsprechend dieser Ausgangslage versucht die Iris durch ständige Veränderung ihrer Größe die Beleuchtungsstärke, die auf die Netzhaut trifft, konstant zu halten.

Methode

Die statische und dynamische Pupillometrie wurde bereits an anderer Stelle wiederholt beschrieben [5, 6]. Nach erfolgter Messung der Pupillenweite bzw. der Pupillenreaktion mit Hilfe des TV-Pupillometers von Whittaker Corporation bei einer Helligkeit von 160 Lux, werden die während 26 s erhobenen Daten der statischen Pupillenmessung einer Fourieranalyse unterzogen. Bei dem nach seinem Entdecker Fourier benannten Transformationsverfahren wird versucht, ein komplexes Signal als Summe sinusförmiger Schwingungen unterschiedlicher Frequenz zu beschreiben und deren Amplituden und Phasenlage zu bestimmen. Vor der Auswertung durch die Fourieranalyse müssen Lidschläge, die sonst das Ergebnis verfälschen würden, identifiziert und eliminiert werden. Dazu wird jeder Wert mit seinem Nachfolger verglichen und die Differenz gebildet. Ist diese größer als ein bestimmter Grenzwert, so wird das Signal weiter abgetastet bis die Werte wieder innerhalb des Grenzbereiches liegen. Die beiden gefundenen Werte, die den Anfang und das Ende des Lidschlages markieren, werden anschließend linear miteinander verbunden, wodurch der Lidschlag aus der Aufnahme entfernt wird. Diese Technik bezeichnen wir „Glättung". Entsteht ein Artefakt, durch kurzes Schließen der Augenlider, zu einem Zeitpunkt, an dem sich die Pupille soeben erweitert, ist es manchmal für den Computer nicht möglich, das exakte Ende des Artefaktes zu erkennen. In diesem Fall bleibt nach der Glättung, an Stelle des Artefaktes, eine kleine Zacke in der Aufnahme (siehe Abb. 2a). Um die Auswirkung dieser kleinen Zacke auf die Fourieranalyse zu messen, wurden diese Störungen manuell entfernt, und die beiden Fourier-Analysen miteinander verglichen. Wie sich zeigte, war die Differenz in den für uns relevanten, langsamen Frequenzbereichen vernachlässigbar klein, womit die derzeit verwendete Glättung als ausreichend anzusehen ist.

Um ein Maß für die Aktivierung zu erhalten, muss eine mathematische Methode gefunden werden, die mit Hilfe des Computers erlaubt, die Anzahl und die Intensität der Pupillenschwankungen zu bestimmen. In der ersten Phase werden die einzelnen digitalisierten Pupillendurchmesser der Reihe nach miteinander verglichen und anhand deren Differenzen kann die Anzahl der Fluktuationen bestimmt werden. Durch den Umstieg auf einen Computer mit stärkerer Rechenleistung bestand nun die Möglichkeit auch komplexere mathematische Methoden für die Auswertung zu verwenden. Für das hier geschilderte Problem bot sich die Fourier-Transformation besonders gut an. Diese von Josef Fourier (1786 bis 1830) gefundene Methode beruht auf der Tatsache, dass sich jede beliebige Schwingung bzw. jedes beliebige Signal als die Summe von verschiedenen Sinus- und Cosinusschwingungengenen darstellen lässt. Die Aufgabe der Fouriertransformation besteht nun darin, eine Schwingung in ihre einzelnen Sinus- und Cosinuskomponenten zu zerlegen, die sogenannten Oberschwingungen. Das Ergebnis der Transformation ist eine Frequenzfunktion, die für die einzelnen Frequenzbereiche, die zugehörigen Amplituden für die Sinus- und Cosinusschwingung angibt. Würde man nun von dem Verlauf der Pupillenbewegung eine Fourier-Transformation rechnen, wäre es möglich, anhand der Amplituden zu bestimmen, in welchem Frequenzbereich die Pupille fluktuiert und wie stark diese Fluktuationen sind. Für die Fourier-Analyse wurde ein selbsterstelltes Programm entwickelt. Zur Anwendung kam ein Algorithmus [4, 15], der speziell für die Transformation von digitalen Daten entwickelt wurde, die „fast Fourier transform" (FFT), deren Datenumfang eine Zweierpotenz sein muss. In unserem Fall wurde eine 512 Punkte FFT verwendet. Da die Digitalisierungsfrequenz des Pupillometers 40 Hz beträgt, jedoch nur jeder zweite Wert für die Fourieranalyse genommen wurde, ergibt sich bei der 512 Punkte FFT eine Aufnahmedauer von 25,6 s. Das Ergebnis dieser FFT sind je 256 Amplituden-Werte für die Sinus- und Cosinusschwingung, wobei die Frequenzen von 125,6 bis 10 Hz reichen. Der Abstand der einzelnen Frequenzen ergibt sich aus der Anzahl der Werte, aus der das Signal besteht (512) dividiert durch die Digitalisierungsfrequenz (20 Hz), in unserem Fall also 1/25,6 Hz (Abb. 2a, b).

Beschreibung der untersuchten Patienten

Um die praktische Anwendung der Fourieranalyse der Pupillenoszillationen zu demonstrieren, wurden insgesamt 146 depressive Patienten im Alter von 13 bis 45 Jahren einer pupillometrischen Untersuchung unterzogen. Die Gesamtgruppe bestand aus fünf Diagnose-Gruppen: Gruppe 1: (n = 12) Depressionen (ICD 296,1, bzw. ICD 296,3). Gruppe 2: (n = 27) Depression mit neurotischer Überlagerung (ICD 296,1 bzw. 296,3 300), Gruppe 3: (n = 46) neurotische Depression (ICD 300,4), Gruppe 4: (n = 17) zyklothyme Persönlichkeit (ICD 301,1). Gruppe 5: (n = 44) Depression mit OPS (ICD 296,1 bzw. 296.3 + 290). Die depressiven Patienten wurden primär mit Antidepressiva, gefolgt von einer Kombination Antidepressiva plus Neuroleptika, mit Neuroleptika und der Kombination aus Antidepressiva plus Neuroleptika plus Sedativa behandelt. Ein Drittel der Patienten befand sich in der ersten Phase der Erkrankung, zwei Drittel hatten im Durchschnitt bereits etwa drei Phasen durchgemacht. Die Depressionstiefe wurde mit Hilfe der Zung Self-Rating Scale (SDS) gemessen, wobei die Patienten einen durchschnittlichen Rohwert von 52, der einem Indexwert von 65 entsprach, erreichten. Die Patienten stuften sich also schwer depressiv ein. Der Gesamtgruppe wurden 64 gesunde Probanden gegenübergestellt, um den Unterschied der Amplituden in den einzelnen Frequenzbändern und im Gesamtspektrum statistisch überprüfen zu können. Weiters wurden sowohl die gesamte Depressionsgruppe als auch die einzelnen Depressionsgruppen mit einer Kontrollgruppe, bestehend aus 15 Neurose-Patienten (ICD 300) hinsichtlich ihrer Amplituden in den einzelnen Frequenz-

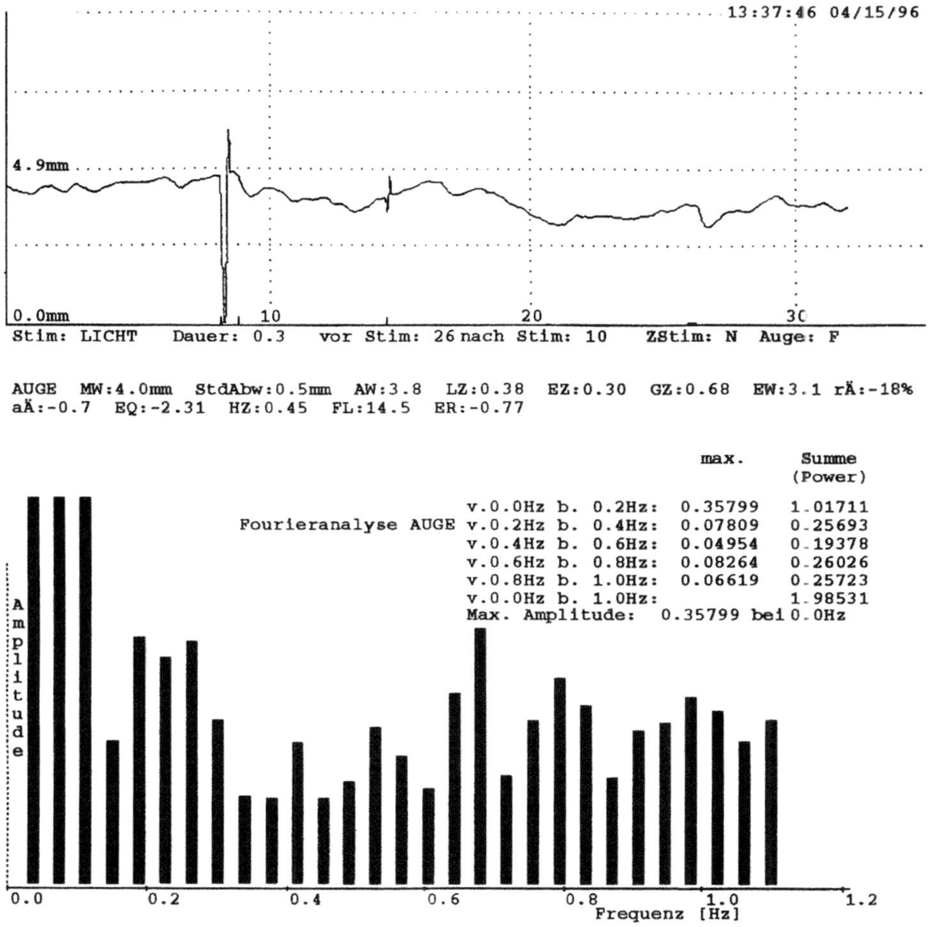

Abb. 2a. Kurvenverlauf und Fourieranalyse einer Pupillenmessung vor der Glättung

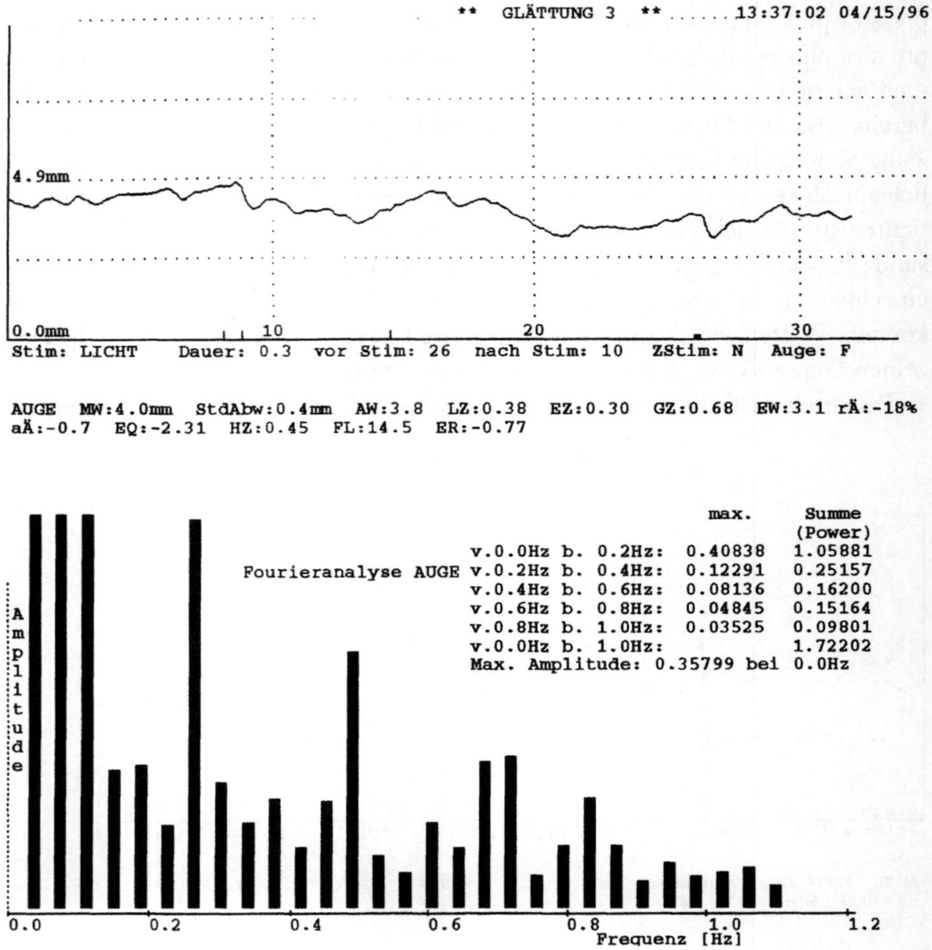

Abb. 2b. Kurvenverlauf und Fourieranalyse einer Pupillenmessung nach der Glättung

bereichen sowie im Gesamtspektrum verglichen, um Aussagen über die zentrale Aktivierung machen zu können.

Statistische Verfahren

Für die Datenanalyse wurde die Varianzanalyse nach Kruskal-Wallis für nicht normal verteilte Variablen sowie der U-Test nach Mann und Whitney zur Anwendung gebracht, um Unterschiede zwischen den depressiven und den gesunden Probanden in den einzelnen Frequenzbereichen objektivieren zu können [14].

Ergebnisse

Die Werte der Teststatistiken mögen Tabelle 1 entnommen werden. Im Frequenzband 0,0–0,2 Hz unterschied sich die gesamte Gruppe der depressiven Patienten signifikant von der gesunden Kontrollgruppe aus dem 1% Niveau (p < 0.01, U-Test) (Abb. 3). Die Depressiven wiesen in diesem langsamen Frequenzbereich niederere Amplituden gegenüber den Gesunden auf. Im Frequenzbereich 0,21–0,4 Hz unterschieden sich die depressiven Patienten signifikant von den Gesunden in ihren Amplituden voneinander (p < 0,05, U-Test) (Abb. 4). Bei der Betrachtung des gesamten Spektrums ergaben sich ebenfalls signifikante Unterschiede zwischen

Tabelle 1. Psychopathologische Pupillenoszillationshypothese

Frequenzbereiche	0.0–0.2 Hz	0.21–0.4 Hz	0.41–0.6 Hz	0.61–0.8 Hz	0.81–1.0 Hz	0.0–1.0 Hz
Depressionsgruppe Gesamt (N = 146) – Normgruppe (N = 64)	z = 0 3.54** (U-Test)	z = 2.17* (U-Test)				z = 3.16** (U-Test)
Depressionsgruppe Gesamt (N = 146) – Neurosegruppe (ICD: 300: N = 15)			$\bar{x}$** = 7.298* (Kruskal-Wallis)			
Depression (ICD: 296.1 bzw. 296.3: N = 12) – Neurose (N = 15)	z = 1.51! (U-Test)		z = 2.17* (U-Test)			
Depression m. neurot. Überlagerungen (ICD: 296.1 bzw. 296.3 + 300: N = 27) - Neurose (N = 15)	z = 2.01* (U-Test)	z = 1.96* (U-Test)	z = 2.02* (U-Test)			
Neurotische Depr. (ICD = 300.4: N = 46) – Neurose (N = 15)			z = 2.16* (U-Test)			
Zykl. Persönlichkeit (ICD = 301.1: N = 17) – Neurose (N = 15)			z = 1.67* (U-Test)			
Depr. – OPS (ICD: 296.1 bzw. 296.3 – 290: N = 44) – Neurose (N = 15)			z = 1.67* (U-Test)			

Fourieranalyse der Pupillenoszillationen in den einzelnen Frequenzbereichen (0.0–0.2 Hz: 0.21–0.4 Hz: 0.41–0.6 Hz: 0.61-0.8 Hz: 0.81–1.0 Hz) und über alle Frequenzbereiche zusammen (0.0–1.0 Hz), bei Depressiven im Vergleich zu gesunden Probanden sowie bei allen depressiven Patientengruppen im Vergleich zu Neurosepatienten. *p < 0.05: **p < 0.01

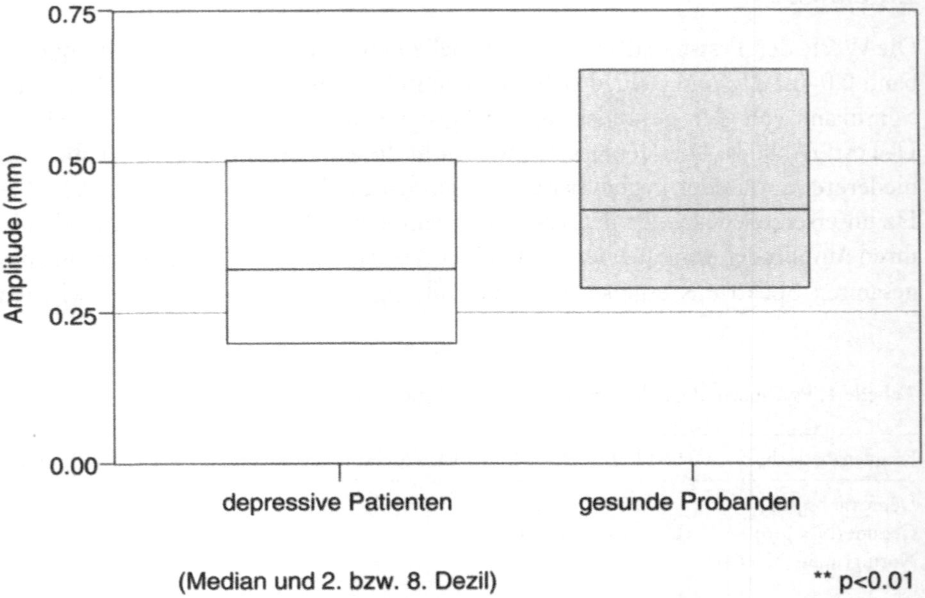

Abb. 3. Fourieranalyse der Pupillenoszillationen (Frequenzbereich 0,0–0.2 Hz) bei depressiven Patienten (n = 165) im Vergleich zu gesunden Probanden (n = 64). Bei Betrachtung des gesamten Frequenzbereiches unterschieden sich die depressiven Patienten von den gesunden Probanden durch insgesamt kleinere Amplituden

den depressiven Patienten und den gesunden Probanden ($p < 0.01$, U-Test) (Abb. 5), wobei die Depressiven wieder die kleineren Amplituden zeigten. Bei der Betrachtung der einzelnen Patientengruppen zu einer Kontrollgruppe (n = 15) (Neurose ICD 300) ergab sich im Kruskal-Wallis-Test nur für den Frequenzbereich von 0.41–0.6 Hz ein signifikanter Unterschied ($p < 0.05$). Im Frequenzbereich von 0.0–0.2 Hz unterscheidet sich darüber hinaus die Gruppe der Depressionen (ICD 296,1 bzw. 296,3) von der Gruppe der Neurotiker tendenziell. Die Depressionen wiesen die kleineren Amplituden auf. Weiters unterschieden sich die Depressionen mit neurotischer Überlagerung (ICD 296,1, bzw. 296.3 + 300) von den Neurosen auf dem 5%-Niveau ($p < 0,05$, U-Test), wobei die Depressiven wieder die niedrigeren Amplituden zeigten. Im Frequenzbereich von 0,21–0,4 Hz fand sich ebenfalls ein signifikanter Unterschied zwischen Depressionen mit neurotischer Überlagerung und Neurosen. Auch hier hatten die Depressionen wieder die kleineren Amplituden. Die meisten Differenzen zwischen den einzelnen Depressionsgruppen und der Neurosen-Gruppe fanden sich im Frequenzbereich von 0.41–0.6 Hz. Alle Depressionsgruppen waren gegenüber den Neurose-Patienten durch kleinere Amplituden charakterisiert ($p < 0,05$. U-Test) (Abb.6). Bei Betrachtung des Gesamtspektrums unterschieden sich wieder die Depressionen bzw. De-

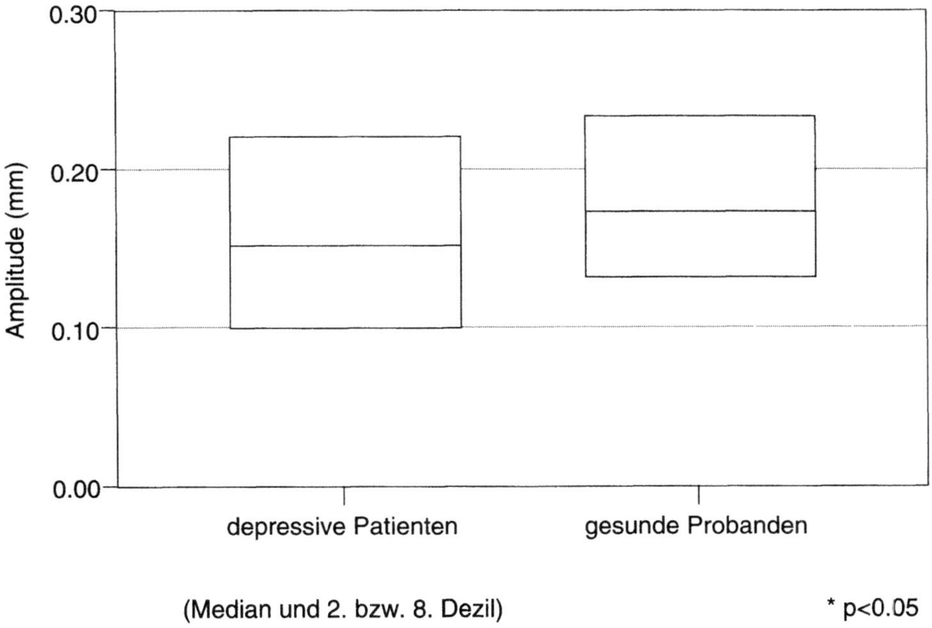

Abb. 4. Fourieranalyse der Pupillenoszillation (Frequenzbereich 0,21–0,4 Hz) von depressiven Patienten (n = 165) im Vergleich zu gesunden Probanden (n = 64). Auch im Frequenzbereich 0,21–0,4 Hz unterschieden sich die depressiven Patienten von den gesunden Probanden durch kleinere Amplituden

pressionen mit neurotischer Überlagerung auf dem 5%-Niveau signifikant von den Neurose Patienten hinsichtlich ihrer Amplituden. Beide Depressionsgruppen zeigten gegenüber der Neurose-Gruppen kleinere Amplituden.

Diskussion

Während die Messung der Pupillenweite über längere Zeit für den Patienten ermüdend und sogar belastend wirkt, zumal der Feuchtigkeitsfilm vor den Augen allmählich vertrocknet, und es zu vermehrten Lidschlägen kommt, ist es mit Hilfe der vorgestellten Methode innerhalb kürzester Zeit (26 s) möglich, die Oszillationen der Pupille zu objektivieren und sie nach anschließender Glättung – Identifikation und Ausscheidung von Artefakten – einer Fourieranalyse zu unterziehen. Ein weiterer Vorteil besteht darin, dass die Untersuchung zum Unterschied der in der Literatur angeführten Studien nicht in der Dunkelheit, sondern bei einer konstanten Beleuchtung von 160 Lux, an die sich der Patient während zwei Minuten adaptiert hat, durchgeführt werden kann. Gegenüber der Messung der CFF (critical flicker frequency), die als zentraler Aktivierungsindikator angesehen werden kann, stellt die Analyse der Pupillenoszillationen ein objektives Verfahren dar, zumal hier Bio-

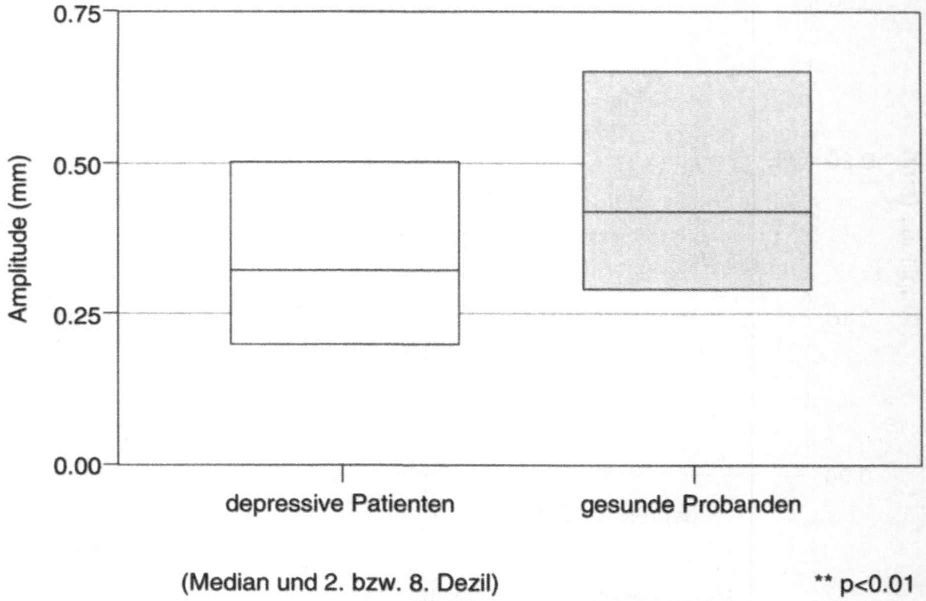

Abb. 3. Fourieranalyse der Pupillenoszillationen (Frequenzbereich 0,0–0.2 Hz) bei depressiven Patienten (n = 165) im Vergleich zu gesunden Probanden (n = 64). Bei Betrachtung des gesamten Frequenzbereiches unterschieden sich die depressiven Patienten von den gesunden Probanden durch insgesamt kleinere Amplituden

den depressiven Patienten und den gesunden Probanden ($p < 0.01$, U-Test) (Abb. 5), wobei die Depressiven wieder die kleineren Amplituden zeigten. Bei der Betrachtung der einzelnen Patientengruppen zu einer Kontrollgruppe (n = 15) (Neurose ICD 300) ergab sich im Kruskal-Wallis-Test nur für den Frequenzbereich von 0.41–0.6 Hz ein signifikanter Unterschied ($p < 0.05$). Im Frequenzbereich von 0.0–0.2 Hz unterscheidet sich darüber hinaus die Gruppe der Depressionen (ICD 296,1 bzw. 296,3) von der Gruppe der Neurotiker tendenziell. Die Depressionen wiesen die kleineren Amplituden auf. Weiters unterschieden sich die Depressionen mit neurotischer Überlagerung (ICD 296,1, bzw. 296.3 + 300) von den Neurosen auf dem 5%-Niveau ($p < 0,05$, U-Test), wobei die Depressiven wieder die niedrigeren Amplituden zeigten. Im Frequenzbereich von 0,21–0,4 Hz fand sich ebenfalls ein signifikanter Unterschied zwischen Depressionen mit neurotischer Überlagerung und Neurosen. Auch hier hatten die Depressionen wieder die kleineren Amplituden. Die meisten Differenzen zwischen den einzelnen Depressionsgruppen und der Neurosen-Gruppe fanden sich im Frequenzbereich von 0.41–0.6 Hz. Alle Depressionsgruppen waren gegenüber den Neurose-Patienten durch kleinere Amplituden charakterisiert ($p < 0,05$. U-Test) (Abb.6). Bei Betrachtung des Gesamtspektrums unterschieden sich wieder die Depressionen bzw. De-

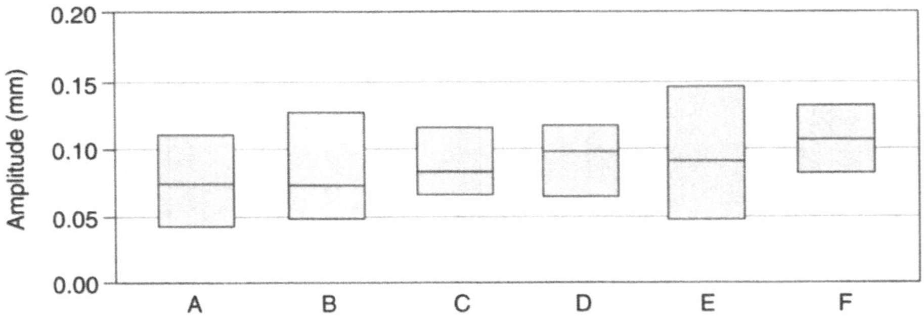

A: Depression (n=12) (ICD 296.1, 296.3)
B: Depression mit neurotischer Überlagerung (n=27) (ICD 296.1 bzw. 296.3 + 300)
C: neurotische Depression (n=46) (ICD 300.4)
D: zyklothyme Persönlichkeit (n=17) (ICD 301.1)
E: Depression + Organizität (n=44) (ICD 296.1 bzw. 296.3 + 290)
F: Neurose (n=15) (ICD 300)

(Median und 2. bzw. 8. Dezil) A,B,C,D,E:F $p<0.05$

Abb. 6. Fourieranalyse der Pupillenoszillationen (Frequenzbereich 0,41–0,6 Hz) bei depressiver Patientengruppe im Vergleich zu Neurosepatienten. Im Frequenzbereich von 0,41–0,6 Hz unterschieden sich die einzelnen Patientengruppen durch kleinere Amplituden von einer aus Neurose-Patienten bestehenden Kontrollgruppe

der Pupillenoszillationen feststellen. Im langsamen Frequenzbereich zeigten sich bei den Depressiven deutlich niedrigere Amplituden. Auch im benachbarten Frequenzband 0,21–0,4 Hz wiesen die depressiven Patienten etwas kleinere Amplituden auf als die gesunde Kontrollgruppe. Auch hier sind die Amplituden im langsamen Frequenzbereich wieder charakteristisch. Selbst bei der Betrachtung des gesamten Spektrums (0,0–1,0 Hz) zeigen die Depressiven kleinere Amplituden. So gesehen können zur Bestimmung der Desaktivierung sowohl das langsame als auch das gesamte Frequenzband herangezogen werden. Die bei den depressiven Patienten beschriebenen Resultate der Pupillenoszillationen stehen auch mit EEG-Befunden [8] im Einklang. Niederer Alpha-Index als bei Normalen [8, 17], Zunahme der langsamen Aktivitäten, vor allem bei endogenen Depressionen [2]. Weiters muss daraufhingewiesen werden, dass namhafte Autoren z.B. Rubin [13], Patterson [11] keine Anwendungsbeispiele der Pupillometrie bei depressiven Zuständen angeben können. Wir haben weiters die Gesamtgruppe der Patienten in einzelne Krankheitsgruppen nach ICD-Diagnosen aufgeteilt und eine Patientengruppe mit der Diagnose Neurose (ICD 300), die als Kontrollgruppe vorgesehen war, gegenübergestellt. Die Depressiven und depressive Patienten mit neurotischer Überlagerung unterschieden sich im Frequenzbereich 0,0–0,2 Hz von den Neurose-Patienten durch kleinere Amplituden. Ein ähnliches Bild bot sich im Gesamtspektrum

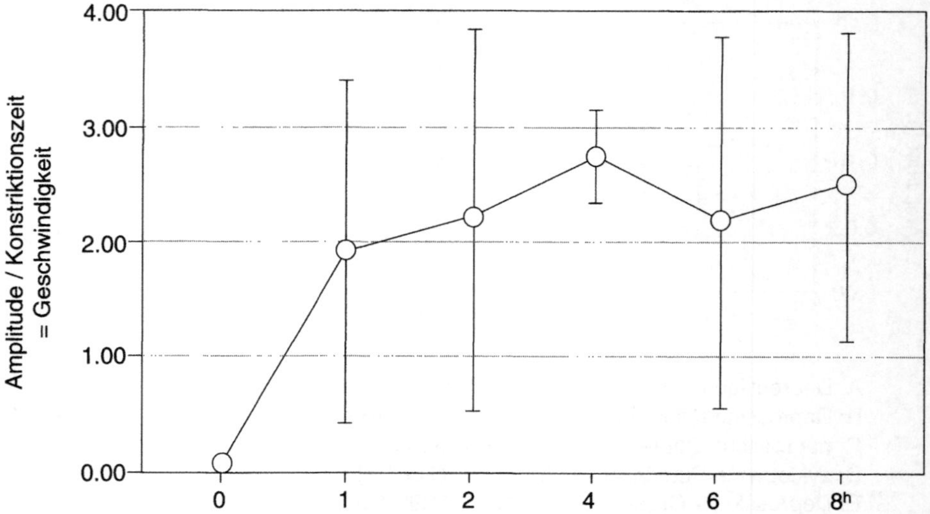

Abb. 7. Dynamische Pupillometrie: Verengungsgeschwindigkeit bei gesunden Probanden. Nach Verabreichung von 20 mg Amphetamine kommt es zu einer deutlichen Beschleunigung der Konstriktionsgeschwindigkeit, die ihr Maximum in der 4. Stunde erreicht

(0.0–1,0 Hz). Dieses Ergebnis entspricht den Resultaten, die beim Vergleich der Gesamtgruppe von depressiven Patienten mit Gesunden erhalten wurden. Zusätzlich aber brachte die Aufteilung in einzelne Depressionsgruppen einen Unterschied zwischen Depressiven mit neurotischer Überlagerung und den Neurose Patienten, wobei die Depressiven wieder kleinere Amplituden aufwiesen. Im Frequenzbereich von 0,41–0,6 Hz unterschieden sich alle Depressionsgruppen signifikant von den Neurose-Patienten. D.h. die Aufteilung in Patientengruppen bestätigt nicht nur unsere Hypothese der Desaktivierung bei diesen Patienten, sondern bringt uns noch zusätzliche Informationen über die Amplitudenhöhe im „mittleren“ Frequenzbereich, die auch differentialdiagnostisch bedeutsam sein könnte. Vielleicht könnte die relativ einfache, doch objektive und ökonomische Methode der Messung der Pupillenoszillationen einen Impetus für die Anwendung der Pupillometrie bei Depressiven aber auch bei anderen psychopathologischen Gruppen darstellen. So konnten wir beispielsweise zeigen, dass sich Patienten mit organischem Psychosyndrom besonders im Frequenzbereich von 0,61–0,8 Hz von den Depressiven durch niedrige Amplituden unterscheiden. Weiters konnten wir eine „kognitive Pupillenoszillationshypothese“ statuieren, worunter wir eine Zu-/Abnahme nach einer relativ leichten Rechenaufgabe verstehen. Bei Demenz ist auf der syndromalen Ebene eine reduzierte Pupillenoszillationsregulation typisch und darüber hinaus ist auf der Symptomebene eine spezifische Abnahme der Amplitudengröße nach Interpolation von kognitiven Aufgaben z.B. Gedächtnis und Lernfähigkeit, wie sie mit dem R-Test (Rechentest) objektiviert werden können, festzustellen. Bei der Depression kommt es ebenfalls zu einer reduzierten Pupillenoszillationsregulation, jedoch zu keiner Beeinträchtigung der durch kognitive Aufgaben hervorgerufenen Amplitudenvergrößerung. Hinsichtlich der Reliabilität des Verfahrens, kann festgestellt werden, dass dreimal in stündlichen Intervallen Messungen durchgeführt wurden, die eine erstaunliche Stabilität aufwiesen. Für die Bestimmung der Validität diente ein SDS-Wert von > 55 (schwere Depression) als Außenkriterium, wobei eine schwächere Aktivierung im Gesamtspektrum mit der Depressionstiefe einherging (r = 0,76). Wird diese Methode für eine Klassifikation von Patientengruppen oder Psychopharmaka herangezogen, muss berücksichtigt werden, dass es sich um eine empirische Klassifikation handelt, die solange empirisch bleibt, bis die Mechanismen und ihre Bedeutung, die den Pupillenoszillationen zugrunde liegen, vollständig aufgeklärt sind.

Literatur

[1] Alexandridis E (1982) Die Pupille. Physiologie-Untersuchung-Pathologie. Springer, Berlin Heidelberg New York

[2] Bente D (1965) Das Elektroenzephalogramm bei Psychosen: Befunde und Probleme. Hippokrates 36: 817–823

[3] Bente D (1977) Vigilanz: Psychophysiologische Aspekte. Verh Dtsch Ges Inn Med 83: 945–952

[4] Cooley JW, Turkey JK (1965) An algorithm for the machine calculation of complex Fourier series. Math Comput April 19: 297–301

[5] Grünberger J, Linzmayer L, Saletu B, Stöhr H (1984) Zur Methodologie der Pupillenmessung. Psychiatr Clin 3: 157–164

[6] Grünberger J, Linzmayer L, Grünberger M, Saletu B (1992) Pupillometry in clinical psychophysiological diagnostics: Methodology and proposals for application in psychiatry. Isr J Psychiat Related Sci 29/2: 100–113

[7] Head H (1923) The conception of nervous and mental energy. II. Vigilance: a physiological state of the nervous system. Br J Psychol 14: 125–147

[8] Hurst LA, Mundy-Castle AC, Beerstecher DM (1954) The electroencephalogramm in manic depressive psychosis. J Ment Sci 100: 220–240

[9] Korczyn AD (1987) The pupil and vigilance. Funct Neurol 2/4: 539–544

[10] Lowenstein O, Feinberg R, Lowenfeld E (1963) Pupillary movements during acute and chronic fatigue. A new test for the objective evaluation of tiredness. Invest Ophthalmol 2: 138–157

[11] Patterson Z (1976) Skin conductance recovery and pupillometrics in chronic schizophrenia. Psychophysiology 13: 189–195

[12] Rother P, Leutert G (1966) Über den Alterswandel der menschlichen Iris. Albrecht von Greafes Arch Klin Ophthalmol 170: 323–331

[13] Rubin LS (1970) Pupillary reflexes as objective indices in the differential diagnosis of schizophrenia and neurotic behaviour. J Behav Ther Exp Psychiatry 1: 185–194

[14] Sachs L (1972) Statistische Auswertungsmethoden. Springer, Berlin Heidelberg New York

[15] Schaefer N, Bertuch M (1986) Butterfly-Algorithmus. Magazin Computertechnik 8: 44–50

[16] Wilhelm H (1991) Pupillenreaktionen – Pupillenstörungen. Kohlhammer, Köln

[17] Wilson WP, Wilson NJ (1961) Observation on the duration of photocally elicited arousal responses in depressive psychoses. J Nerv Ment Dis 133: 438–440

[18] Yoss RE, Moyer NJ, Hollenhorst RW (1970) Pupil size and spontaneous pupillary waves associated with alertness, drowsiness and sleep. Neurology 10: 545–554

Zusammenfassung

Während die Veränderungen der Pupillengröße im Zustand der Wachheit und Müdigkeit verständlich erscheinen, ist der Ursprung der Pupillenoszillation noch ungeklärt. Schwingungen spontaner Pupillenkonstriktion und Dilatation begleiten beginnenden Schlaf und spontanes Arousal. Lowenstein et al. (1963) konnten zeigen, dass in der Dunkelheit bei jungen normalen und wachen Probanden zwei Arten von Oszillationen zu beobachten waren: 1. Dilatations- und Kontraktionswellen, die von 4–40 s dauern und Amplituden bis zu 0,5 mm aufweisen und 2. überlagerte, schnelle, nicht sehr ausgedehnte Wellen. Die unter Punkt 1 beschriebenen Wellen spiegeln die zentralnervöse Aktivierung wider. Deshalb analysierten wir die Pupillenoszillationen während der 25,6 s dauernden Aufnahmeperiode der statischen Pupillometrie. Bevor die Fourieranalyse berechnet wurde, mussten Blinks mit Hilfe einer neuen Technik, die wir „Glättung" bezeichnen, identifiziert und eliminiert werden. Nach Durchführung der Fourieranalyse erhält man 5 Frequenzbänder (0,0–0,2; 0,21–0,4 Hz u.s.w.) sowie das gesamte Spektrum.

Um die Anwendung der neuen Technik zu demonstrieren, wurden 146 männliche und weibliche depressive Patienten (ICD-Diagnose 296,1, 296,3, 296,1 bzw. 296,3 + 300, 300,4, 301,1, 296,1 bzw. 296,3 + 290) im Alter von 18–45 Jahren, die unter Antidepressiva-Medikation standen, mit Hilfe der Pupillometrie untersucht und anschließend wurden die Pupillenoszillationen einer Fourieranalyse unterzogen. Die Gesamtgruppe der depressiven Patienten wurde gesunden Probanden in ähnlichem Alter gegenübergestellt, um Differenzen in den Frequenzbändern aufzuzeigen. Sowohl die Amplituden in den einzelnen Frequenzbändern von 0,0–0,2; von 0,21–0,4 Hz als auch von 0,0–1 Hz (gesamtes Spektrum) wiesen signifikante Unterschiede zwischen depressiven Patienten und gesunden Probanden auf, die die reduzierte Aktivierung bei den Depressiven widerspiegeln. Weiters zeigten die einzelnen depressiven Patientengruppen, im Vergleich zu einer Kontrollgruppe (Neurose-Patienten), eine Desaktivierung.

Summary

While the changes in pupillary size during wakefulness and drowsiness are easy to understand, the origin of pupillary oscillations is quite mysterious. Waves of spontaneous pupillary constriction and dilation accompany periods of increasing sleepiness and spontaneous arousal. Lowenstein et al. (1963) demonstrated that in the dark, the pupils of young normal alert subjects show waves of dilatation and contraction lasting from about 4 to 40 s and measuring up to 0.5 mm. Furthermore, superimposed fast and very extensive oscillations were observed. The First described oscillations seemed to reflect central nervous activation. Therefore we analysed pupillary oscillations during the recording period of static pupillometry (described by the authors in 1992) which lasted for 25.6 s. Before calculating the Fourier analysis, blinks have to be identified and eliminated by means of a new technique which is called „smoothing". Using the Fourier analysis, the spectrum was divided into 5 frequency bands (0.0 = 0.2; 0.21–0.4; 0.41–0.60; 0.61–0.8: 0.81–1 Hz). We were also interested in the total spectrum.

In order to demonstrate utilisation of the new technique, 146 male and female depressed patients (ICD-Diagnosis 296.1, 296.3, 296.1, 296.3 + 300, respectively, 300.4, 301.1, 296.1, 296.3 + 290, respectively), aged between 18 and 45 years, were investigated by means of pupillometry, followed by analysis of pupillary oscillations. The whole group of depressive patients who received antidepressive medication was compared with 64 healthy subjects of similar age to demonstrate differences in the frequency bands. Concerning the amplitudes in the frequency bands of 0.0–0.2 Hz, 0.2–0.4 Hz as well as 0.0–1.0 Hz (total spectrum), significant differences between depressed patients and normals were observed, reflecting reduced central activation in depressed patients. Furthermore, the different depressive groups showed deactivation as compared with neurotics.

Fourieranalyse der Pupillenoszillationen zur Messung der zentralen Aktiviertheit bei psychosomatischen Patienten

Einleitung

Die Psychophysiologie versucht, Beziehungszusammenhänge zwischen dem beobachtbaren Verhalten des Organismus einerseits und den physiologischen Prozessen andererseits, die indirekt die Tätigkeit des vegetativen sowie des zentralen Nervensystems widerspiegeln, herzustellen. Bei der Erforschung von psychosomatischen Störungen leistet die Psychophysiologie einen wichtigen Beitrag zur Erstellung von Konzepten zur Pathogenese und Aufrechterhaltung dieser Erkrankungen. Das Aktivierungsparadigma steht dabei im Vordergrund der Überlegungen.

Wir haben psychosomatische Patienten mit Hilfe der computerassistierten statischen und lichtevozierten dynamischen Pupillometrie untersucht, um die vegetative Aktivierung dieser Patientengruppe zu bestimmen. Unsere gewonnenen pupillometrischen Daten lieferten Hinweise auf symptom-/syndromspezifische psychophysiologische Reaktionsmuster [4].

Eine Messung der zentralen unspezifischen Aktiviertheit mit Hilfe der Fourieranalyse der Pupillenoszillationen bei depressiven Patienten wurde 1994 vorgestellt [6]. Für die zentralnervöse Aktivierung zeichnet sich immer deutlicher die retikulothalamokortikale Achse ab, deren Teilsysteme in aufsteigender Richtung immer stärker differenzierte Aktivierungsprozesse zu kontrollieren scheinen [11].

In der vorliegenden Untersuchung sollen Unterschiede in der zentralen Aktiviertheit zwischen Patienten, die an einer psychosomatischen Station behandelt werden, aufgezeigt werden.

Patienten und Methodik

Die statische und dynamische Pupillometrie wurde bereits an anderer Stelle wiederholt beschrieben [5]. Nach erfolgter Messung der Pupillenweite bzw. der Pupillenreaktion mit Hilfe des TV-Pupillometers der Whittaker Corporation bei einer Helligkeit von 160 Lux werden die während 25,6 s erhobenen Daten der statischen Pupillenmessung einer Fourieranalyse unterzogen. Die von Fourier (1799–1830) entdeckte Methode beruht auf der Tatsache, dass sich jedes beliebige Signal als die Summe von verschiedenen Sinus- und Cosinusschwingungen darstellen lässt. Vor Auswertung durch die Fourieranalyse müssen Lidschläge, die sonst das Ergebnis verfälschen würden, identifiziert und eliminiert werden. Dazu

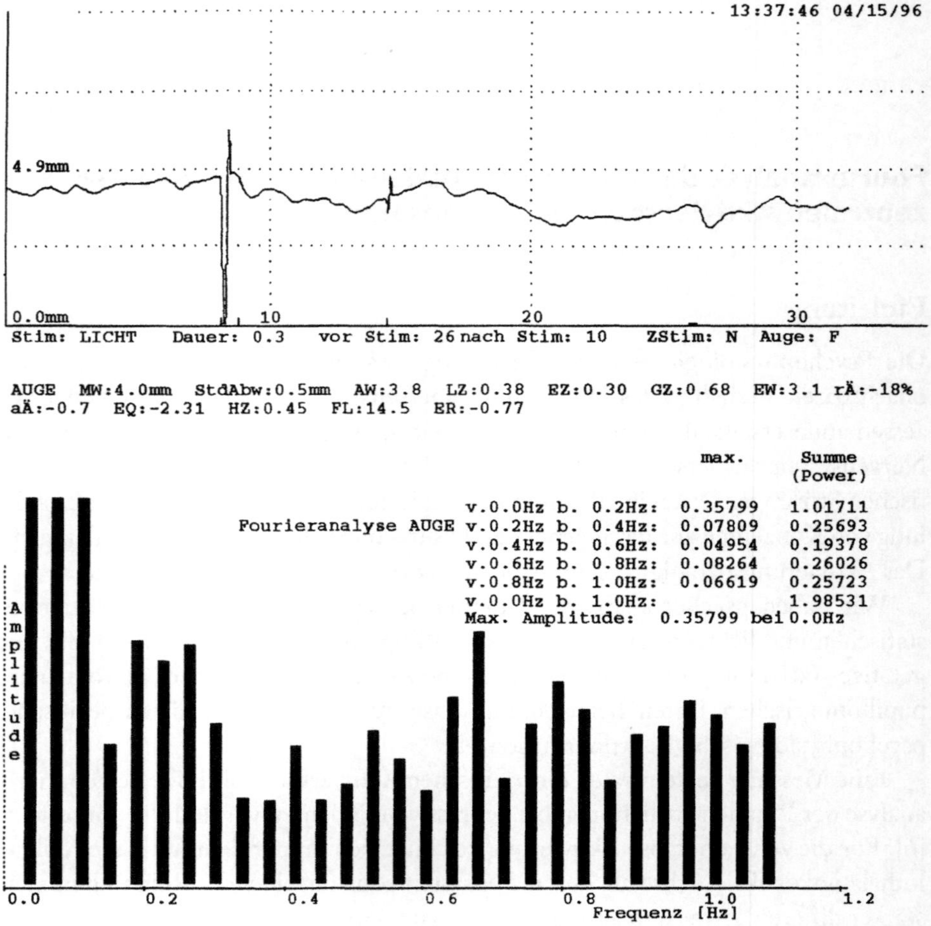

Abb. 1a. Neue Technik zur Identifikation und Elimination von Blinks, die Grünbergersche Glättung

wird jeder Wert mir seinem Nachfolger verglichen und die Differenz gebildet. Ist diese größer als eine bestimmte Schwelle (0,2 mm), wird das Signal wieder abgetastet, bis die Werte wieder innerhalb des Grenzbereiches liegen. Die beiden gefundenen Werte, die den Anfang und das Ende des Lidschlags markieren, werden anschließend linear miteinander verbunden, wodurch der Lidschlag aus der Aufnahme entfernt wird. Diese Technik nennen wir GG = Grünbergersche Glättung (Abb. 1a, b). Sie ist jedoch von der durch „moving average filter“ durchgeführten Glättung zu unterscheiden.

Für die Fourieranalyse wurde ein selbsterstelltes Programm geschrieben. Zur Anwendung kam ein Algorithmus [1, 10], der speziell für die Transformation von digitalen Daten entwickelt wurde, die „Fast Fourier Transform“ (FFT), deren Datenumfang eine Zweierpotenz sein muss. In unserem Fall wurde eine 512-Punkte-FFT verwendet. Da die Digitalisierungsfrequenz des Pupillometers 40 Hz beträgt,

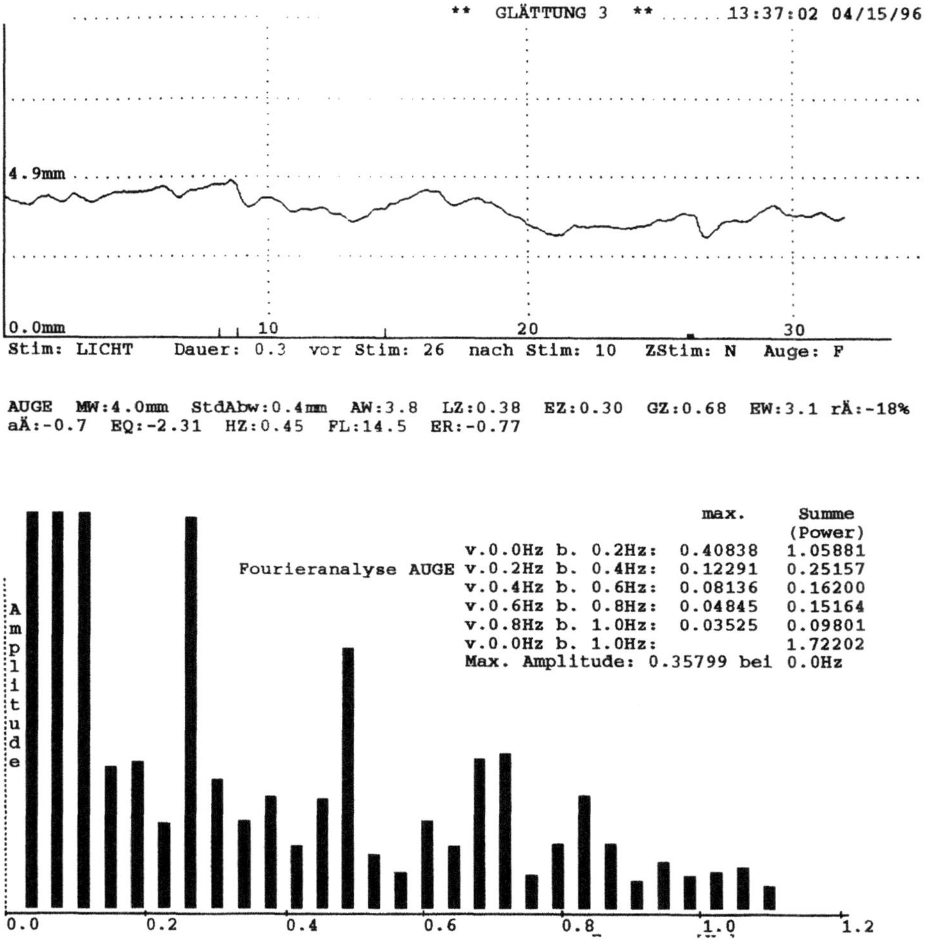

Abb. 1b. Neue Technik zur Identifikation und Elimination von Blinks, die Grünbergersche Glättung

jedoch nur jeder zweite Wert für die Fourieranalyse herangezogen wurde, ergibt sich eine effektive Frequenz von 20 und bei einer 512-Punkte-FFT eine Aufnahmedauer von 25,6 s. Das Ergebnis dieser FFT sind je 256 Amplitudenwerte für die Sinus- und Cosinusschwingung, wobei die Frequenzen von 1 durch 25,6 bis 10 Hz reichen. Der Abstand der einzelnen Frequenzen ergibt sich aus der Anzahl der Werte, aus der das Signal besteht (512), dividiert durch die Digitalisierungsfrequenz (20 Hz), in unserem Fall also 1 durch 25,6 Hz (Abb. 1a und b). Nach Durchführung der Fourieranalyse werden aus Gründen der Datenreduktion willkürlich 5 Frequenzbänder (0,0–0,2 Hz; 0,21–0,4 Hz; 0,41–0,6 Hz; 0,61–0,8 Hz; 0,81–1 Hz) sowie das gesamte Spektrum (power) (0-1 Hz) ausgewählt. Als obere Grenze wird 1 Hz verwendet, weil man darüber keine vom Rauschen unterscheidbare Frequenz erhält, die eine relevante Interpretation gestattet.

Beschreibung der untersuchten Patienten

Insgesamt nahmen 132 (110 weibliche und 22 männliche) Patienten im Alter von x = 28,69; s = 9,91, die sich an der Abteilung für Psychosomatik der Wiener Universitätsklinik für Psychiatrie einer stationären psychotherapeutischen Behandlung unterzogen, an der Untersuchung teil. Die Untersuchung der Patienten, die Psychotherapeutische Einzel-/Gruppen-/Mal-/Bewegungs- und Entspannungstherapien erhielten, fand eine Woche nach der Aufnahme jeweils an einem Vormittag statt. Die untersuchte Patientengruppe bestand aus 70 Patientinnen mit Essstörungen: 38 Anorexie- (F 50.0, ICD 10) und 32 Bulimie-Patientinnen (F 50,2, ICD 10), wobei diese beiden Erkrankungen nicht zu den psychosomatischen zählen, jedoch an der psychosomatischen Abteilung behandelt wurden; aus 18 Patienten mit der ICD-Diagnose F 54 (psychologische Faktoren oder Verhaltensfaktoren bei anderorts klassifizierten Krankheiten, z.B.: Morbus Crohn. Colitis ulcerosa 20 Patienten mit somatoformer autonomer Funktionsstörung des oberen und unteren Gastrointestinaltrakts (F 45.31 bzw. F 45.32) und 13 Patienten mit sonstigen gemischten Angststörungen (F 41.3): Die Kriterien für eine generalisierte Angststörung sind erfüllt, gleichzeitig sind deutliche Merkmale anderer Störungen aus F 40 bis F 48 vorhanden, aber die Kriterien für diese Störung sind nicht vollständig erfüllt, z.B. Somatisierungsstörung; weiters aus 11 Patienten mit neurotischen Störungen, insbesonders Belastungsreaktion (F 43). Den Patienten wurden 7 männliche und 11 weibliche gesunde Probanden (n = 18) mit annähernd gleichem Alter gegenübergestellt.

Ziel der Untersuchung war es, zentrale Aktivierungsunterschiede zwischen Anorexie- und Bulimiepatientinnen und Gesunden aufzuzeigen bzw. die Frage zu beantworten, ob zwischen Patienten mit psychosomatischen Störungen einerseits und einer gesunden Kontrollgruppe andererseits Unterschiede hinsichtlich der zentralen Aktiviertheit, welche für die Aufrechterhaltung der Erkrankung mitverantwortlich ist, feststellbar sind.

Statistische Analyse

Zur Auswertung der Daten wurde der U-Test von Mann-Whitney [8] herangezogen.

Ergebnisse

Die Resultate für die einzelnen Frequenzbereiche mögen Tabelle 1 entnommen werden. Im Frequenzbereich von 0,41 bis 0,6 Hz unterschieden sich die Patientinnen mit der Diagnose Anorexia nervosa von der gesunden Kontrollgruppe auf dem 1%-Niveau d.h. die Anorektikerinnen zeigten höhere Amplituden ($p < 0.05$: U-Test). Signifikante Unterschiede zwischen den Anorektikerinnen und der gesunden Kontrollgruppe bzw. den Bulimikerinnen und der gesunden Kontrollgruppe konnten im Frequenzbereich 0,61–0,8 Hz sowie 0,81–1 Hz gefunden werden ($p < 0{,}05$: $p < 0.01$; $p < 0.01$ bzw. $p < 0{,}01$: U = test). Die Anorektikerinnen und Bulimikerinnen zeigten gegenüber der gesunden Kontrollgruppe höhere Amplituden. Bei der Betrachtung der psychosomatischen Patientengruppe fanden sich im Frequenzbereich 0,21–0.4 Hz signifikante Unterschiede zwischen den Patienten mit somatoformen autonomen Funktionsstörungen des oberen und unteren Gastrointestinaltrakts und jenen mit sonstigen gemischten Angststörungen ($p < 0{,}05$: U-Test). Die Patienten mit sonstigen gemischten Angststörungen unterschieden sich signifikant auf dem 5%-Niveau sowohl von Patienten mit Belastungsreaktionen als auch von Patienten mit psychologischen Faktoren und Verhaltensfaktoren bei anderorts klassifizierten Krankheiten. Im Frequenzbereich 0,41–0,6 Hz, konnten folgende signifikante Unterschiede beobachtet werden: Die Patienten mit somatoformen autonomen Funktionsstörungen des oberen und unteren Gastrointestinaltrakts unterschieden sich sowohl von Patienten mit sonstigen gemischten Angststörungen als auch von jenen mit neurotischen Störungen (Belastungsreaktionen) ($p < 0.01$ bzw. 0,05; U-Test). Die Patienten mit gemischten Angststörungen und neurotischen Störungen (Belastungsreaktionen) zeigten höhere Amplituden als die Patienten mit somatoformen Funktionsstörungen. Die Patienten mit Angststörungen unterschieden sich auch auf dem 5% Niveau signifikant von den Patienten mit psychologischen Faktoren und Verhaltensfaktoren bei anderorts klassifizierten Krankheiten sowie von der gesunden Kontrollgruppe ($p < 0{,}05$). Die Patienten mit Angststörungen wiesen gegenüber den übrigen Gruppen die höchsten Amplituden auf. Signifikante Unterschiede zwischen Patienten mit sonstigen gemischten Angststörungen und Patienten mit somatoformer autonomer Funktionsstörung des oberen und unteren Gastrointestinaltrakts bzw. zur gesunden Kontrollgruppe konnten auf dem 0,5%-Niveau gefunden werden ($p < 0{,}05$). Die Angstpatienten zeigten wieder die höchsten Amplituden. Bei Betrachtung des Frequenzbereichs 0.81–1 Hz unterschieden sich die Patienten mit Angststörungen signifikant von den Patienten mit somatoformen autonomen Funktionsstörungen des oberen und unteren Gastrointestinaltrakts, von den Patienten mit psychologischen Faktoren und Verhaltensfaktoren bei anderorts klassifizierten Krankheiten (F 54) und von der gesunden Kontrollgruppe ($p < 0{,}05$, $p < 0{,}05$ und $p < 0{,}01$). Auch hier ragten die Patienten mit Angststörungen durch höhere Amplituden heraus. Ein signifikanter Unterschied konnte zwischen Patienten mit neurotischen Störungen (Belastungsreaktionen) und der gesunden Kontrollgruppe festgestellt werden, wobei die Patienten mit neurotischen Störungen höhere Amplituden zeigten ($p < 0{,}05$). Bei Betrachtung der Summe der Frequenzbänder (Power) unterschieden sich die Angstpatienten von den Patienten mit somatoformen autonomen Funktionsstörungen des oberen und unteren Gastrointestinaltrakts und von der gesunden Kontrollgruppe ($p < 0.05$). Die Angstpatienten waren wieder durch höhere Power und damit höhere Aktiviertheit charakterisiert.

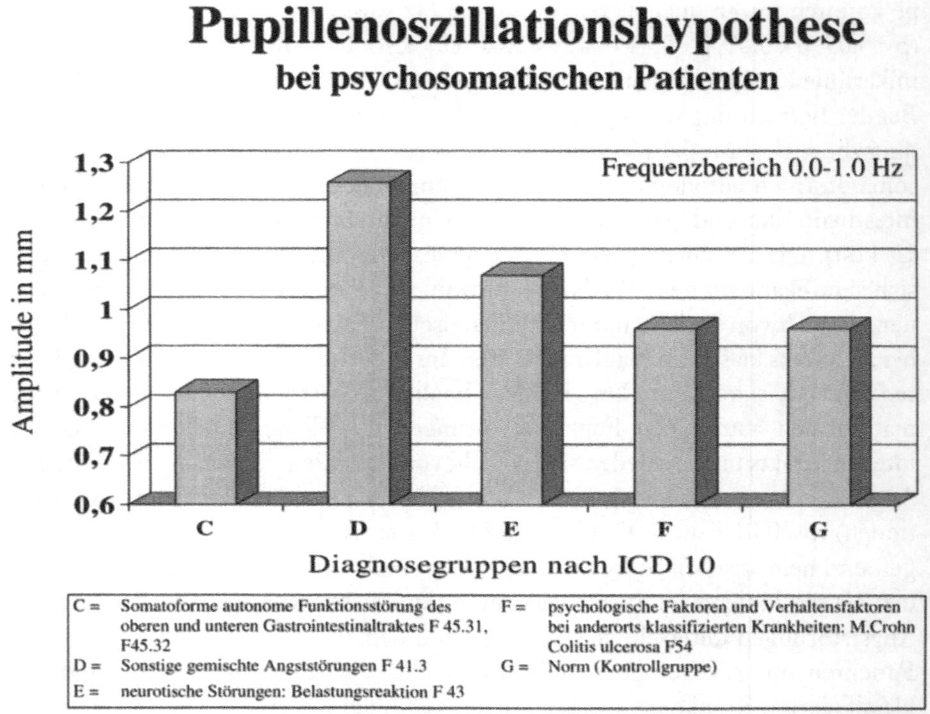

Abb. 2. Auf der Abszisse sind die Krankheitsgruppen, auf der Ordinate ist die Power (Summe aller Frequenzbänder) nach Berechnung der Fourieranalyse der Pupillenoszillationen aufgetragen. Die Patienten mit „sonstigen Angststörungen“ ragen gegenüber den psychosomatischen Patientengruppen durch die stärkste Power, die Ausdruck einer hohen zentralen Aktiviertheit ist, hervor

Diskussion

Die Anorexie- und Bulimiepatientinnen unterschieden sich vor allem in den Frequenzbereichen 0,61–0,8 Hz und 0,81–1 Hz durch höhere Amplituden signifikant von der gesunden Kontrollgruppe. Zwischen diesen beiden Patientengruppen konnten keine Unterschiede festgestellt werden. Die höheren Amplituden in den Frequenzbereichen 0,61–0,8 bzw. 0.81–1 Hz deuten bei beiden Patientengruppen auf eine erhöhte zentrale Aktiviertheit hin. Vor allem bei den Anorexiepatientinnen könnte diese Aktiviertheit auf der Verhaltensebene mit einer fast hypomanen Aktivität parallel gehen. Wir konnten mit Hilfe der statischen Pupillometrie zeigen, dass die Anorektikerinnen gegenüber anderen Patientengruppen nach erfolgter Behandlung noch immer die größte Pupillenweite aufwiesen [4], was eine erhöhte vegetative Aktiviertheit widerspiegelt. Bekanntlich aber gehen in die vegetative Aktiviertheit auch zentrale Einflüsse mit ein, sodass dieses Ergebnis die Befunde der Fourieranalyse stützt.

Bei Patienten mit der Diagnose sonstige gemischte Angststörungen waren in den Frequenzbereichen 0,21–0.4; 0.41–0,6 bzw. 0,81–1 Hz sowie im Gesamtspektrum die höchsten Amplituden beobachtbar (Abb. 2), eine Tatsache, die für eine hohe zentrale Aktiviertheit spricht, wobei bekanntlich Frequenz und Amplituden der Pupillenoszillationen durch kortikodienzephale Aktivität moduliert werden [12]. Während bereits Lindsley 1950 [7] und Ellingson 1954 [2] im EEG von Angstpatienten gegenüber gesunden Probanden eine geringere Alphaaktivität und höhere Betaaktivität beobachteten, konnten wir bei Patienten mit generalisierter Angststörung zeigen, dass im Vigilanz-EEG hohe Power (elektrische Energie) und erhöhte Aktivität im Alphabereich zentrale Aktivierung widerspiegeln [9]. Auch in der Fourieranalyse der Pupillenoszillationen fanden sich in der Power erhöhte Amplituden (Grünberger et al., in Vorbereitung).

Eine relativ hohe Aktiviertheit konnte auch bei den Patienten mit Belastungsreaktionen beobachtet werden. Die erhöhte zentrale Aktiviertheit dürfte hier die Folge der Belastung bzw. der andauernden unangenehmen Situation sein. Eine leicht erhöhte zentrale Aktiviertheit konnte bei den Patienten mit der Diagnose F 54 gefunden werden. Bestehende emotionale Konflikte könnten für diese erhöhte Aktiviertheit verantwortlich sein, wobei zwischen Colitis ulcerosa und Morbus Crohn auf psychologischem Gebiet große Ähnlichkeiten bestehen. Bei den somatoformen autonomen Störungen des oberen und unteren Gastrointestinaltrakts könnte die zentrale Desaktiviertheit mit einer erhöhten parasympathischen Reagibilität parallel laufen.

Wir haben versucht, mit Hilfe der Fourieranalyse der Pupillenoszillationen die zentrale Aktiviertheit verschiedener Patientengruppen zu unterscheiden. Sicherlich sind die einzelnen Patientengruppen noch etwas zu klein, um endgültige Aus-

Tabelle 1. Psychopathologische Pupillenoszillationshypothese. Fourieranalyse der Pupillenoszillationen in den einzelnen Frequenzbereichen und über alle Frequenzbereiche zusammen (0,0 bis 1,0 Hz) a) Zentralnervöse Eregungsprozesse bei Patienten mit Essstörung (n = 70) im Vergleich zu einer gesunden Kontrollgruppe (n = 18).

Frequenzbereiche	0,0-0,2 Hz	0,21-0,4 Hz	0,41-0,6 Hz	0,61-0,8 Hz	0,81-1,0 Hz	0,0-1,0 Hz
Diagnosegruppen	**Amplituden** in mm (x)	**Amplituden** in mm (x)	**Amplituden** in mm (x)	**Amplituden** in mm (x)	**Amplituden** in mm (x)	**Amplituden** in mm (x)
A (n = 38)	0,50	0,22	0,15	0,10	0,08	1,06
B (n = 32)	0,52	0,23	0,15	0,11	0,08	1,11
G (n = 18)	**0,50**	**0,19**	**0,12**	**0,08**	**0,05**	**0,96**
			A:G*	A:G* B:G**	A:G** B:G**	

* p < 0,05
** p < 0,01
U-Test (Mann-Whitney)

b) Zentralnervöse Erregungsprozesse bei psychosomatischen Patienten (n = 62) im Vergleich zu einer gesunden Kontrollgruppe (n = 18).

Frequenzbereiche	0,0-0,2 Hz	0,21-0,4 Hz	0,41-0,6 Hz	0,61-0,8 Hz	0,81-1,0 Hz	0,0-1,0 Hz
Diagnosegruppen	**Amplituden** in mm (x)	**Amplituden** in mm (x)	**Amplituden** in mm (x)	**Amplituden** in mm (x)	**Amplituden** in mm (x)	**Amplituden** in mm (x)
C (n = 20)	0,40	0,18	0,11	0,08	0,06	0,83
D (n = 13)	0,58	0,28	0,18	0,10	0,10	1,26
E (n = 11)	0,50	0,19	0,16	0,12	0,09	1,07
F (n = 18)	0,51	0,18	0,12	0,09	0,06	0,96
G (n = 18)	**0,50**	**0,19**	**0,12**	**0,08**	**0,05**	**0,96**
		C:D*	C:D*	C:D*	C:D*	C:D*
		D:E*	C:E*	D:G	D:F*	D:G*
		D:F*	D:F*		D:G*	
			D:G*		E:G*	

* $p < 0{,}05$
U-Test (Mann-Whitney)

Diagnosegruppen nach ICD 10

A = Anorexia nervosa F 50.0
B = Bulimia nervosa F 50.2
C = Somatoforme autonome Funktionsstörungen des oberen und unteren Gastrointestinaltraktes F 45.31, F45.32
D = Sonstige gemischte Angststörungen F 41.3
E = Neurotische Störungen: Belastungsreaktion F 43
F = Psychologische Faktoren und Verhaltensfaktoren bei anderorts klassifizierten Krankheiten: Morbus Crohn, Colitis ulcerosa F 54
G = **Norm (Kontrollgruppe)**

sagen hinsichtlich ihrer Aktiviertheit treffen zu können. Auch geschlechtsspezifische Unterschiede konnten noch leicht berücksichtigt werden. Zweifellos könnten aus den verschiedenen Aktiviertheitsgraden der einzelnen Patienten Gruppen therapeutisch Konsequenzen abgeleitet werden (Tabelle 1).

Literatur

[1] Cooley JW, Tuckey JK (1965) An algorithm for the machine calculation of complex Fourier series. Math Comp 19: 297–301

[2] Ellingson RJ (1954) The incidence of EEG abnormality among patients with mental disorders of apparently nonorganic origin: an artificial review. Am J Psychiatry 111: 263–275

[3] Grünberger J, Linzmayer L, Saletu B, Stöhr H (1984) Zur Methodologie der Pupillenmessung Psychiatr Clin 3: 157–164

[4] Grünberger J, Linzmayer L, Gathmann P, Saletu B (1985) Computer-assistierte „statische und lichtevozierte dynamische" Pupillometrie bei psychosomatischen Patienten. Wien Klin Wschr 97: 775–781

[5] Grünberger J, Linzmayer L, Grünberger M, Saletu B (1992) Pupillometry in clinical psychophysiological diagnostics. Methodology and proposals for application in psychiatry. Isr J Psychiatry Rel Sci 29: 100–113
[6] Grünberger J, Linzmayer L, Grünberger M, Saletu B (1994) Eine neue Methode zur Messung der zentralen Aktivierung. Fourieranalyse der Pupillenoszillationen bei depressiven Patienten. Wien Klin Wschr 106: 164–170
[7] Lindsleay DB (1950) Emotions and electroencephalogram. In: Reymert ML (ed) Feelings and Emotions. McGraw-Hill, New York, pp 238–246
[8] Sachs L (1972) Statistische Auswertungsmethoden. Springer, Berlin Heidelberg New York
[9] Saletu-Zyhlarz G, Saletu B, Anderer P, Brandstätter N, Frey R, Gruber G, Klösch G, Mandl M, Grünberger G, Linzmayer L (1997) Nonorganic insomnia in generalized anxiety disorder. 1. Controlled studies an sleep, awakening and daytime vigilance utilizing polysomnography and EEG mapping. Neuropsychobiology 36: 117–129
[10] Schaefer N, Bertuch M (1986) Butterfly-Algorithmus. Magazin Computertechnik 8: 44–50
[11] Schandry R (1981) Psychophysiologie. Körperliche Indikatoren menschlichen Verhaltens. Urban & Schwarzenberg, München
[12] Wilhelm H (1991) Pupillenreaktionen-Pupillenstörungen. Kohlhammer, Köln

Zusammenfassung

Die Messung der zentralen Aktiviertheit von psychosomatischen Patienten mit Hilfe der Fourieranalyse der Pupillenoszillationen und die Frage, ob sich psychosomatische Patientengruppen bzw. Patienten mit Essstörungen hinsichtlich ihrer Aktiviertheit voneinander unterscheiden, war Ziel unserer Untersuchung. Insgesamt wurden 132 (110 weibliche und 22 männliche) Patienten mit einem Durchschnittsalter von 29,69 und einer Standardabweichung von 9,91 untersucht. Bei Bulimiepatientinnen und Patientinnen mit Anorexia nervosa fand sich eine erhöhte zentrale Aktiviertheit. Bei den psychosomatischen Patientengruppen zeigten sich unterschiedliche Aktiviertheitsgrade. Für die Gruppe der sonstigen Angststörungen konnten sowohl in den einzelnen Frequenzbereichen als auch im Gesamtspektrum die höchsten Amplituden festgestellt werden, was für eine hohe zentrale Aktiviertheit spricht. Die Patienten mit somatoformen autonomen Funktionsstörungen wiesen eine deutliche Desaktiviertheit auf. Die Bestimmung der zentralen Aktiviertheit bei psychosomatischen Erkrankungen könnte auch Konsequenzen für die Therapie haben (Wien Med Wschr 1999; 149: 162–166).

Summary

The aim of the study was to answer the question if there are any differences in the central activation of different groups of psychosomatic patients and patients with eating disorders, which was measured by means of Fourier analysis of pupillary oscillations. A total of 132 patients (110 f, 22 m) with a mean age of 29.69 years (standard deviation: 9.9) participated in the study. In anorectic and bulimic patients high central activation was observed. Different groups of psychosomatic patients showed significant differences in their central nervous activation. In the group of subjects with the ICD-10 diagnosis F 41.3 (mixed anxiety disorders) the highest amplitudes was observed not only in the particular frequency bands bat also in the total spectrum (power), which reflects high central activation. Reduced activation was found in subjects with somatoform autonomic function disorder of the upper and lower gastrointestinal tract (F 45.3). The measurement of central activation in psychosomatic disorders could have consequences for therapeutic interventions.

Zentralnervöse Aktiviertheit bei opioidabhängigen Patienten, evaluiert durch Fourieranalyse der Pupillenoszillationen

Einleitung

Die Opiatabhängigkeit als Geißel des 20. Jahrhunderts betrifft eher den Missbrauch von Heroin als von Morphin. Heroin ist ein recht einfaches Derivat von Morphin, dem lediglich zwei Acetylgruppen zugefügt wurden. Es tritt schneller in das Gehirn über als Morphin, da die Acetylgruppen die Fettlöslichkeit dieses Neuropharmakons erhöhen. Deshalb gelangt man durch Injektion von Heroin auch rascher in den Rauschzustand. Mit der Heroinabhängigkeit eng verbunden sind die Fragen der Detoxifikationsbehandlung sowie der Substitutionstherapie.

Da Opioide auch die zentralnervöse Aktiviertheit beeinflussen, galt unser Interesse den Aktiviertheitszuständen von Heroinabhängigen und Abhängigen, die sich unter Substitutionstherapie befinden. Als Messmethode bot sich die Pupillometrie, insbesonders die Fourieranalyse der Pupillenoszillationen, an, mit deren Hilfe eine Bestimmung der zentralen Aktiviertheit möglich ist.

So konnten wir bei depressiven Patienten bzw. bei Patienten mit Multipler Sklerose und Alzheimerscher Krankheit die Fourieranalyse der Pupillenoszillationen zur Anwendung bringen [1, 2].

Diese nichtinvasive Methode ermöglicht es, innerhalb kurzer Zeit Informationen über die Aktiviertheit des Patienten zu erhalten, ohne ihn dabei zu ermüden oder zu belasten.

Bereits Löwenstein et al. [3] vertraten die Ansicht, dass Pupillenoszillationen zentral-nervöse Aktiviertheit widerspiegeln. Verantwortlich für diese zentralnervöse Aktiviertheit zeichnet nach Schandry [4] die reticulothalamocorticale Achse, deren Teilsysteme immer stärker differenzierte Aktivierungsprozesse zu kontrollieren scheinen. Bei Betrachtung der Pupillenoszillationen innerhalb des Konzepts der zentralen Aktiviertheit/Desaktiviertheit wird angenommen, dass ihre Frequenz und Amplitude durch corticodiencephale Aktivität moduliert werden. Im Zustand ausreichender Aktiviertheit/Wachheit wird die zentrale Hemmung der parasympathischen okulomotorischen Nerven durch das limbische System beeinflusst, während efferente Impulse vom Zwischenhirn über das Thorakalmark den M. dilatator pupillae erreichen, wobei Noradrenalin als vermittelnde Überträgersubstanz agiert. Bei zunehmender Desaktivierung/Müdigkeit nimmt der hemmende Einfluss des Zwischenhirns ab, und die Aktivität des Sympathikus im Zwischenhirn und in der Peripherie zeigt eine Reduktion [5]. Auf diese Weise beeinflussen die erwähnten Faktoren die Pupillenoszillationen über das Sphincter- bzw. Dilatatorzentrum und ebenso über die Pupille selbst: Abhängig vom Ausgangswert ändert die Pupille ihre Größe, um die Lichtintensität, die auf die Retina trifft, so konstant wie möglich zu halten.

In der vorliegenden Untersuchung soll überprüft werden, in welchem Ausmaß eine durch das Opiat bedingte Desaktiviertheit bei Heroinabhängigen fassbar ist und ob sich Unterschiede zwischen Heroinabhängigen und sich in Substitutionstherapie mit Opioiden befindlichen Abhängigen bzw. einer gesunden Kontrollgruppe feststellen lassen.

Methodik

Patienten

Für die Untersuchung wurden 3 Gruppen ausgewählt. Eine sollte zum Untersuchungszeitpunkt ausschließlich Heroin konsumieren, die beiden anderen sich etwa in einem Methadon- oder Morphinsubstitutionsprogramm befinden. Um dies zu verifizieren wurden unter Supervision abgegebene Harnproben toxikologisch auf das Vorhandensein von Opiaten, Methadon, Benzodiazepinen, Amphetaminen, Kokain und Cannabis untersucht. Die einzige gestattete Zusatzsubstanz war Cannabis. Die Patientenpopulation befand sich in regelmäßiger Betreuung der Drogenambulanz der Universitätsklinik für Psychiatrie, Wien im Rahmen der Substitutionstherapie; Patienten mit einer Heroinabhängigkeit kamen entweder mit dem Ansuchen, eine ambulante Detoxifikationsbehandlung durchführen zu können oder mit dem Wunsch, in ein Substitutionsprogramm aufgenommen zu werden. Alle in die Untersuchung aufgenommenen Patienten wiesen einen HIV-negativen Serumstatus auf. Beschreibung der 3 Gruppen siehe Tabelle 1.

Tabelle 1. Patientengruppen

Heroingruppe	männlich n = 19	weiblich n = 7	gesamt n = 26	Abhängigkeitsdauer 36 +/– 41,0 Monate
Alter (Jahre +/– SD)	22,5 +/– 4,9	26 +/– 9,0	25,0 +/– 6,30	
Methadongruppe	männlich n = 16	weiblich n = 4	gesamt n = 20	Abhängigkeitsdauer 94 +/– 8,8 Monate
Alter (Jahre +/– SD)	32,4 +/– 8,1	30,5 +/– 9,2	30,9 +/– 8,21	
Morphin retard-Gruppe	männlich n = 15	weiblich n = 5	gesamt n = 20	Abhängigkeitsdauer 128 +/– 70,3 Monate
Alter (Jahre +/– SD)	33,4 +/– 5,0	32,5 +/– 2,1	33,6 +/– 4,6	

Altersunterschiede zwischen den Gruppen:
Heroin: Methadon: $p < 0{,}01$
Heroin: Morphin retard: $p < 0{,}01$
Methadon: Morphin retard: nicht signifikant

In der Methadonsubstitutionsgruppe betrug die Substitutionsdauer 35 Monate, während in der Morphiumsubstitutionsgruppe die Substitutionsdauer 28 Monate betrug. Die 3 Patientengruppen wurden auch mit einer altersentsprechenden Normgruppe (n = 31) (x = 25,1 +/– 4,6 Jahre, 15 Männer, 5 Frauen) verglichen. Die Methadongruppe erhielt eine tägliche Dosis von 80 +/– 20 mg Methadon, die Halbwertszeit betrug 24 Stunden; die Morphingruppe erhielt eine tägliche Dosis von 500 mg +/– 100 mg retardiertem Morphin, die Halbwertszeit betrug 10–12 Stunden. Die Einnahme der Substanz erfolgte unmittelbar vor der Untersuchung.

Fourieranalyse der Pupillenoszillationen

Die Methodik der statischen und dynamischen Pupillometrie wurde bereits beschrieben [1, 6]. Nach erfolgter Messung der Pupillenweite bzw. Pupillenreaktion mit Hilfe des TV-Pupillometers (Whittaker Corporation) bei einer Helligkeit von 160 Lux werden die während 25,6 Sekunden erhobenen Daten der statischen Pupillenmessung einer Fourieranalyse unterzogen. Vor Auswertung der Fourieranalyse müssen Lidschläge, die sonst das Ergebnis verfälschen würden, identifiziert und eliminiert werden (Glättung). Für die Fourieranalyse wurde ein selbst erstelltes Programm geschrieben. Zur Anwendung kam ein Algorithmus [7, 8], der speziell für die Transformation von digitalen Daten entwickelt wurde, die Fast Fourier Transform (FFT). Nach Durchführung der Fourieranalyse werden willkürlich 5 Frequenzbänder (0,0–0,2 Hz; 0,21–0,4 Hz; 0,41–0,6 Hz; 0,61–0,8 Hz; 0,81–1 Hz) sowie das gesamte Spektrum (power) (0–1 Hz) ausgewählt. Werte über 1 Hz werden nicht verwendet, weil über 1 Hz keine vom Rauschen unterscheidbare Frequenz vorhanden ist, die eine relevante Interpretation zulässt.

Statistik

Zur statistischen Auswertung wurde der U-Test von Mann-Whitney herangezogen [9].

Ergebnisse

Die Unterschiede zwischen den Gruppen in den Amplituden der einzelnen Frequenz-bänder sind in Abb.1 zusammengefasst. In den Frequenzbereichen 0,0–0,2; 0,41–0,6 und 0,61–0,8 Hz unterschied sich die Heroin- von der Morphin retard-Gruppe hinsichtlich ihrer Amplituden. Die Heroingruppe wies die höheren Amplituden auf. Ein signifikanter Unterschied konnte im Frequenzbereich 0,41–0,6 Hz zwischen der Methadon- und Morphin retard-Gruppe gefunden werden, wobei die Methadongruppe höhere Amplituden zeigte. Weiters wurden die 3 Gruppen mit einer altersentsprechenden Normgruppe verglichen. Mit Ausnahme des Frequenzbereiches 0,0–0,2 Hz unterschieden sich die Heroin-, Methadon- und

Tabelle 2. Fourieranalyse der Pupillenoszillationen bei Drogenabhängigen (n=66) „Psychopathologische Pupillenoszillationshypothese“

Frequenzbereiche	0,0–0,2 Hz	0,21–0,4 Hz	0,41–0,6 Hz	0,61–0,8 Hz	0,81–1,0 Hz	0,0–1,0 Hz
A) Heroin N = 15	x̄ 0,50	x̄ 0,18	x̄ 0,10	x̄ 0,07	x̄ 0,05	x̄ 0,90
Md> 1000 mg	s 0,29	s 0,14	s 0,06	s 0,03	s 0,02	s 0,46
B) Heroin N = 11	x̄ 0,32	x̄ 0,16	x̄ 0,09	x̄ 0,07	x̄ 0,05	x̄ 0,69
Md< 1000 mg	s 0,19	s 0,11	s 0,06	s 0,04	s 0,03	s 0,40
C) Methadon N = 10	x̄ 0,47	x̄ 0,24	x̄ 0,13	x̄ 0,07	x̄ 0,07	x̄ 0,97
Md > 50 mg	s 0,28	s 0,18	s 0,12	s 0,07	s 0,09	s 0,68
D) Methadon N = 10	x̄ 0,32	x̄ 0,13	x̄ 0,09	x̄ 0,05	x̄ 0,05	x̄ 0,64
Md< 50 mg	s 0,20	s 0,06	s 0,03	s 0,02	s 0,07	s 0,32
E) Morphin Ret. N = 7	x̄ 0,33	x̄ 0,15	x̄ 0,07	x̄ 0,06	x̄ 0,06	x̄ 0,67
Md> 600 mg	s 0,17	s 0,07	s 0,04	s 0,03	s 0,03	s 0,30
F) Morphin Ret. N = 13	x̄ 0,26	x̄ 0,12	x̄ 0,06	x̄ 0,05	x̄ 0,03	x̄ 0,52
Md< 600 mg	s 0,13	s 0,05	s 0,03	s 0,03	s 0,01	s 0,23
	A: B*				E: F*	

U-Test *p < 0,5

Morphin retard-Gruppen erwartungsgemäß signifikant von der Norm, wobei die Normgruppe stärker aktiviert war.

Um die Dosisabhängigkeit und die zentralnervöse Aktiviertheit erfassen zu können, wurden die Patienten danach getrennt, ob sie oberhalb oder unterhalb des Medians ihrer Dosierung lagen (Tabelle 2). Innerhalb der 3 Gruppen fanden sich keine signifikanten Unterschiede hinsichtlich des Alters. Bei Betrachtung der Fourieranalyse der Pupillenoszillationen fand sich in der Heroingruppe ein signifikanter Unterschied im Frequenzbereich 0,0–0,2 Hz. Patienten, die eine höhere Dosis als 1000 mg Heroin zu sich nahmen, zeigten höhere Amplituden. Im Frequenzbereich 0,81–1 Hz fand sich ein signifikanter Unterschied innerhalb der Morphin retard-Patienten. Jene, die eine höhere Dosis als 600 mg erhielten, unterschieden sich von den Patienten, die weniger als 600 mg bekamen signifikant auf dem 5%-Niveau durch höhere Amplituden (Tabelle 2).

Diskussion

Bei Betrachtung der einzelnen Frequenzbänder der Fourieranalyse der Pupillenoszillationen zeigte sich, dass sich die Heroingruppe immer signifikant von der Morphinsubstitutionsgruppe unterschied. Opiate hemmen bekannterweise die Schmerzempfindung. Aus Tierversuchen ist bekannt, dass besonders wichtige Stellen der Nucleus raphe magnus und der Nucleus paragigantocellularis (oder magnocellularis) der Formatio reticularis zu sein scheinen, denn von diesen Kernregio-

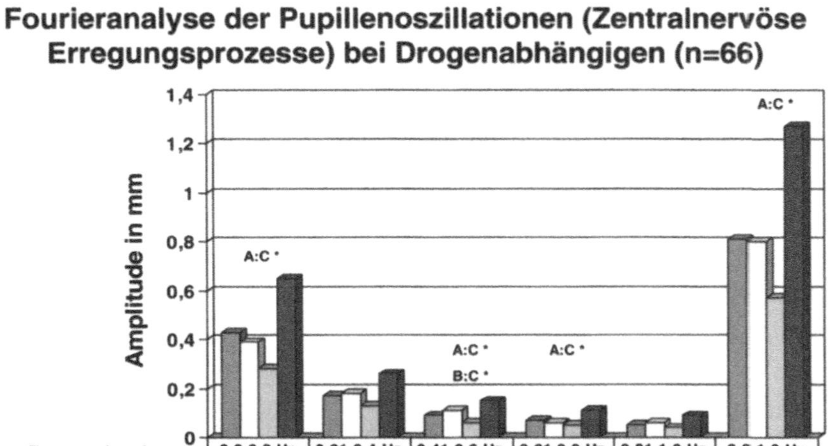

Frequenzband	0,0-0,2 Hz	0,21-0,4 Hz	0,41-0,6 Hz	0,61-0,8 Hz	0,81-1,0 Hz	0,0-1,0 Hz
Heroin (n=26) A	0,43	0,17	0,09	0,07	0,05	0,81
Methadon (n=20) B	0,39	0,18	0,11	0,06	0,06	0,8
Morphin ret. (n=20) C	0,28	0,13	0,06	0,05	0,04	0,57
Norm (n=30) D	0,65	0,26	0,15	0,11	0,09	1,27

Die Normgruppe unterscheidet sich von den 3 Patientengruppen in allen Frequenzbändern bzw. in der Power signifikant (p<0,05).

Abb. 1. Fourieranalyse der Pupillenoszillationen (Zentralnervöse Erregungsprozesse) bei Drogenabhängigen (n = 66). Frequenzbänder der Fourieranalyse der Pupillenoszillationen auf der Abszisse, deren Amplituden auf der Ordinate. Unterschiede zwischen Heroinabhängigen und Patienten unter Morphin retard-Substitutionstherapie (mittels U-Tests; $p < 0{,}05$) in den Frequenzbändern 0,0–0,2 Hz, 0,41–0,6 Hz, 0,61–0,8 Hz sowie 0,0–1 Hz (power). Im Frequenzbereich 0,41–0,6 Hz unterschied sich auch die Methadonsubstitutionsgruppe von der Morphin retard-Gruppe

nen führen absteigende Bahnen in das Rückenmark, deren Aktivierung möglicherweise die Weiterleitung nociceptiver Informationen im Hinterhorn hemmt. Gleichzeitig sind aber deszendierende Hemmsysteme auch für die Desaktivierung verantwortlich. Allerdings ist bei den Opioiden eine akute gegenüber einer chronischen Wirkung hinsichtlich der Aktiviertheit zu berücksichtigen. Aber selbst innerhalb der chronischen Wirkung ergeben sich unterschiedliche Aktiviertheitsgrade.

Dies entspricht den Erwartungen, die wir hinsichtlich einer Desaktiviertheit postuliert hatten. Die Morphinsubstitutionsgruppe war gegenüber der Heroingruppe desaktivierter, wobei auch das Gesamtspektrum (Power = Summe der Frequenzbänder) in diese Richtung weist. Durch ständige Heroineinnahme könnte es auf der Verhaltensebene zum Aufrechterhalten eines, auch vom Patienten erwünschten, unauffälligen Niveaus kommen. Betrachtet man die 3 oben erwähnten langsamen Frequenzbänder bei der Heroin-, Morphin- und gesunden Normgruppe, so weisen die Amplituden der Heroinabhängigen und der Morphinsubstitutionsgruppe auf eine deutliche Desaktiviertheit gegenüber der Norm hin. Hinsichtlich der Power ist zu bemerken, dass die Heroinabhängigen und die Methadongruppe, besonders aber die Morphinsubstitutionsgruppe, gegenüber der gesunden Normgruppe niedrigere Amplituden aufweisen, die die Annahme einer Desaktivierung gegenüber den Gesunden unterstützt. Vielleicht könnte die niedrige Aktiviertheit der Substitutionsgruppen auf der Verhaltensebene mit einem dämpfenden Effekt einhergehen, der sich aus klinischer Sicht in einer subjektiven Besserung der Patienten äußert.

Die Befindlichkeitsänderung konnte jedoch nicht objektiviert werden, zumal leider während der Studie keine Befindlichkeitsfragebögen vorgegeben wurden. Darüber hinaus wiesen die Patienten eine unterschiedlich lange Abhängigkeitsdauer auf. Diese steht insbesonders mit der entsprechenden Substitutionstherapie in Beziehung. Ein Einfluss der Abhängigkeitsdauer auf die Unterschiede in der zentralen Aktiviertheit der 3 untersuchten Gruppen lässt sich jedoch nicht ausschließen.

Wird in den einzelnen Gruppen eine Trennung hinsichtlich der Dosierung durchgeführt, so zeigen in der Heroingruppe die Patienten mit einer Dosierung von < 1000 mg eine stärkere Desaktiviertheit. Es kann daher angenommen werden, dass die Dosierung einen Einfluss auf die Desaktivierung innerhalb der Gruppe der Heroinabhängigen zeigt. Eine ähnliche Tendenz zeichnete sich für die Methadongruppe ab, obwohl hier keine signifikanten Unterschiede fassbar waren. Die Patienten, die eine geringere Dosis als 50 mg Methadon erhielten, sind eher zentral desaktiviert.

Innerhalb der Morphin retard-Gruppe könnten nach unserer Hypothese kleinere Amplituden in niedrigen, höhere Amplituden in schnelleren Frequenzbereichen auf eine geringfügig höhere Desaktiviertheit bei höherer Dosierung schließen lassen, wobei allerdings nicht übersehen werden darf, dass die Amplituden in den langsameren Frequenzbändern bei den Patienten mit stärkerer Dosierung von Morphin retard (> 600 mg) höher (jedoch nicht das Signifikanzniveau erreichend) sind als bei Patienten mit schwächerer Dosierung. Die höhere Gesamtpower bei jenen Patienten, die eine Dosis von > 600 mg Morphin retard erhielten, würde jedoch eher gegen eine geringfügig erhöhte Desaktiviertheit sprechen. Innerhalb der Heroingruppe und innerhalb der Methadongruppe geht allerdings die stärkere Aktiviertheit mit einer höheren Power einher.

Zu berücksichtigen ist jedoch, dass die Aktiviertheit insgesamt bei der Morphin retard-Gruppe weit unter jener der Heroin- und Methadonsubstitutionsgruppe liegt, sodass eine Differenzierung innerhalb dieser Gruppe entsprechend schwierig wird.

Wie bereits an anderer Stelle beschrieben [10, 11], ist ein bestimmtes Aktivierungsniveau für eine adäquate kognitive Leistung Voraussetzung. Tatsächlich konnten wir mit Hilfe des GKT-Verfahrens, einer Methode zur Messung der Koordinationsfähigkeit und der Aufmerksamkeitsbelastbarkeit über kurze Zeit zeigen, dass sowohl die motorische Koordinationsfähigkeit als auch die Aufmerksamkeitsbelastbarkeit über kurze Zeit mit der Power, wie sie innerhalb der Heroin- bzw. Methadongruppe feststellbar war, parallel geht. Auch hinsichtlich der Fehler und Verspätungen in der Aufmerksamkeitsbelastbarkeit spiegelt sich die verschieden hohe Aktiviertheit entsprechend der Dosierung innerhalb der Heroin- bzw. Methadongruppe wider. So zeigen jene Patienten, die eine höhere Aktiviertheit aufweisen, weniger Fehler und geringere verspätete Reaktionen.

Insgesamt ist es uns gelungen, mit Hilfe der Fourieranalyse der Pupillenoszillationen hinsichtlich der zentralnervösen Aktiviertheit Unterschiede sowohl zwischen der Heroin- und Methadongruppe sowie der Morphinsubstitutionsgruppe als auch innerhalb der einzelnen Patientengruppen hinsichtlich der Dosierung zu zeigen, wobei sich diese noninvasive Methode vor allem durch ihre Ökonomie und Nichtbelastung der Patienten auszeichnet.

Literatur

[1] Grünberger J, Linzmayer L, Grünberger M, Saletu B (1994) Eine neue Methode zur Messung der zentralen Aktivierung. Fourieranalyse der Pupillenoszillationen bei depressiven Patienten. Wien Klin Wochenschr 106/6: 164–170

[2] Grünberger J, Linzmayer L, Maijda ER, Reitner A, Walter H (1996) Pupillary dilatation test and Fourier analyses of pupillary oscillations in patients with MS. Eur Arch Psychiatry Clin Neurol 246/4: 209–212

[3] Löwenstein O, Feinberg R, Löwenfeld E (1963) Pupillary movements during acute and chronic fatigue. A new test for the objective evaluation of tiredness. Investigations in Ophthalmology 2: 138–157

[4] Schandry F (1981) Psychophysiologie. Körperliche Indikatoren menschlichen Verhaltens. Urban & Schwarzenberg, München

[5] Wilhelm H (1991) Pupillenreaktionen – Pupillenstörungen. Kohlhammer, Köln

[6] Grünberger J, Linzmayer L, Grünberger M, Saletu B (1992) Pupillometry in clinical psychophysiological diagnostics: methodology and proposals for application in psychiatry. Isr J Psychiat Related Sci 29/2: 100–113

[7] Cooley JW, Tukey JK (1965) An algorithm for the machine Calculation of complex Fourier series. Math Comp 19: 297–301

[8] Schaefer N, Bertuch M (1986) Butterfly-Algorithmus. Magazin Computertechnik 8: 44–50

[9] Sachs L (1972) Statistische Auswertungsmethoden. Springer, Berlin Heidelberg New York

[10] New York Head H (1923) The conception of nervous and mental energy II Vigilance: a psychophysiological state of the nervous system. Br J Psychol 14: 125–147

[11] Grünberger J, Linzmayer L, Saletu B, Stöhr H, Wytek R (1995) GKT-Grünbergerscher Koordinationstest – Ein neues computerunterstütztes Verfahren zur Erfassung der motorischen Koordinationsfähigkeit und der Aufmerksamkeitsbelastbarkeit. Neuropsychiatrie 9/4: 206–214

Zusammenfassung

Das Hauptanliegen der vorliegenden Untersuchung war es, zu zeigen, ob sich opioidabhängige Patienten hinsichtlich ihrer zentralnervösen Aktiviertheit in der Fourieranalyse der Pupillenoszillationen unterschieden. Nach erfolgter Messung der Pupillenweite mit Hilfe des TV Pupillometers der Whittaker Corporation werden die während 25,6 Sekunden erhobenen Daten der statischen Pupillenmessung einer Fourieranalyse unterzogen. Nach Durchführung der Fourieranalyse erhält man 5 Frequenzbänder: 0,0–0,2 Hz; 0,21–0,4 Hz; 0,41–0,6 Hz; 0,61–0,8 Hz und 0,81–1 Hz sowie das gesamte Spektrum. Für die Untersuchung wurden 3 Zielgruppen ausgewählt. Die Heroingruppe (es wurde ausschließlich Heroin konsumiert) bestand aus 26 Personen mit einem Durchschnittsalter von x = 25,0 +/– 6,3 Jahren, die Methadongruppe aus 20 Personen von x = 30,9 +/– 8,2, und die Morphin retard-Gruppe aus 20 Personen von x = 33,2 +/– 4,6 Jahren. Die 3 Patientengruppen wurden auch mit einer altersentsprechenden Normgruppe (n = 31) (Alter: x = 25,1 +/– 4,62) verglichen. Im Frequenzband 0,0–0,2 Hz unterschied sich die Morphingruppe von der Heroingruppe durch niedrige Amplituden, im Frequenzband 0,41–0,6 Hz unterschied sich die Morphin retard-Gruppe ebenfalls durch niedrigere Amplituden (= Desaktivierung) bzw. im Frequenzband 0,62–0,8 Hz durch höhere Amplituden signifikant von den beiden anderen Gruppen. Im Power-Gesamtspektrum 0,0–1 Hz zeigten sich signifikante Unterschiede zwischen der Morphin retard- und der Heroingruppe. Die 3 Patientengruppen unterschieden sich auch signifikant von der gesunden Normgruppe. Eine in den einzelnen Gruppen durchgeführte Trennung nach der Dosierung zeigte, dass sowohl die Patienten der Heroingruppe als auch jene der Methadon- und Morphinsubstitutionsgruppe, welche eine höhere Dosis zu sich nahmen, eine stärkere zentralnervöse Aktivierung aufwiesen.

Zusammenfassend war die Morphingruppe stärker desaktiviert als die Methadon- und Heroingruppe und Patienten, die höhere Dosen der Substanzen erhielten, zeigten eine stärkere zentralnervöse Aktivierung. Daher könnte sich die Messung der zentralen Aktiviertheit mit Hilfe der Fourieranalyse der Pupillenoszillationen in der begleitenden Therapiekontrolle bei einer Substitutionsbehandlung als nützlich erweisen.

Summary

The aim of the present investigation was to determine whether Fourier analysis of pupillary oscillations permits detection of differences in the activation of the central nervous system of opioid-addicted patients. We analysed pupillary oscillations during the recording period of static pupillometry, which lasted 25.6 s. Using Fourier analysis, the spectrum was divided into five frequency bands (0.0–0.20, 0.21–0.40, 0.41–0.60, 0.61–0.80, 0.81–1.0 Hz); the total spectrum (0–1 Hz) was also assessed. Three groups of patients were selected: the group addicted to heroin (consuming exclusively heroin) consisted of 26 patients with a mean age of 25.0 +/– 76.3 years, the methadone substitution group of 20 patients with a mean age of 30.9 +/– 8.2 years, and the morphine substitution group of 20 patients with a mean age of 33.2 +/– 4.6 years. The 3 patient groups were compared with normal controls of similar age (25.1 +/– 4.6 years). In the frequency band of 0.0–0,2 Hz the morphine group showed significantly lower amplitudes than the heroin group. Also in the frequency band of 0.41–0.60 Hz the morphine group differed significantly from the other groups concerning lower amplitudes, reflecting deactivation. In the total spectrum of 0–1 Hz the differences between these two groups were significant. Comparison with normal controls also showed significant differences. The groups were further divided according to dose (high/low): Patients of the heroin group as well as those of the methadone and morphine groups who had consumed higher doses showed greater activation of the central nervous system. In conclusion the morphine group was more deactivated than the methadone and heroin group and patients who received higher doses of the substances showed greater central nervous activation. Thus, the measurement of central nervous activation by means of Fourier analysis of pupillary oscillations might be useful in monitoring substitution therapy.

Kapitel 11: Kognitive Pupillenoszillation

Die „Kognitive Pupillenoszillationshypothese“ bei Patienten mit neurotischen Störungen bzw. organischem Psychosyndrom: Reliabilität und Validität eines neuen psychophysiologischen Verfahrens

Einleitung

Aus mehreren Faktorenanalysen der pupillometrischen Daten von verschiedenen Patientengruppen ergibt sich ein konstantes Resultat. Die Variablen der Pupillenoszillationen sind immer im ersten Faktor mit hohen Ladungen vertreten (0,75–0,96), während der Variable Pupillendurchmesser immer einen anderen Faktor definiert, die Ladung in diesem Faktor liegt stets um 0,95. Daraus ergibt sich zweifellos die Unabhängigkeit zwischen Pupillendurchmesser und den Oszillationen der Pupille.

Die zentrale Aktivierung depressiver Patienten konnte an Daten der Pupillenoszillationen mit Hilfe der Methode der Fourieranalyse [6] bestimmt werden. Auch zur Überprüfung der Psychopharmakologischen Pupillenoszillationshypothese (Einfluss von psychotropen Substanzen auf die zentrale Aktivierung) wurde dieses Verfahren mit Erfolg verwendet [7]. Yoss et al. [14] wie auch Korcyn [9] versuchten eine Beziehung zwischen Pupillenunruhe und Müdigkeit bzw. Wachheit herzustellen. Loewenstein et al. [10] untersuchten Pupillenbewegungen während akuter und chronischer Müdigkeit. Ein diskretes anatomisches Substrat für die Entstehung der Pupillenunruhe konnte bislang noch nicht gefunden werden. Auch wir waren an einem Zusammenhang zwischen Pupillenoszillationen und der zentralen Aktivierung bzw. Desaktivierung interessiert. Die kortiko-dienzephale Aktivität moduliert Frequenzen und Amplituden der Pupillenoszillationen. Bei ausreichender Aktivierung bzw. Wachheit wird die zentrale Hemmung des parasympathischen Okulomotoriuskerns über das limbische System beeinflusst und efferente Impulse aus dem Zwischenhirn führen via Throakalmark zum M. dilatator pupillae. Eine weitere Beeinflussung erfolgt durch die Freisetzung von Adrenalin. Kommt es zur Ermüdung bzw. Desaktivierung, nehmen die hemmenden Einflüsse auf das Mittelhirn ab und die sympathische Aktivität des Zwischenhirns bzw. peripher lässt nach [13]. Ziel der vorliegenden Arbeit ist es, die kognitive Pupillenoszillationshypothese vorzustellen:

Unter dem Einfluss kognitiver Vorgänge (leichte Rechenaufgaben) kommt es zu einer Veränderung der Amplitudenhöhe der Pupillenoszillationen, die zentralnervöse Erregungsvorgänge widerspiegeln. Weiters sollte Reliabilität und Validität des Verfahrens untersucht werden.

Methodik

Fourieranalyse der Pupillenoszillationen

Nach erfolgter Messung der Pupillenweite bzw. der Pupillenreaktion [4, 5] mit Hilfe des TV-Pupillometers von Wittaker-Corporation bei einer Helligkeit von 160 Lux, werden die während 26 Sekunden erhobenen Daten der statischen Pupillenmessung einer Fourieranalyse unterzogen, vor deren Auswertung Lidschläge, die das Ergebnis verfälschen würden, identifiziert und eliminiert werden. Dazu wird jeder Wert mit seinem nachfolgenden verglichen und die Differenz gebildet. Ist diese größer als ein bestimmter Grenzwert, so wird das Signal weiter abgetastet, bis die Werte innerhalb des Grenzbereiches liegen. Die beiden gefundenen Werte, die den Anfang und das Ende des Lidschlages markieren, werden anschließend linear miteinander verbunden, wodurch der Lidschlag aus der Aufnahme entfernt wird. Diese Technik nennen wir Glättung (Artefaktelimination) (Abb. 1a,b) [6].

„Kognitive Pupillenoszillationshypothese"

Bei der Anwendung der kognitiven Pupillenoszillationshypothese gehen wir wie folgt vor:

Die während 26 Sekunden erhobenen Daten der statischen Pupillenmessung werden einer Fourieranalyse unterzogen. Danach wird neuerlich eine 26 Sekunden dauernde statische Pupillenmessung während einfacher Rechenaufgaben (Rechentest, RT) durchgeführt und einer Fourieranalyse unterzogen. Beim RT hat der Proband nach Vorgabe eines Übungsbeispiels beginnend mit der Startzahl z.B. 100 abwechselnd die Zahlen 7 und 3 abzuziehen, also 100 – 7 = 93, – 3 = 90, – 7 = 83, usw. Bei höherer intellektueller Begabung kann von höheren Startwerten ausgegangen werden.

Bestimmung der Reliabilität und Validität

Zur Bestimmung der Reliabilität wurden Probanden einerseits in stündlichen Abständen und andererseits in zweiwöchentlichen Abständen mit Hilfe der Pupillometrie untersucht und die Fourieranalyse der Pupillenoszillationen während der statischen Pupillenmessungen berechnet. Zur Validitätsbestimmung wurde der Benton-Test durchgeführt und von den 10 möglichen richtigen Wiedergaben im Benton-Test, der zur Messung der psychovisuellen Merkfähigkeit dient [1], wurden die korrekten Lösungen registriert. Dieses Verfahren wird in der neuropsychologischen Diagnostik zur Bestimmung der Organizität verwendet. Der Benton-Test wurde zur Validitätsbestimmung 222 Patienten vorgegeben.

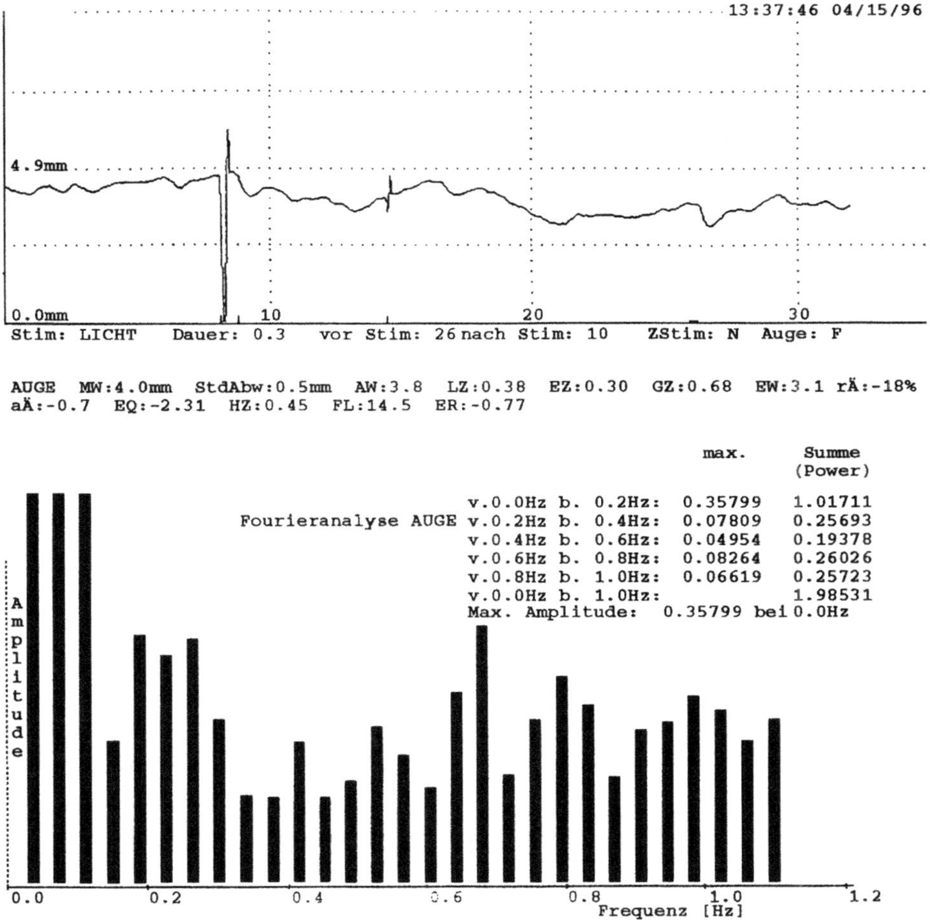

Abb. 1a, b. Kurvenverlauf einer statischen bzw. dynamischen Pupillenaufnahme. Weiters wird die Fourieranalyse der Pupillenoszillationen sowie die Fluktuationsverteilung dargestellt. *Stim.* Stimulus; *MW* Mittelwert; *StdAbw* Standardabweichung; *AW* Ausgangswert; *LZ* Latenzzeit; *EZ* Extremzeitwert (Konstriktionswert); *GZ* Gipfelzeit; *EW* Extremwert (maximale Verengung); *rÄ* relative Änderung; *aÄ* absolute Änderung; *EQ* Extremwertquotient (Verengungsgeschwindigkeit); *HZ* Halbwertszeit; *FL* Fläche unter der Kurve; *ER* Erholungsgeschwindigkeit. Für die Fourieranalyse wurde ein selbst erstelltes Programm entwickelt. Zur Anwendung kam ein Algorithmus [2, 12], der speziell für die Transformation von digitalen Daten entwickelt wurde, die sogenannte Fast-Fourier-Transformation (FFT). In unserem Fall wurde eine 512-Punkte-FET verwendet, die bei einer Digitalisierungsfrequenz von 20 Hz eine Aufnahmedauer von 25,6 Sekunden benötigt. Das Ergebnis dieser FFT sind je 256 Amplitudenwerte für die Sinus- und Cosinusschwingung, wobei die Frequenz von 1/25,6–10 Hz reicht. Nach Durchführung der Fourieranalyse verwenden wir 5 Frequenzbänder (von 0,0–0,2 Hz, 0,21–0,4 Hz, 0,41–0,6 Hz, 0,61–0,8 Hz, 0,81–1,0 Hz) sowie deren Summe (0,0–1,0 Hz) (Abb. 1 a,b). Diese Methode wurde kürzlich genau beschrieben [6].

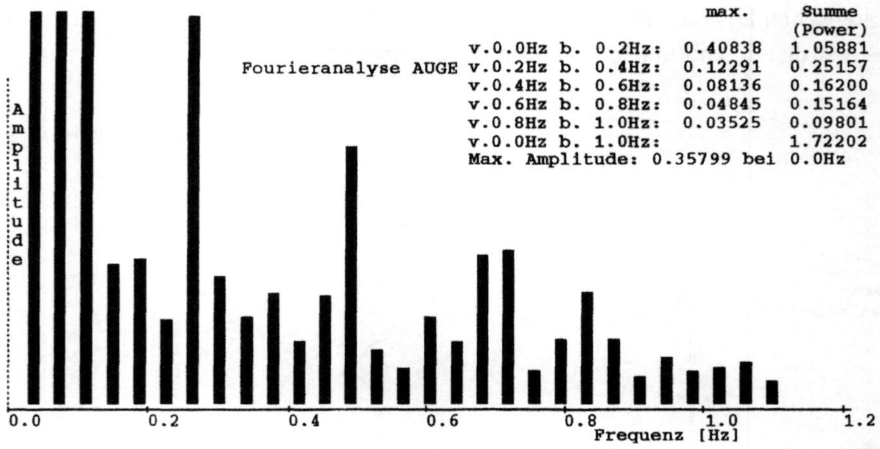

Abb. 1b.

Reliabilität und Validität der Parameter der Pupillenoszillation

Im Rahmen der kognitiven Pupillenoszillationshypothese ist natürlich auch die Frage nach Reliabilität und Validität [3, 11] der aus den Messungen an der Pupille abgeleiteten Daten zu beantworten.

Die Reliabilität der Pupillenoszillationen ganz allgemein, ohne Bezug auf eine kognitive Leistung, im Frequenzbereich von 0,04–1,0 Hz, in der durch die Fourieranalyse der geglätteten Daten auf wesentliche Parameter reduzierten Form ist im Sinne der Retest-Reliabilität erfüllt. Junge gesunde Probanden (n = 34) wurden dreimal in einem Abstand von einer Stunde der pupillometrischen Untersuchung unterzogen. Weiters wurde die statische Pupillometrie bei älteren gesunden Probanden im Alter von 60 bis 80 Jahren stündlich (5-mal) und in 2-wöchigen Abständen durchgeführt und die Daten der Pupillenoszillationen einer Fourieranalyse unterzogen. Es ergaben sich Reliabilitäten von r = 0,75 bis r = 0,82 für alle aus der Fourieranalyse stammenden Variablen. Weiters wurde eine bemerkenswerte Stabilität der Oszillationen an 2 Patientenkollektiven (n = 509 bzw. n = 396) durch 2 hintereinander erfolgte Messungen bestätigt (kein signifikanter Unterschied bezüglich Lage- und Variabilitätsmaßen). Die in der Folge verwendeten Variablen werden somit als reliabel angenommen.

Im Zusammenhang mit der Reliabilität der Daten sei noch auf das folgende Ergebnis unserer Datenanalysen hingewiesen: Etliche Faktorenanalysen (Hauptkomponentenanalyse mit Iteration der Kommunalitäten und nachfolgende Varimaxrotation zur Einfachstruktur) wurden berechnet. Trotz wechselnder Variablensätze und/oder verschiedener Anzahl von Personen in der Stichprobe ergibt sich eine erstaunliche Konstanz der resultierenden Struktur der Ladungsmatrix. Die ersten beiden Faktoren sind immer Faktoren der Fourierdaten, ein Faktor enthält die Variablen vor dem RT, der andere Faktor die Variablen nach dem RT.

Die Validität der aus der Fourieranalyse abgeleiteten Daten ist nicht so einfach zu belegen. Wir verwenden dazu den Vergleich mit einem als valide bekannten Außenkriterium (nomologische Validität [8]). Aus der Pupillometrie stehen nach der Bereinigung der Daten (Blinks etc.) und der Fourieranalyse die Amplituden (FFT-power) der Frequenzbänder 0,0–0,2 Hz, 0,2–0,4 Hz, 0,4–0,6 Hz, 0,6–0,8 Hz, 0,8–1,0 Hz und 0–1 Hz für die Auswertung zur Verfügung. Zusätzlich wurden der Benton-Test, der als Außenkriterium herangezogen wurde, Geschlecht und Alter, sowie die psychiatrische Diagnose erhoben. Das Alter wurde für die Validitätsbestimmung wegen der Altersabhängigkeit der Pupillenoszillationen homogen gehalten (Altersbereich 20 bis 60 Jahre) und Geschlecht sowie Diagnose als zufällige Variable behandelt. Auf diese Daten wurde ein der Kreuzvalidierung ähnliches Verfahren angewendet:

Im ersten Schritt werden die Benton-Scores in 3 Gruppen (niedrig, mittel, hoch) eingeteilt und die beiden Extremgruppen 1 und 3 werden auf Unterschiede in den pupillometrischen Daten untersucht. Es kamen ausschließlich Rangverfahren (U-Test) zur Anwendung.

Die Definition der 3 Gruppen ist willkürlich, deshalb wurde diese Definition auf 3 verschiedene Arten vorgenommen (siehe Tabelle 1).

Definition 1 ergibt eine zu geringe Zahl von Probanden in der Gruppe der niedrigen Benton-Scores, außerdem zeigen die Probanden dieser Gruppe doch schon beträchtliche Organizität, welche auch die Oszillationen der Pupille beeinflusst. In Definition 2 und 3 ist die Gruppe mit niedrigem Benton-Score deutlich größer und erhält dadurch auch mehr an Variabilität, was einerseits die Signifikanz der Unterschiede beeinträchtigt, andererseits aber die kognitive Komponente des Versuches, durch Administrieren des Rechentests (RT), erst richtig zur Geltung bringt.

Die Unterschiede der zentralen Tendenz der beiden Extremgruppen im Sinne des U-Tests ergaben vor und nach Durchführung des Rechentests (RT) folgende Signifikanzen (siehe Tabelle 2).

Die Signifikanzen sind bei Definition 1 natürlich am höchsten, zeigen jedoch im Sinne der „kognitiven Pupillenoszillationshypothese“ keine besonderen Zusammenhänge mit der Durchführung des Rechentest. Die in jedem Frequenzband

Tabelle 1.

	Vergleich von Extremgruppen für Benton-Scores		
	niedrig	mittel	hoch
1. Definition	1–3 = 1 n = 15	4–5 = 2	6–10 = 3 n = 162
2. Definition	1–4 = 1 n = 33	5 = 2	6–10 = 3 n = 162
3. Definition	1–5 = 1 n = 60	–	6–10 = 3 n = 162

Tabelle 2.

	Def. 1	Def.	Def. 3	Var. Bez.
0,0–0,2 Hz vor RT	0,008**	0,104	0,015*	F1v
0,0–0,2 Hz beim RT	0,008**	0,093	0,009**	F1n
0,2–0,4 Hz vor RT	0,004**	0,083	0,116	F2v
0,2–0,4 Hz beim RT	0,006**	0,043*	0,027*	F2n
0,4–0,6 Hz vor RT	0,006**	0,154	0,162	F3v
0,4–0,6 Hz beim RT	0,025*	0,071	0,065	F3n
0,6–0,8 Hz vor RT	0,013*	0,181	0,045*	F4v
0,6–0,8 Hz beim RT	0,010*	0,106	0,105	F4n
0,8–1,0 Hz vor RT	0,003**	0,181	0,161	F5v
0,8–1,0 Hz beim RT	0,006**	0,153	0,028*	F5n
0,0–1,0 Hz vor RT	0,002**	0,091	0,028*	FSv
0,0–1,0 Hz beim RT	0,005**	0,065	0,012*	FSn

signifikanten Unterschiede werden nach dem RT nur einmal stärker, in allen anderen Tests nehmen die Unterschiede beim RT sogar ab, was man vorsichtig als Zeichen der Desaktivierung (Überforderung) durch den RT interpretieren könnte.

Bei den Definitionen 2 und 3 ist die Wirkung des RT auf die Oszillationen der Pupille sehr schön zu zeigen, da nach dem RT die Unterschiede, seien sie signifikant oder nicht-signifikant, zwischen den beiden Gruppen immer deutlich stärker sind als vorher. Die signifikanten Unterschiede zwischen den Extremgruppen verlagern sich auf die Messung während des RT.

Somit stützt der Benton-Test als Außenkriterium die Annahme der Validität der kognitiven Pupillenoszillationshypothese, aber auch ganz allgemein wird die Validität der Pupillenoszillationen ohne zusätzliche kognitive Komponente erwiesen.

Im zweiten Schritt der Validitätsuntersuchung wird die Pupillometrie zum Außenkriterium erklärt und nachzuweisen versucht, dass dann die Benton-Score signifikante Unterschiede aufweisen.

Aus der Fourieranalyse stehen Daten zu 5 Frequenzbändern und die Power des Gesamtspektrums zur Verfügung. Es ist zunächst nicht klar, ob und welcher Frequenzanteil als Außenkriterium zu verwenden wäre. Die hohe Verdichtung der Daten durch die Fourieranalyse legt nahe, dass alle Informationen gleichzeitig für die Definition von Personengruppen verwendet werden sollten. Deshalb wurde zunächst eine Clusteranalyse (Prozedur Cluster in SPSS, Squared Euclidean Distance, hierarchisches, agglomeratives Verfahren nach WARD) der Fourierdaten gerechnet und die Ergebnisse der Clusteranalyse dazu verwendet, um die Unterschiede in den Benton-Scores zu analysieren.

Auch hier wurden mehrere Ansätze mit verschiedenen Variablen gerechnet,

Tabelle 3.

		Clusterdefinition aus	
Daten A	Daten B	Daten C	Daten D
CL2 n = 156	CL1 n = 180	CL1 n = 174	CL2 n = 102
CL3 n = 20	CL3 n = 15	CL3 n = 10	CL3 n = 18
			CL5 n = 9
U-Test (mit Bonferoni-Korrektur) auf Unterschiede im Benton-Score:			
2–3 0,015*	1–3 0,003**	1–3 0,001**	2–5 0,008**
			2–3 0,018*

auch die Anzahl der Cluster wurde über einen Bereich von 3 bis 7 Cluster variiert. Ziel der Clusteranalyse war es, zwei durch mindestens einen anderen Cluster voneinander getrennte Extremwertecluster zu definieren. Clusterlösungen, welche Cluster lieferten, die zwar Extremwerte in den Fourierdaten aufwiesen, durch eine Personenzahl unter 10 aber für den Gruppenvergleich als zu klein erachtet wurden, ebenso Clusterlösungen mit zu kleinen Clustern im Mittelbereich wurden aus der Betrachtung ausgeschieden.

Wenn man die Cluster mit den Zahlen 1, 2, 3, 4 ... bezeichnet, so ergeben sich beim Vergleich der angegebenen Gruppen im Benton-Gesamtscore folgende Wahrscheinlichkeiten für die Gültigkeit der Nullhypothese im U-Test (siehe Tabelle 3).

Somit ist auch der zweite Schritt der Validierung der pupillometrischen Daten gelungen.

Anwendung der „kognitiven Pupillenoszillationshypothese"

Um die praktische Anwendung der kognitiven Pupillenoszillationshypothese zu demonstrieren, werden vorläufige Ergebnisse vorgestellt, die an einer Gruppe von Patienten mit neurotischen Störungen, wobei das primäre Problem der Angst darstellt (ICD 9:300) (n = 73) und Patienten mit organischem Psychosyndrom infolge Alters und chronischem Alkoholismus (ICD 9:290, 291, 2) (n = 34) gewonnen wurden. Beide Patientengruppen hatten unterschiedliche psychopharmakologische Medikation, deren Einfluss auf unsere Ergebnisse noch zu berücksichtigen ist. Zukünftige prospektive Studien zu diesem Thema werden in Kürze vorliegen. Die Pupillenuntersuchungen erfolgten jeweils vormittags.

Ergebnisse

Werden die Unterschiede zwischen der Fourieranalyse der Pupillenoszillationen ohne und mit Rechenaufgabe innerhalb der Neurotiker und innerhalb der Patienten mit organischem Psychosyndrom betrachtet, so zeigt sich folgendes Bild:

Im Frequenzbereich 0,0–0,2 Hz konnte bei den Neurotikern eine Zunahme der Amplitudenhöhe unter der Bedingung Rechenaufgabe gegenüber der Bedingung „ohne Rechenaufgabe" gezeigt werden (Wilcoxon-Test, $p < 0,05$). Im Frequenzbereich 0,81–1 Hz sowie im Gesamtspektrum konnte wohl eine Zunahme, die aber nicht signifikant war, beobachtet werden. Bei den Patienten mit organischem Psychosyndrom war weder in den langsamen noch in den rascheren Frequenzbereichen während der Rechenaufgabe eine Zunahme der Amplitudenhöhe feststellbar. Auch im Gesamtspektrum ließ sich keine Zunahme der Amplitudenhöhe objektivieren.

Während sich innerhalb der Gruppe der neurotischen Patienten eine Aktivierungszunahme zwischen Ausgangsbedingung und Durchführung der Rechenaufgabe zeigte, war bei den Organikern keine Veränderung feststellbar. Dieses Ergebnis entsprach unserer Erwartung, zumal wir postuliert hatten, dass die kognitive Belastung bei neurotischen Patienten, die bereits gegenüber den Organikern eine erhöhte Grundaktivierung = größere Amplitude (> 0,6) aufweisen, entweder eine Aktivierungszunahme oder aber eine Abnahme im Sinne von neurotischer Hemmung hervorruft, jedoch beim Organiker (Grundaktivierung < 0,4) keine Aktivierungsveränderung oder eine Aktivierungsabnahme bedingt. Dies ist der Ausdruck einer „neokortikalen-hypothalamischen Wechselwirkung".

Das bedeutet, dass beim OPS/Demenz eine reduzierte Pupillenoszillationsregulation auf der syndromalen Ebene typisch ist und darüber hinaus auf der Symptomebene ein Gleichbleiben oder eine spezifische Abnahme der Amplitudengröße (Desaktivierung) während der Durchführung von kognitiven Aufgaben (z.B. Gedächtnis- und Lernfähigkeit, wie sie mit dem Rechentest objektiviert werden können) festzustellen ist.

Conclusio

Im Rahmen der Reliabilitätsüberprüfungen konnte eine Retest-Reliabilität für alle aus der Fourieranalyse stammenden Variablen von $r = 0,75–0,85$ errechnet werden. Dabei erfolgte die Messwiederholung bei jungen Probanden jede Stunde, bei älteren Probanden stündlich und zweiwöchentlich. Die hohe Stabilität der Daten der Fourieranalyse der Pupillenoszillationen konnte an 2 Patientenpopulationen ($n = 509$ bzw. 396), bei denen zweimal hintereinander Pupillenmessungen durchgeführt wurden, bestätigt werden. Die Validität konnte aufgrund eines der Kreuzvalidierung ähnlichen Verfahrens belegt werden. Ein vorläufiges praktisches Beispiel für den Einsatz der kognitiven Pupillenoszillationshypothese demonstriert die differentialdiagnostische Relevanz dieses Verfahrens. Aufgrund der guten Reliabilität, Validität, ökonomischen und praktischen Anwendbarkeit bestehen gegen die Verwendung dieser neuen psychophysiologischen Methodik zur Differenzierung psychopathologischer Gruppen oder zur Effizienzprüfung psychotroper Substanzen, z.B. Nootropika, keine Bedenken.

Literatur

[1] Benton AL (1968) Der Benton-Test. Handbuch, Deutsche Bearbeitung von Otfried Spreen, 3. rev erw Aufl Huber, Berlin Stuttgart

[2] Cooley JW, Tukey JK (1965) An algorithm for the machine calculation of complex Fourier series. Math Comput April 19: 297–301

[3] Crooker L (1986) Introduction to classical and modern test theory. Harcourt (ed) Fort Worth, Texas

[4] Grünberger J, Linzmayer L, Saletu B, Stöhr H (1984) Zur Methodologie der Pupillenmessung. Psychiatr Clin 3: 157–164

[5] Grünberger J, Linzmayer L, Grünberger M, Saletu B (1992) Pupillometry in clinical psychophysiological diagnostics: methodology and proposals for application in psychiatry. J Psychiatr Related Sci 29/2: 100–113

[6] Grünberger J, Linzmayer L, Grünberger M, Saletu B (1994) Eine neue Methode zur Messung der zentralen Aktivierung: Fourieranalyse der Pupillenoszillationen bei depressiven Patienten. Wien Klin Wochenschr 106/6: 164–170

[7] Grünberger J, Linzmayer L, Saletu B, Grünberger M (1995) Eine Methode zur Überprüfung der „psychopharmakologischen Pupillenoszillationshypothese“ Verabreichung einer nootropen Substanz. Arzneimittelforsch

[8] Kirk RE (1986) Reliability and validity in qualitative research. In: Kirk RE, Miller L (eds) Sage Publ, Newbury Park

[9] Korczyn AD (1987) The pupil and vigilance. Fund Neurol 2/4: 539–544

[10] Lowenstein O, Feinberg R, Lowenfeld E (1963) Pupillary movements during acute and chronic fatigue. A new test for the objective evaluation of tiredness. Invest Ophthalmol 2: 138–157

[11] Orth B (1974) Einführung in die Theorie des Messens. Kohlhammer, Köln

[12] Schaefer N, Bertuch M (1986) Butterfly-Algorithmus. Magazin Computertechnik 9: 44–50

[13] Wilhelm H (1991) Pupillenreaktionen – Pupillenstörungen. Kohlhammer, Köln

[14] Yoss RE, Moyer NJ, Hollenhorst RW (1970) Pupil size and spontaneous pupillary waves associated with alertness, drowsiness and sleep. Neurology 10: 545–554

Zusammenfassung

Ein neues psychophysiologisches Verfahren, „die kognitive Pupillenoszillationshypothese“, wird vorgestellt. Unter dem Einfluss kognitiver Vorgänge (leichte Rechenaufgaben) kommt es zu einer Veränderung der Amplitudenhöhe der Pupillenoszillationen, die zentralnervöse Erregungsvorgänge widerspiegeln. Bei gesunden jungen und älteren Probanden wurde eine Retestreliabilität von 0,75–0,85 errechnet. An zwei Patientenkollektiven (n = 509 bzw. 396) konnte eine hohe Stabilität der Daten der Fourieranalyse bestätigt werden. Die Validität wurde mit einem der Kreuzvalidierung ähnlichen Verfahren bestimmt. Der Einsatz der kognitiven Pupillenoszillationshypothese zur Differentialdiagnose von Patienten mit organischem Psychosyndrom (ICD 9:290, 291,2) (n = 34) wird dargestellt.

Summary

A new psychophysiological method called „cognitive pupillary oscillation hypothesis“ is introduced. Under the influence of a cognitive test (simple calculations)

changes of the maximal amplitudes of pupillary oscillations, reflecting central nervous activation, are observed. In healthy subjects a retest reliability of 0.75–0.85 was calculated. Furthermore, the data after FFT (Fast Fourier Transform) of pupillary oscillations of two populations of patients (n = 509 and 396, respectively) showed a high stability. The validity of the method was determined by means of a procedure similar to cross validation. The use of the „cognitive pupillary oscillation hypothesis“ for the differential diagnosis between patients with neurotic disorders (ICD 9: 300) (n = 73) and patients with organic brain syndrome (ICD 9:290, ICD 291.2) (n = 34) is demonstrated.

Kapitel 12: Hypnose

Erfassung von experimentell induzierter Schmerzwirkung und ihre Ausschaltung durch Hypnose mit Hilfe pupillometrischer Untersuchungen

Einleitung

Hypnose gehört zu den ältesten Techniken der Schmerzkontrolle und wird bei akuten und chronischen Schmerzen eingesetzt. Eine objektive Überprüfung erfolgt jedoch relativ selten. Förster [6] definierte Schmerz als ein psychisches Erlebnis, das dem Gefühl oder Affekten zugeordnet werden soll. Schulte vertrat dieselbe Meinung. Das Komitee für Taxonomie der International Association for the Study of Pain (IASP) gibt 1979 folgende Definition: Schmerz ist ein unangenehmes Sinnes- und Gefühlserlebnis, das mit aktueller oder potenzieller Gewebsschädigung verknüpft ist oder mit Begriffen einer solchen Schädigung beschrieben wird. Nach der von Melzack und Wall [12] entwickelten Gate. Controll Theory wird die Schmerzinformation aufgrund der neuronalen Verschaltungen der schmerzleitenden Bahnen sowohl auf der Ebene des Rückenmarks als auch in höheren Hirnzentren durch affektive und kognitive Prozesse beeinflusst. Die Schmerzinformation führt über eine Aktivierung der Formatio reticularis, des limbischen Systems und des Cortex zu emotionalen und kognitiven Reaktionen, die wiederum über absteigende Schmerzbahnen auf die Schmerzleitung und somit auf die Schmerzwahrnehmung einwirken. Die emotionalen Reaktionen können nun, wie in vorliegender Untersuchung mit Hilfe der computerassistierten Pupillometrie erfasst werden, wobei einerseits die autonome Aktivierung (statische und dynamische Pupillometrie) als auch die zentrale Aktivierung (Fourieranalyse der Pupillenoszillationen) erfasst werden (Abb. 1). Sternbach unterscheidet Symptome und Zeichen bei akuten und chronischen Schmerzzuständen. Die Pupillenerweiterung stellt neben erhöhter Herzfrequenz, erhöhtem Blutdruck, Handschweiß, Hyperventilation, Hypomotilität und Fluchtverhalten ein charakteristisches Zeichen des akuten Schmerzes dar. Damit engen sich auch die zu untersuchenden Fragen auf akuten Schmerz ein, zumal eine Schmerzinduktion nur einen kurzzeitigen Schmerz hervorzurufen vermag und aus ethischen Gründen auch nur darf. Der experimentellen Schmerzforschung werden von daher Kritikpunkte entgegengehalten, zumal 1. der Schmerz eben nur kurze Zeit appliziert wird, 2. keine bedeutsame Eingebundenheit des Probanden in die Versuchssituation besteht und dass 3. die induzierte Schmerzintensität gering ist. Dadurch wird der Unterschied zwischen Laborschmerz und dem Schmerz des leidenden kranken Menschen evident, und es könnte die Meinung entstehen, dass die Ergebnisse der experimentellen Algesimetrie nicht auf klinische Schmerzen übertragen werden dürfen. Jedoch Göbel [7] konnte zeigen, dass bei neurologischen Patienten die Korrespondenz zwischen Schmerzreiz und Intensität wie auch beim gesunden Probanden durch eine logarithmische Funktion beschrieben werden kann. Die individuellen Funktionen dienten als Kriterium für experimentelle Schmerzempfindlichkeit, wobei bei Patienten mit Postlumbalpunktionssyndrom sehr signifikante Effekte der experimentellen Schmerzempfindlichkeit auf Intensität und Dauer der lageabhängigen Kopfschmerzen und auch vegetative Symptome gezeigt werden konnten. Die Patienten nahmen vor und nach der Lumbalpunktion an einem algesimetrischen Experiment teil: Patienten mit hoher Schmerzempfindlichkeit litten bis zu 7-mal so lang an postpunktionellen Kopfschmerzen als jene mit niedriger Schmerzempfindlichkeit. Die Ergebnisse stützen die Validität des eingesetzten experimentellen Verfahrens. Zur Schmerzkontrolle mit Hilfe der klinischen Methoden stehen 2 Anwendungsformen zur Verfügung, die symptombezogene und die problembezogene. Während die symptombezogene Anwendung am Schmerzerleben einsetzt und auf Schmerzbewältigung abzielt, setzt die problembezogene an schmerzaufrechterhaltenden Problemen an und hat Problembewältigung zum Ziel [10]. Anliegen der vorliegenden Untersuchung ist es nun, die Wirkung des experimentell induzierten Schmerzes und seine Ausschaltung objektiv mit Hilfe von pupillometrischen Untersuchungen zu erfassen. Durch die Entspannung im hypnotischen Zustand verschiebt sich die vegetative Balance zum Parasympathikus hin. Wenn dieser Effekt tatsächlich einer der häufig ge-

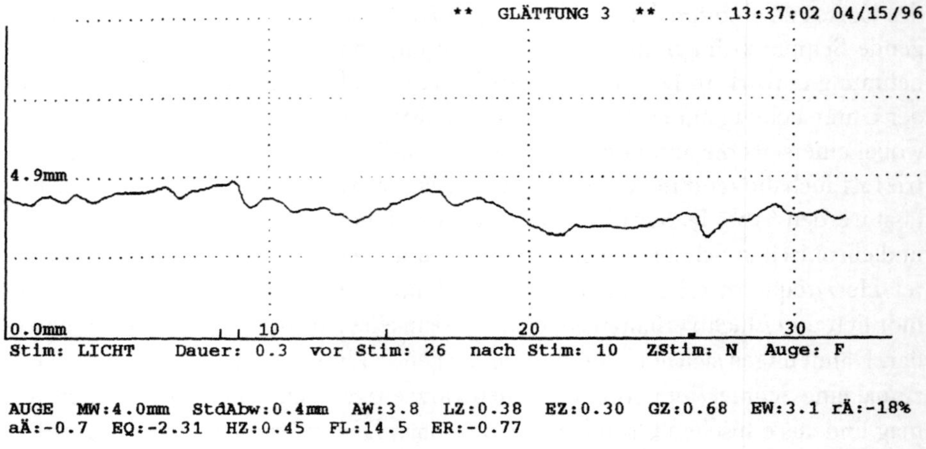

Abb. 1. Die Schmerzwahrnehmung wird durch emotionale und kognitive Reaktionen beeinflusst. Die emotionalen Reaktionen sind mit Hilfe der statischen und dynamischen Pupillometrie zu erfassen

nannten, aber kaum präzise nachgewiesenen, zugrunde liegenden Wirkungsweisen der Hypnose entspricht, so darf die Pupille in Hypnose auf Schmerz nicht so leicht mit einer Erweiterung reagieren wie im normalen Wachzustand, da der M. dilatator pupillae hauptsächlich sympathisch innerviert wird.

Methoden

Beschreibung der Probanden

Insgesamt nahmen 22 freiwillige Probanden (11 weibliche und 11 männliche) im Alter zwischen 22 und 35 Jahren an der Untersuchung teil, nachdem die Probanden über die Untersuchung und die Risikolosigkeit für die Gesundheit aufgeklärt worden waren.

Schmerzinduktion

Für die Induktion von Schmerz steht eine Anzahl von verschiedenen Methoden zur Verfügung. Head verwendete bereits 1920 ein Druckschmerzalgesimeter und ein Nadelalgesimeter. In den 50er-Jahren kamen Manschettendruckverfahren zur Anwendung, seit den 30er-Jahren kommt auch das Verfahren der Hitzebestrahlung in der Schmerzforschung zum Einsatz. Auch die Verwendung einer mit gefrorenem Alkohol gefüllten Dose zur Erzeugung von Kälteschmerz wurde beschrieben. In unserer Untersuchung wurde Schmerz mit Hilfe eines Kältesprays induziert. Nach der computergesteuerten Messung der statischen Pupille wird ebenfalls computerassistiert mit Hilfe eines Kältesprays von –50 °C eine halbe Sekunde lang auf den Handrücken fokussiert die Kälteflüssigkeit aufgesprüht. Aufgrund von Vorversuchen konnte die schmerzinduzierende Wirkung als gesichert angenommen werden. Die Schmerzinduktion wurde dann mit der dynamischen Pupillometrie erfasst (Abb. 2).

Hypnoseverfahren

Zur Schmerzausschaltung fanden die Techniken der Hypnotherapie nach Erickson (1978) Verwendung. Es sind dies neben den Induktionsmethoden und Rapportherstellung a) beiläufige Induktion, b) Pacing und Leading, c) indirekte Suggestion, vor allem die Utilisation der Situation und der Dissoziation zur Trancevertiefung und Schmerzausschaltung. Die Schmerzausschaltung wurde mittels Handschuhanästhesie durchgeführt, wobei zur Dissoziation kinästhetische Empfindungsmöglichkeiten (Taubheitsgefühl) und Nutzung von Symbolen (Handschuh) herangezogen wurden. Der Text dazu war standardisiert, wobei aber Wort- und Sachwiederholungen bzw. individuelle Zeitgestaltung als interindividuelle Variationsmöglichkeiten zugelassen waren.

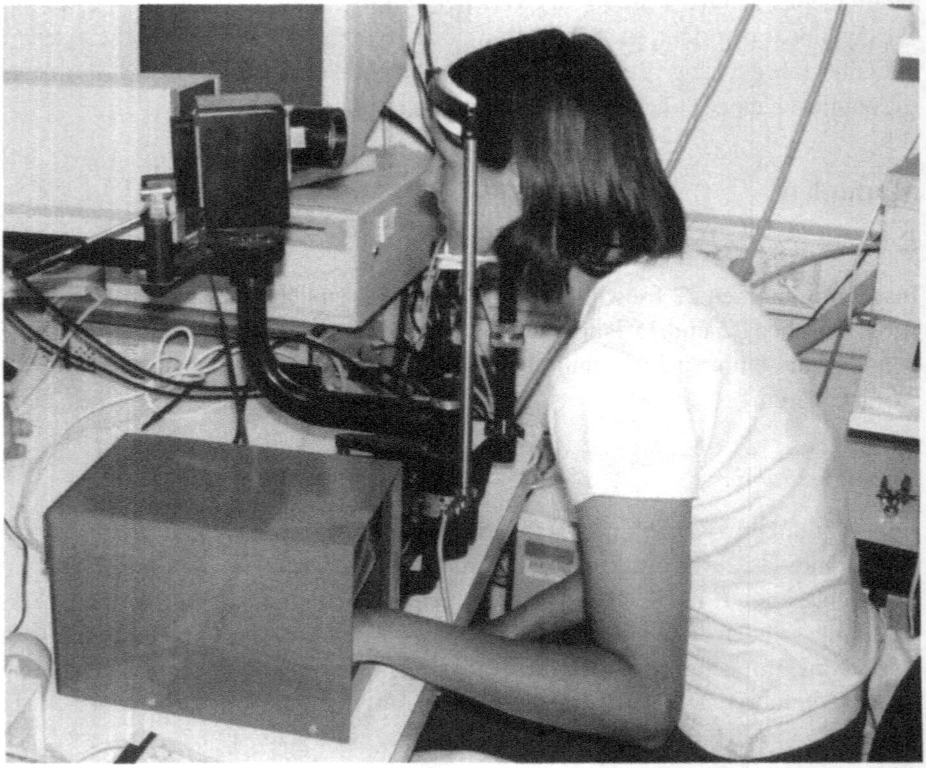

Abb. 2. Zur Schmerzinduktion wird auf den Handrücken des Probanden fokussiert ein Kältespray von –50 °C während 0,5 Sekunden aufgesprüht und computerassistiert die Pupillenreaktion gemessen

Pupillometrie

Die Methode der statischen und dynamischen Pupillenmessung wurde an anderen Stellen wiederholt ausführlich beschrieben, z.B. Grünberger et al. [8]. Mit Hilfe des TV-Pupillometers 1050 wird computerassistiert 25,6 Sekunden lang der vertikale Pupillendurchmesser bestimmt (statische Pupillometrie). Dann wird ein Lichtreiz von 143 Lux und 0,3 Sekunden Dauer bzw. ein Kältereiz mittels eines Kältesprays von –50 °C während einer halben Sekunde appliziert und die Variablen der dynamischen Pupillometrie, z.B. Latenzzeit, relative und absolute Änderung, Halbwertszeit usw., erfasst.

Zusätzlich zur statischen und dynamischen Messung erfolgt die Berechnung der Fourieranalyse der Pupillenoszillationen. Während der Aufnahmedauer der statischen Pupillometrie (25,6 Sekunden) werden die Pupillenoszillationen, die die zentralnervöse Aktivierung widerspiegeln, analysiert. Bevor die Fourieranalyse berechnet wird, müssen Blinks mit Hilfe einer neuen Technik, die wir „Glättung“

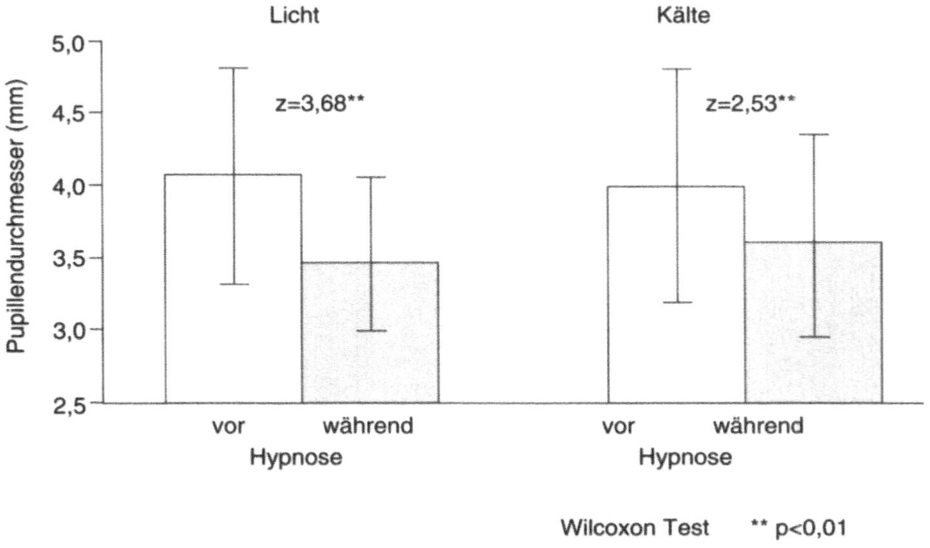

Abb. 3. Sowohl unter Licht als auch unter Schmerzbedingungen tritt unter Hypnose eine Pupillenverengung ein, die eine autonome Desaktivierung anzeigt

(GG = Grünberger'sche Glättung) nennen, identifiziert bzw. eliminiert werden. Für die Anwendung der Fourieranalyse wurden 5 Frequenzbänder 0,0 bis 0,2, 0,21 bis 0,4, 0,41 bis 0,6, 0,61 bis 0,8 und 0,81 bis 1 Hertz und das gesamte Spektrum (Power) herangezogen [9].

Untersuchungsdesign

Die Probanden fanden sich, um diurniale Einflüsse zu verhindern, zur Durchführung der Untersuchung jeweils zur gleichen Zeit (13 Uhr) im Bereich für Klinische Psychodiagnostik der Universitätsklinik für Psychiatrie in Wien ein. In der 1. Phase des Experiments wurde vorerst die statische Pupillometrie und nach randomisierter Darbietung eines Lichtreizes bzw. Kältereizes die dynamische Pupillometrie durchgeführt. In der 2. Phase wurden dann als Hypnosetechnik Trancevertiefung und spezifische Suggestionen für Schmerzausschaltung zur Anwendung gebracht. Zunächst wurde die statische Pupillenmessung durchgeführt, dann erfolgte wieder die randomisierte Darbietung eines experimentell induzierten Schmerzes (der Proband hatte die rechte Hand in ein dafür entwickeltes Kästchen zu legen, und es wurde fokussiert ein Kältespray von –50 °C während 0,5 Sekunden ausgesprüht) bzw. des Lichtreizes (143 Lux, 0,3 Sekunden). Daran anschließend folgte die dynamische Messung. Auf ein Zeichen des Hypnotherapeuten, das die Tiefe des Trancezustandes des Probanden anzeigte, konnte mit der Pupillen-

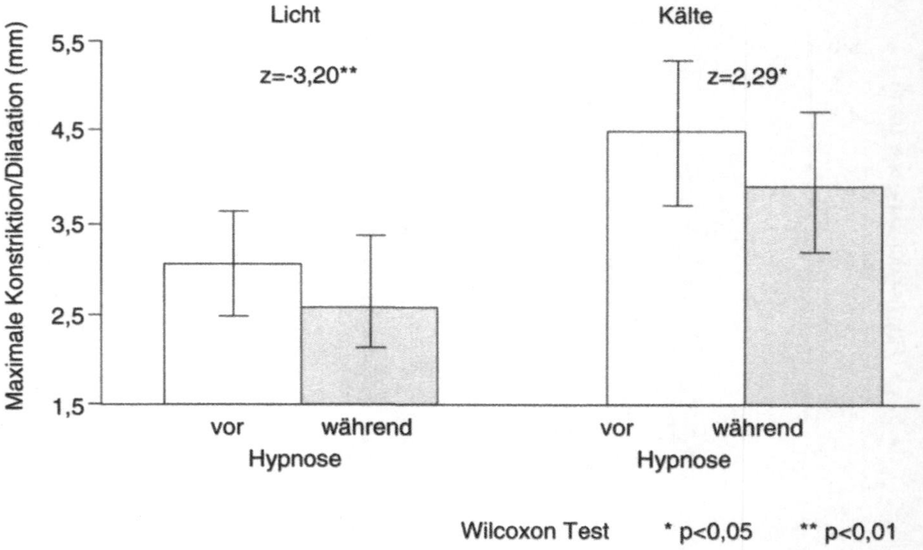

Abb. 4. Unter Hypnose kommt es unter Licht und Schmerzbedingung zu einer signifikanten Abnahme der maximalen Konstriktion bzw. Dilatation der Pupille

messung begonnen werden. Zusätzlich zu den Variablen der statischen und dynamischen Pupillometrie wurde die Fourieranalyse der Pupillenoszillationen unter der Bedingung Licht und unter der Bedingung Schmerz sowohl ohne als auch unter der Hypnose berechnet.

Statistische Analyse

Für die Datenanalyse wurden für die Signifikanzprüfung von Mittelwerten abhängige Stichproben der Wilcoxon-Test zur Anwendung gebracht [14].

Ergebnisse

Der Pupillendurchmesser zeigte unter der Bedingung Licht nach Hypnose im Vergleich zur Messung vor Hypnose eine signifikante Abnahme ($z = -3{,}68$, $p < 0{,}01$, Wilcoxon-Test). Ein ähnliches Bild bot sich unter der Bedingung Schmerz. Auch hier verkleinerte sich der Pupillendurchmesser während der Hypnose, wenn auch nicht so stark wie unter der Bedingung Licht, signifikant ($z = -2{,}53$, $p < 0{,}01$ [Abb. 3]). Eine signifikante Verkleinerung des Ausgangswertes (letzter gemessener Wert vor Setzen des Stimulus, auf den Veränderungen bezogen werden) erfolgte sowohl unter Licht- als auch unter Schmerzbedingung beim Vergleich vor und

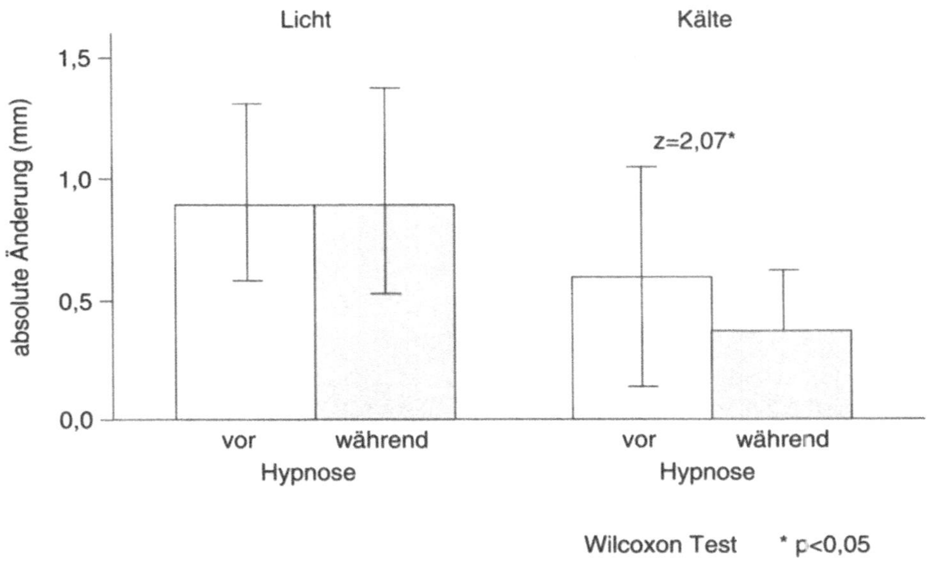

Abb. 5. Unter Schmerzbedingung zeigt sich unter Hypnose eine deutliche Verkleinerung der absoluten Änderung. Dies bedeutet eine Abnahme der emotionalen Erregung, die durch Schmerz hervorgerufen wurde

während der Hypnose (z = −3,02, p < 0,01 bzw. z = −1,96, p < 0,05). Die Verengungszeit und Gipfelzeit (bestehend aus Verengung und Latenzzeit) unter der Bedingung Licht im Vergleich vor und nach der Hypnose war verlangsamt (z = – 1,88, p < 0,05 bzw. z = −3,77, p < 0,01, Wilcoxon-Test). Die maximale Pupillenverengung (Abb. 4) unterschied sich sowohl unter der Bedingung Licht als auch unter der Bedingung Schmerz beim Vergleich dieser Variablen vor und während der Hypnose (z = −3,20, p < 0,01 bzw. z = −2,29, p < 0,05, Wilcoxon-Test). Unter der Schmerzbedingung kam es auch zu einer Abnahme der absoluten Änderung bei Vergleich vor und während der Hypnose (z = – 2,07, p < 0,05, Wilcoxon-Test [Abb. 5]). Kein Unterschied in dieser Variablen war unter Lichtbedingung fassbar. Eine Verkürzung der Halbwertszeit war nur unter Lichtbedingung zu beobachten (z = −1,96, p < 0,05 Wilcoxon-Test). Die Verkleinerung der Fläche unter der Kurve, die mit der maximalen Erweiterung der Pupille nach Reizdarbietung einhergeht, erreichte nur unter Schmerzbedingung knapp das Signifikanzniveau (z = −1,83, p < 0,05). Nicht nur die Halbwertszeit, sondern auch die Erholungsgeschwindigkeit (halbe Amplitude gebrochen durch Halbwertszeit) zeigte unter Lichtbedingung im Vergleich vor und während der Hypnose eine Zunahme, die auf dem 1%-Niveau signifikant war (z = −2,14, p < 0,05, Wilcoxon-Test).

Unterschiede, die Fourieranalyse betreffend, konnten nur unter Schmerzbedingung beobachtet werden. So kam es im Vergleich vor und während der Hyp-

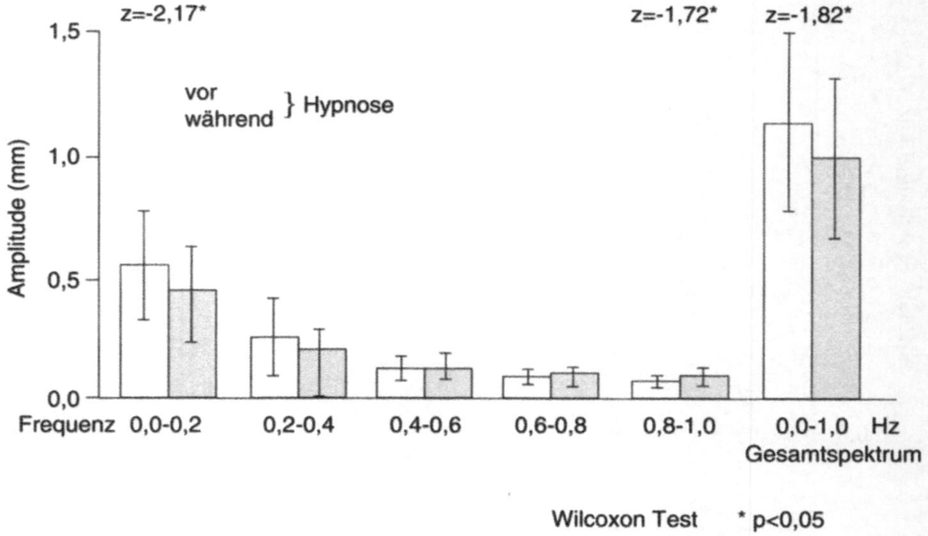

Abb. 6. Während der Hypnose kann unter Schmerzbedingung bei der Fourieranalyse der Pupillenoszillationen im Frequenzbereich von 0,0 bis 0,2 Hz sowie im gesamten Spektrum (Power) eine Abnahme der Amplitudenhöhe, die die zentral nervöse Aktivierung widerspiegelt, beobachtet werden

nose zu einer Amplitudenabnahme (Desaktivierung) im Frequenzbereich von 0.0 bis 0,2 Hertz, aber auch in der Summe des Gesamtspektrums (Power) ($z = -2,17$, $p < 0,05$ bzw. $z = -1,82$, $p < 0,05$).

Diskussion

Die Verkleinerung des Pupillendurchmessers unter der Bedingung Licht und unter der Bedingung Schmerz jeweils vor Darbietung des Stimulus spiegelt die Senkung der autonomen Aktivierung unter Hypnose wider. Dieser Befund steht mit der allgemein bekannten Theorie im Einklang, dass z.B. bei Psychosomatikern Hypnose, die von allgemein entspannenden, indirekten oder direkten Suggestionen begleitet ist, zu einer Dämpfung des Erregungsniveaus des sympathischen Nervensystems führt. Das Absinken der sympathischen Erregung und der damit verbundenen Erhöhung der parasympathischen Erregung bewirkt eine Reihe von psychophysiologischen Reaktionen, die eine Phase der Energiespeicherung und Erholung des Organismus einleiten [4]. Barolin [1] weist ebenfalls in einer Arbeit auf den Stellenwert von Suggestiveverfahren in einem komplexen Therapieplan hin. Auch der Ausgangswert, der ja im Pupillendurchmesser inkludiert ist, zeigte erwartungsgemäß eine entsprechende Abnahme unter Hypnose. Interessant ist auch die Tatsache, dass die Pupillenverengung auf einen Lichtreiz rascher als ohne

Hypnose erfolgt. So konnte bei den untersuchten Probanden eine Verkürzung der Verengungszeit sowie der Gipfelzeit (Latenzzeit + Verengungszeit) beobachtet werden, was gleichsam für ein schnelles Sich-Abschirmen gegenüber äußeren Störreizen spricht. Zu einer starken maximalen Pupillenverengung kam es nach Darbietung des Lichtreizes, nach Schmerzinduktion dagegen zu einer Abnahme der maximalen Erweiterung während der Hypnose. Zu berücksichtigen ist dabei jedoch die Tatsache, dass unter Lichtbedingung durch einen Lichtreiz eine maximale Pupillenverengung zustande kommt, die unter Hypnose noch verstärkt wird. Vielleicht zeigt sich auch hier der bereits angedeutete Abschirmungsprozess. Unter der Schmerzbedingung kam es jedoch nach Schmerzinduktion zu einer deutlichen Pupillenerweiterung (4,4 mm). Nach Schmerzinduktion unter Hypnose betrug die maximale Erweiterung jedoch nur mehr 3,85 mm. In die gleiche Richtung weist auch die signifikante Abnahme der absoluten Änderung. In der Pupillenverengung nach Schmerzinduktion unter Hypnose kommt auch die Dämpfung der emotionalen Erregung, die unter Schmerz stark ausgeprägt war, zum Ausdruck. Welche Mechanismen für die Hypnoalgesie verantwortlich sind, wird von Berlin et al. [3] diskutiert. Sie nehmen eine Beteiligung des serotonergen Systems an. Depressive Patienten, die nicht auf Hypnose reagieren, werden nach Substitutionstherapie mit L5-Hydroxytryptophan oder nach Gabe eines Re-uptake-Hemmers wieder hypnotisierbar. Die Mitbeteiligung des serotonergen Systems wird auch durch die Beobachtung gestützt, dass mit Hypnose eine Schmerzreduktion bei Phantomschmerzen zu erreichen ist, jedoch nicht bei Stumpfschmerzen. Ten Bruggencate [15] stellte folgende Hypothese vor: Durch Suggestionstherapie unter Hypnose wird eine inhibitorische Supression der Schmerzbahnen erreicht. Dabei bewirken Entladungen von der Großhirnrinde abwärts über die Pyramiden und andere Bahnen eine inhibitorische Blockade an den Umschaltstellen der spinokortikalen Bahnen, wobei die Raphekerne (wo sich serotoninhaltige Zellen finden) mitbeteiligt sein können. Eine Verkleinerung der Fläche und der Kurve geht parallel mit der Abnahme der maximalen Erweiterung und braucht daher nicht näher erörtert zu werden. Unter Lichtbedingung kam es zu einer Verkürzung der Halbwertszeit bzw. zu einer Beschleunigung der Erholungsgeschwindigkeit unter Hypnose, während unter Schmerzbedingung während Hypnose keine Beschleunigung der physiologischen Restitution beobachtet werden konnte. Es muss jedoch festgehalten werden, dass es sich hier um eine andere stimulusspezifische Reaktion handelt. Nach der Lichtreaktion, die durch eine Pupillenkonstriktion gekennzeichnet ist, erweitert sich die Pupille wieder auf das Ausgangsniveau. Die Schmerzeninduktion bewirkt eine Pupillenerweiterung, und die Pupille braucht länger als bei der Lichtreaktion, sich auf das Ausgangsniveau zu verengen. Unter Hypnose ist die Halbwertszeit wohl kürzer als vorher, die Verkürzung erreicht jedoch nicht das Signifikanzniveau. Die Abnahme der Halbwertszeit geht mit der Schmerzreduktion unter Hypnose einher, jedoch erfolgt auch hier wieder eine physiologische Restitution in Richtung Verengung auf das Ausgangsniveau.

Im Frequenzbereich von 0,0 bis 0,2 Hertz sowie in der Summe der gesamten Frequenzbänder (Power) konnte eine signifikante Abnahme der Amplitudenhöhe nach Schmerzinduktion unter Hypnose festgestellt werden (Abb. 6). Das bedeutet, dass es zu einem Absinken des zentralnervösen Aktivierungsniveaus kommt. Dies kann als Ausdruck der Tiefe der Hypnose bzw. des reduzierten Schmerzempfindens angesehen werden. Die Hypnose scheint somit nur für jene Stimuli, für die die Suggestionen spezifisch sind, in vorliegender Untersuchung also der Schmerz, die erwartete Richtung zu zeigen. Larbig und Miltner [11] weisen auf widersprüchliche und inkonsistente Ergebnisse bei der Objektivierung des hypnotischen Trancezustandes mittels hirnelektrischer Parameter hin. Vielleicht gelingt es künftig, mit Hilfe der Fourieranalyse der Pupillenoszillationen einen weiteren Einblick in die zentralnervösen Aktivierungsvorgänge zu bekommen, wobei natürlich einschränkend betont werden muss, dass mit dieser Methode nur eine globale Aktivierungseinschätzung möglich ist. Weiters ist zu bemerken, dass die Messung nicht während der gesamten Hypnose, sondern nur bei maximaler Ausprägung der Trancetiefe erfolgte. Diese Studie ist der Basisforschung zuzurechnen und hat daher vor allem indirekten therapeutischen Nutzen.

Es konnte in dieser Studie **direkt** (und leicht indirekt, wie bisher, über z.B. Blutdruckmessungen, die ja auch anderen Einflüssen unterliegen) nachgewiesen werden, dass im hypnotischen Zustand der vielzitierte Vagotonus tatsächlich in einer Weise eintritt, die Organfunktionsveränderungen zur Folge hat.

Dadurch ist wieder ein Teil des „Puzzles" der Hypnosewirkung nachgewiesen. Eine relativ direkte therapeutische Auswirkung ist diejenige, dass man den Patienten versichern kann, dass mittels Hypnose ein Parasympathikotonus erzeugt werden kann. Allein dadurch werden Schmerzen bereits distanzierter und unter Umständen schwächer erlebt. Solche Beweise sind gerade heutzutage von hoher Wichtigkeit, da die Hypnotherapie gerade einen großen Aufschwung erlebt und wissenschaftliche Beweise ihrer Wirkung nötig sind, um nicht nur wie eine „Modewelle" wieder zu verschwinden, sondern um den ihr gebührenden Platz in dem Feld der Psychotherapien auch in Zukunft einnehmen zu können.

Eine 2. therapeutische Auswirkung dieser Studie ist, dass wieder einmal klar gezeigt werden konnte, dass die Überprüfung der Hypnotisierbarkeit vor Beginn einer Hypnotherapie von hoher Bedeutung ist. Es konnte nachgewiesen werden, dass die Ergebnisse der Hochsuggestiblen sich von denjenigen der Wenigsuggestiblen unterscheiden.

Zur Frage, ob die zentrale Desaktivierung durch den hypnotischen Grundzustand oder durch die speziellen Antischmerzsuggestionen hervorgerufen wird, kann aufgrund der Ergebnisse keine Aussage getroffen werden. Will man die Ergebnisse dahingehend interpretieren, so muss festgestellt werden, dass der Vagotonus natürlich vor allem einer peripheren Desaktivierung entspricht; die zentrale Desaktivierung, die sich durch die Oszillationsbefunde zeigt, interpretieren wir als eine partielle, die vor allein den Hypothalamus (sympathische Fasern des M. dilatator pupille) betreffen dürfte. Genaueres dazu lässt sich aus den vorliegenden Daten jedoch nicht sagen.

Die Autoren teilen die Meinung mancher Autoren [1] hinsichtlich der Idee, dass die Hypnose ein „3. menschlicher Grundzustand" sei, nicht, obwohl der hypnotische Zustand sich vom Schlaf und vom Wachen deutlich abgrenzen lässt. Wir vertreten die Auffassung, dass ein Mensch im Laufe eines Tages verschiedenste Bewusstseinslagen durchläuft, die durchaus dem normalen Spektrum zuzuordnen sind. Hypnosezustand bzw. Hypnoid entsprechen nur jeweils einer bestimmten dieser Bewusstseinslagen. Näheres dazu werden weitere Studien ergeben, an denen wir gerade arbeiten.

In unserem Studiendesign haben wir – einem standardisierten Text folgend – eine übliche Basishypnose und nach der Induktion spezifische anästhetische Suggestionen gegeben (sogenannte Handschuhanästhesiesuggestionen).

Da man nach dem derzeitigen Stand der Literatur nicht davon ausgehen kann, dass spezifische schmerzhemmende Suggestionen eine Vagusaktivierung auslösen, konnten wir mit dieser Studie zeigen, dass durch die Hypnose an sich vermutlich schon eine Schmerzlinderung eintritt. Die spezifischen Suggestionen könnten durch den im Trancezustand erhöhten frontalen Assoziationsbetrieb [16] hemmende Efferenzen aktivieren, die entsprechend der Gate-Control-Theorie das „Tor" im Rückenmark schließen und hinzukommende Afferenzen hemmen.

Literatur

[1] Barolin GS (1991) Autogenes Training, Hypnose, Suggestiveverfahren. Stellenwert in einem komplexen Therapieplan. TW Neurologie Psychiatrie 5: 163–182

[2] Barolin GS (1993) Schmerz, Ganzheitsmedizin. Zeitschrift für Regulationsmedizin 6. Jg 5–13

[3] Berlin J, Cartellieri S, Schwendner H, Pfotenhauer M, David E, Erdmann W (1990) Integrierendes Verfahren von Hypnose und Autogenem Training bei klassischer Migräne, In: Wörz R, Chronischer Schmerz und Psyche. Fischer

[4] Bongartz et al in Revenstorf D (1989) Klinische Hypnose. Springer

[5] Erickson MH, Rossi EL (1981) Hypnotherapie. Aufbau – Beispiele – Forschungen. Pfeiffer, München

[6] Foerster (1927) Die Leitungsbahnen des Schmerzgefühls und die chirurgische Behandlung der Schmerzzustände. Urban & Schwarzenberg

[7] Göbel H, Westphal W (1989) Der Schmerz 3/85. Experimentelle Schmerzinduktion im algesimetrischen Humanversuch: Gütekriterien

[8] Grünberger J, Linzmayer L, Grünberger M, Saletu B (1992) Pupillometry in clinical psychophysiological diagnostics: Methodology and proposals for application in psychiatry. Isr Psychiat Related Sci 29 (2): 100–113

[9] Grünberger J, Linzmayer L, Grünberger M, Saletu B (1994) Eine neue Methode zur Messung der zentralen Aktivierung: Fourieranalyse der Pupillenoszillation bei depressiven Patienten. Wien Klin Wschr 106 (6): 164–170

[10] Hoppe, in Ravenstorf D (1985) Klinische Hypnose. Springer

[11] Larbig W, Miltner W (1990) Chronischer Schmerz. Weinheim, Edition Chemie

[12] Melzack R, Wall P (1965) Pain mechanism: a new theory. Science 50: 971–979

[13] Merskey H, Spear F (1967) Pain, Psychological & Psychiatric Aspects. Tindal & Cassel Bailliere, London
[14] Sachs L (1972) Statistische Auswertungsmethoden. Springer, Berlin Heidelberg New York
[15] Ten Bruggencate G (1984) Medizinische Neurophysiologie. Thieme, Stuttgart
[16] Walter H (1992) Hypnose. Theorien, neurophysiologische Korrelate und praktische Hinweise zur Hypnosetherapie. Thieme, Stuttgart New York

Zusammenfassung

Hypnotherapeutische Techniken werden oft zur Schmerzausschaltung verwendet. Jedoch eine objektive Überprüfung dieses Phänomens wurde relativ selten durchgeführt. Das Ziel der vorliegenden Studie war daher, die Wirkung von experimentell induziertem Schmerz sowie seine Ausschaltung durch Hypnose psychophysiologisch zu erfassen. 22 gesunde, freiwillige Probanden (11 weibliche und 11 männliche) im Alter zwischen 22 und 35 Jahren nahmen an der Untersuchung teil. In der 1. Phase des Experimentes wurde die statische Pupillometrie vor der randomisierten Darbietung eines Lichtstimulus (143 Lux, 0,3 Sekunden) bzw. eines Schmerzreizes (Kältespray, –50°C, 0,5 Sekunden) durchgeführt. Anschließend erfolgte die dynamische Messung. Zusätzlich wurde die Fourieranalyse der Pupillenoszillationen, die die zentral nervöse Aktivierung widerspiegelt, während der statischen Messung, die 25,6 Sekunden dauerte, berechnet. In der 2. Phase wurden die Probanden mit Hilfe der gleichen Techniken während der Hypnose mit spezifischen Suggestionen zur Schmerzausschaltung untersucht. Sowohl unter Lichtbedingung als auch nach Schmerzinduktion konnte während der Hypnose eine autonome Desaktivierung beobachtet werden. Darüber hinaus konnte unter Schmerzbedingung auch eine zentrale Desaktivierung festgestellt werden, die die Tiefe der Hypnose sowie die reduzierte Schmerzempfindung widerspiegelt.

Summary

Hypnotherapeutical techniques were often used for control of pain. However, an objective examination of this phenomenon was seldom carried out. The aim of the study was the psychophysiological objectivation of the effect of experimental induced pain and the elimination of pain by means of hypnosis. 22 healthy volunteers (11 female and 11 male) aged between 22 and 35 years participated in the study. In the 1st Phase of the experiment static pupillometry was carried out before randomized presentation of a light stimulus (143 Lux, 0,3 sec) and of a pain stimulus (coldness-spray, –50°C, 0,5 sec) respectively. Afterwards the dynamic pupillary measurement was done. Additionally the Fourier analyses of pupillary oscillations reflecting central nervous activation during the static measurement (25,6 sec) was calculated. In the 2nd phase the subjects were investigated by means of the same techniques during hypnosis with specific suggestions for elimination of pain. Under light condition as well as after induction of pain an autonomic desactivation could be observed during hypnosis. Furthermore under pain condition a central desactivation could also be found, reflecting the depth of the hypnosis and the reduced perception of pain.

Ideomotorische Pupillenreaktion bei akutem Schmerz vor und während hypnotischer Analgesie

Nach der von Melzack und Wall [1] entwickelten Gate-Control Theorie wird die Schmerzinformation aufgrund der neuronalen Verschaltungen der schmerzleitenden Bahnen sowohl im Rückenmark als auch in höheren Hirnzentren durch emotionale und kognitive Prozesse beeinflusst. Die Schmerzleitung führt über eine Aktivierung der Formatio reticularis, des limbischen Sytems und des Cortex zu emotionalen und kognitiven Reaktionen, die wiederum über absteigende Bahnen auf die Schmerzleitung und somit auf die Schmerzwahrnehmung einwirken.

Es liegt in der Natur der experimentellen Forschung, dass sich deren Untersuchungen meist auf akute Schmerzen beschränken müssen, da eine Schmerzinduktion, wie sie in typischen Studien verwendet wird, einen kurzzeitigen Schmerz auslöst. Daran knüpfen sich auch einige durchaus berechtigte Kritikpunkte. Wichtig ist vor allem der Einwand, dass die Vp weiß, dass ihr im Labor kein „wirklich gefährlicher" Schmerz zugefügt wird, dass also im Labor die emotionelle Komponente, die den Schmerz außerhalb des Labors begleitet, d.h. die Bedrohung, die vom Schmerz ausgeht, wegfällt. Weiters spielen persönliche Faktoren und Coping Mechanismen für Schmerz, wie sie Chaves [2] aufzeigt, in der Laborsituation keine Rolle. Daraus lässt sich ableiten, dass in der experimentellen Situation, wie sie in dieser Studie vorliegt, nur eine rein symptombezogene hypnotische Analgesie untersucht wird.

Der Messparameter dieser Studie, die Pupillenerweiterung, ist neben Pulsanstieg, Hyperventilation, Hyposalivation, Hypomotilität oder Fluchtverhalten eine der typischen Schmerzreaktionen des Körpers. Die Pupillenweite wird durch das Zusammenspiel des Sphincter und des Dilatator pupillae geregelt. Da also die Pupillenreaktion eine Augenmuskelaktivität ist, kann sie durchaus als ideomotorische Reaktion gesehen werden.

Methode

Insgesamt nahmen 22 Probanden (11 Frauen und 11 Männer) im Alter zwischen 22 und 35 Jahren an der Untersuchung teil. Diese verlief in zwei Abschnitten. Im ersten Abschnitt wurde die statische Pupillometrie gemessen und nach Schmerzinduktion – ohne hypnotische Analgesie – wurde dann die dynamische Pupillometriemessung durchgeführt. Im zweiten Abschnitt der Untersuchung wurde nach dem üblichen Vorgehen durch Pacing und Leading ein Trancezustand induziert und nach Eintreten der Trance vor dem Setzen des Schmerzreizes die Analgesie mittels Hypnose angewendet. Aus der Vielfalt der hypnotischen, analgesieerzeugenden Techniken wählen wir Dissoziation („Die Hand gehört nicht mehr zu Ihrem Körper“) und Umdeuten (Handschuh-Analgesie-Suggestion: „Sie werden nur eine leichte Berührung spüren“). Als Probanden waren nur diejenigen ausgewählt worden, die zuvor gute Compliance bei hypnotischer Dissoziation gezeigt hatten.

Die Schmerzinduktion erfolgte computerassistiert mit einem Kältespray von minus 50 Grad Celsius, welches für eine halbe Sekunde auf die rechte Hand der Versuchspersonen fokussiert gesprüht wurde. Die Schmerzreaktion wurde mit der dynamischen Pupilliometriemessung erfasst.

Pupillometrie: Bei der von Grünberger [3, 4] entwickelten Messmethode wird mit einem TV-Pupillometer computerassistiert 25,6 sek lang der vertikale Pupillendurchmesser bestimmt (= statische Pupillometrie).Während der Aufnahmedauer der statischen Pupillometrie werden die Pupillenoszillationen, die ein Ausdruck der zentralen Aktivierung sind, gemessen.

Nach Applikation eines Kältereizes von 0,5 sek Dauer werden die Komponenten der dynamischen Pupillometrie gemessen. Diese sind Latenzzeit, relative und absolute Änderung des Durchmessers sowie Halbwertzeit der Reaktion.

Zusätzlich zur statischen und dynamischen Messung erfolgt die Berechnung der Fourieranalyse der Pupillenoszillationen. Vor dieser Berechnung werden die Lidschläge, sog. Blinks, mittels eines Glättungsverfahrens (= Grünbergersche Glättung) eliminiert. Für die Auswertung der Fourieranalyse werden 5 Frequenzbänder (0,0–0,2; 0,21–0,4; 0,41–0,6; 0,61–0,8 und 0,81–1,0 Hertz) und das gesamte Spektrum (Power) gemessen. Die statistische Auswertung der Mittelwerte erfolgte mittels Wilcoxon-Test.

Ergebnisse

Unter Hypnose allein, ohne Schmerzreiz, verkleinerte sich der Pupillendurchmesser signifikant im Vergleich zum Wachzustand ($z = -2{,}53$; $p < 0{,}01$). Es kam beim Schmerzreiz unter hypnotischer Analgesie zu einer Abnahme der absoluten Änderung der Pupillenweite gegenüber dem Schmerzreiz vor der Hypnose ($z = -2{,}07$; $p < 0{,}05$). Die Pupillenerweiterung unter Schmerz im Wachzustand dauert bei einigen Probanden länger, ehe sie auf das Ausgangsniveau zurückging, erreichte aber nicht Signifikanzniveau. Die Halbwertzeit zeigte also keine signifikanten Unterschiede, es kam zu keiner Verlangsamung, aber auch zu keiner signifikanten Verkürzung der Zeit der Pupillenwiederverengung.

Wenn man sich den Ablauf der Pupillenerweiterung als Welle vorstellt, so kann man sich diese längsgeschnitten als lineare Kurve mit einem ansteigenden Ast, einem Gipfel und einem absteigenden Ast vorstellen. So wurde dies auch von unserem Computer aufgezeichnet. Die Fläche unter der Kurve ist bei hoher Amplitude größer als bei niedriger Amplitude. Sie ist daher ein genaues Maß für die Veränderung der Pupillenweite. In hypnotischer Analgesie war diese „Fläche unter der Kurve“, die die maximale Erweiterung der Pupille nach Schmerzreiz zeigte, signifikant kleiner, gegenüber dem Schmerzreiz im Wachzustand ($z = -1{,}83$; $p < 0{,}05$). In der Fourieranalyse zeigten die Pupillenoszillationen in hypnotischer Analgesie – gegenüber der Schmerzdarbietung ohne Analgesie – geringere Amplituden in den niedrigen Frequenzen (0,0–0,2 Hertz; $z = -2{,}17$; $p < 0{,}05$) und auch in der Summe des Gesamtspektrums (Power; $z = -1{,}82$, $p < 0{,}05$). Die Schmerzwahrnehmung in Trance mit hypnotischer Analgesie gaben alle Probanden als Empfindung einer Berührung an, die aber als völlig uninteressant eingestuft wurde.

Diskussion

In hypnotischer Analgesie war der Schmerzreiz von einer Abnahme der maximalen Erweiterung des Pupillendurchmessers, also von einer im Vergleich zum Wachzustand geringeren Pupillenerweiterung gefolgt. Die maximale Pupillenerweiterung war ohne Analgesie 4,4 mm, mit hypnotischer Analgesie nurmehr 3,85 mm. Dies zeigt deutlich, dass das hypnotische Phänomen der „Ideomotorik“ auch an der Pupille eines Menschen messbar ist. Der Schmerz wird nicht erwartet, und deshalb motorisch nicht „vorbereitet“, wodurch Empfindung und Motorik schwächer werden. In die gleiche Richtung weist auch die Abnahme der absoluten Änderung der Pupillenweite.

Die Oszillationsbefunde in der Fourieranalyse zeigen eine partielle zentrale Desaktivierung in Hypnose, die vor allem den Hypothalamus betreffen dürfte. Wenn man weiters frontale Aktivierungen als neurophysiologischen Ausdruck der Trance betrachtet [5, 6], kann man die reziproken Verbindungen des frontalen Cortex im engeren Sinne, nämlich des praefrontalen Cortex, mit verschiedenen Anteilen des Limbischen Systems nicht außer Acht lassen, da die Schmerzleitung u. a. über eine Aktivierung des Limbischen Systems zu Reaktionen führt, die mit hypnotischer Analgesie beinflusst werden könnten, wodurch über absteigende Bahnen die Schmerzleitung und Schmerzwahrnehmung modifiziert wird. Crawford fand nur bei hypnotischer Analgesie während ischämischem Schmerzreiz eine bilaterale Aktivierung des orbito-frontalen Cortex [9]. Die vorliegenden Daten unterstützen unsere ursprünglichen Ergebnisse über frontale (bilaterale) Aktivierungen im hypnotischen Zustand bei Hoch-Hypnotisierbaren [5] und weisen auch in dieselbe Richtung, wie Crawfords neuropsychophysiologisches Modell, nach welchem Hypnose frontolimbische Bahnen involviert, die von Hoch-Hypnotisierbaren besser genützt werden können [7].

Eine weitere Interpretationsmöglichkeit bietet Ten Bruggencate [10], wenn er meint, dass unter Hypnose eine Inhibition der Schmerzbahnen erreicht wird. Dabei bewirken Entladungen von der Großhirnrinde abwärts über die Pyramiden- und andere Bahnen eine Inhibition an den Umschaltstellen der spinokortikalen

Bahnen, wobei die Raphekerne mitbeteiligt sein können. Die spezifischen Suggestionen könnten durch den im Trancezustand erhöhten frontalen Assoziationsbetrieb hemmende Afferenzen aktivieren, die entsprechend der Gate-Control Theorie das Tor im Rückenmark schließen. Kiernan und Mitarbeiter [8] geben eine Schmerzreduktion von ca 30% durch hypnotische Analgesie an, weiters eine Reduzierung des unangenehmen Empfindens von 40% und eine R-111 Reflex Verringerung. Dafür machen Sie anti-nociceptive Mechanismen im Rückenmark verantwortlich, wobei sie keine genauen Interpretationen zu den Gate-Control Mechanismen geben, diese allerdings implizit voraussetzen. Wenn man von der Gate-Control Theorie ausgeht, so werden ihre Ergebnisse durch unsere Daten repliziert.

Literatur

[1] Melzack R, Wall P (1965) Pain mechanismus: a new theory. Science 50: 971–979

[2] Chaves JF (1992) Hypnotic analgesia: the social-psychological perspective. In: Bongartz W (ed) Hypnosis: 175 after Mesmer. Universitätsverlag Konstanz, Konstanz

[3] Grünberger J, Linzmayer L, Grünberger M, Saletu B (1992) Pupillometry in clinical psychophysiological diagnostics: Methodology and proposals for application in psychiatry. Israel Psychiatry and Related Sciences. 29 (2): 100–103

[4] Grünberger J, Linzmayer L, Grünberger M, Saletu B (1994) Eine neue Methode zur Messung der zentralen Aktivierung: Fourieranalyse der Pupillenoszillation bei depressiven Patienten. Wien Klin Wschr 106 (6): 164–170

[5] Walter H (1992) Hypnose. Theorien, neurophysiologische Korrelate und praktische Hinweise zur Hypnosetherapie. Thieme, Stuttgart

[6] Walter H, Podreka I, Suess E, Saletu B, Lesch OM (1993) Von der Lateralisationstheorie zur Frontalisationstheorie der Hypnose. Hypnose und Kognition 10 (2): 6–15

[7] Crawford, HJ, Brown, AM, Moon CE (1993a) Sustained attentional and disattentional abilities: Differences between low and highly hypnotizable persons. Journal of Abnormal Psychology, 102 (4): 534–543

[8] Kiernan BD, Dane J, Phillips LH, Price DD (1995) Hypnotic analgesia reduces R-111 nociceptive reflex: further evidence concerning the multifactorial nature of hypnotic analgesia. Pain 60: 39–47

[9] Crawford HJ, Gur RC, Skolnick B, Cur RE (1993b) Effects of hypnosis on regional blood flow during ischemic pain with and without suggested hypnotic analgesia. Internat Jour of Psychophysiol 15 (3): 181–195

[10] Ten Bruggencale G (1984) Medizinische Neurophysiologie. Thieme, Stuttgart

Zusammenfassung

Die Pupillenweite hängt von der harmonischen Zusammenarbeit der Augenmuskeln ab. Reize unterschiedlicher Art führen zu Aktivierungen bzw. Desaktivierungen einzelner Augenmuskeln und äußern sich so in einer Veränderung des Durchmessers, aber auch der minimalen Nachschwankungen (sog. Oszillationen) nach Erweiterung bzw. Verengung der Pupille. Bei Schmerz erweitert sich die Pupille. Diese schmerzinduzierte Pupillenerweiterung ist in Trance mit hypnotisch induzierter Analgesie signifikant geringer. Auch die Oszillationen zeigen bei Schmerzdarbietung in hypnotischer Analgesie geringere Amplituden als bei Schmerzdarbietung ohne hypnotische Analgesie.

Summary

Pupillary diameter depends on a harmonic interplay between the occulomotor muscles. Different stimulations elicit activations or desactivations of single muscles, followed by changes of the pupillary diameter and minimal oscillations at the maximum points of dilatation and constriction. Under pain stimuli the pupillary diameter enlarges. This pain-dependent expansion is less under trance conditions with hypnotic analgesia. The pupillary oscillations in hypnosis (with pain stimulus) have smaller amplitudes, than those in equal pain stimulation without hypnosis.

Kapitel 13: Rezeptorentest (Wirkung von Tropicamide)

Pupillary dilatation test and Fourier analysis of pupillary oscillations in patients with multiple sclerosis

Introduction

Multiple sclerosis (MS; also known as encephalomyelitis), is characterized by the onset in early and adult life of progressive diffuse neurologic disturbances with an irregular fluctuating period of exacerbation and apparent improvement or quiescence. Irregular gray patches of degeneration occur in the brain and spinal cord with a predilection for the white matter, varying in size from a few millimeters to several centimeters. Signs of multiple involvement of the central nervous system (CNS) may include slurred speech, intention tremor, nystagmus, retrobulbar neuritis, incontinence, spastic paralysis, pallor of the temporal halves of the optic disks, increased deep tendon reflexes, and bilateral extensor plantar responses.

Late in the course of the disease the mental state is characterized by euphoria with little insight into condition or disability and further by dementia. Excited and even maniacal states may occur.

Our assumption was that MS patients exhibit slight to moderate cognitive deficits which are related to a reduction of acetylcholine and to a central nervous deactivation, respectively. Therefore, the aim of the study was to answer the questions concerning whether patients with MS reveal a wider pupil dilatation after application of tropicamide, an antagonist of acetylcholine transmission, and whether the patients show central nervous deactivation and lower cognitive activation as compared with normal controls.

Two new techniques were used in the investigation of patients with MS: The first technique was based on a pupillary dilatation response to the tropical application of the cholinergic antagonist, tropicamide. The second technique included Fourier analysis of pupillary oscillations reflecting central nervous activation without and under the influence of a cognitive task, i.e. cognitive pupillary oscillations hypothesis. The reticulo-thalamo-cortical axis plays an important role in central nervous activation, because parts of its systems seem to control differential activation processes in ascending direction [3]. There is a relationship between central activation and pupillary oscillations because the oscillations reflect the physiological cortico-diencephalic activity: The frequencies and amplitudes of the pupillary oscillations are modulated cortico-diencephalically.

Subjects and methods

The patients were investigated by means of a computer-assisted video pupillometer 1050 from the Whittaker Corporation. For „static“ measurement the subject had to adapt, for 3 min, to the illumination (160 Lux) of a sound-attenuated room measuring 3 × 4 m. The pupillometric technique consisted of positioning the subject's head comfortably on a chin-rest and forehead-rest with his/her gaze directed at a black dot positioned. 1.60 m in front of the eye. The subject was then instructed to fix the dot to avoid accommodation on the one side and to warrant a precise recording of the pupil on the other side. We used distance of 1,6 m because the fixation of a nearer dot (16 cm) causes a smaller pupil than a wider fixation point (1.60 m). Subsequent to adaption and adjustment of the pupillometer, the computer-assisted measurement lasted for 25.6 s. Afterward, mean pupil diameter and standard deviation were calculated.

Recently, we tried to determine central activation by means of Fourier analysis of pupillary oscillations. We analyzed pupillary oscillations during the recording periods of static pupillometry [1], which lasted 25.6 s. A. sampling frequency of 40 Hz was used. Before calculating the Fourier analysis blinks have to be identified and eliminated by means of a new technique called smoothing: Each problematic value has to be compared with the subsequent value and the difference is calculated until they are again within the limit. The two values marking the start and the end of the blink have to be linked, whereas the blink is eliminated. Using the Fourier analysis the spectrum was divided into five frequency bands (0.0–0.2; 0.21–0,4; 0,41–0.6; 0,61–0,8; 0,81–1.0 Hz). We were also interested in the total spectrum. Under the influence of a cognitive task (simple calculations: 100 minus 7, minus 3, minus 7, minus 3, etc.). Amplitude changes of pupillary oscillations can be expected [2].

Description of patients

A total of 29 patients (males and females) aged between 31 and 60 years diagnosed (and well defined) as MS patients participated in the study and their results were compared with those of 18 normal controls with only small differences in age. All patients had to pass a complete ophthalmological exam to exclude any anterior-segment disease.

Design of study

The pupillary diameter (left eye) of the MS patients and of the normal controls was measured eight times. The first measurement was the baseline value. After 3 min the second measurement was carried out (under cognitive activity). The third was taken 20 min after the first measurement, and the fourth to the seventh were taken at 20 min intervals. Measurement time points were: 0 min (baseline), 3 min, 20 min,

40 min, 60 min, 80 min, and 100 Min. At these time points each measurement value is the mean value of 40 scourments per second of the left eye. The patients with multiple sclerosis ($n = 29$) received by topical application 0,01% tropicamide solution in the left eye and their pupil diameter was measured at the time points mentioned previously.

Statistical analysis

For statistical data analysis ANOVA, the Duncan test, the Newman-Keuls test, and discriminant analysis were used.

Results

Both groups showed pupillary dilatation after application of tropicamide. The MS patient group had a pupil dilatation of 31.9% after 40 min as compared with their baseline value, the control group showed at the same measurement time point only 16.5% dilatation: The MS group had a baseline value of x = 4.04 mm; s = 0.82 and the maximum dilatation x = 5.32; s = 0.91. In the normal controls a baseline x = 4,57; s = 0,76 and the maximum dilatation x = 5.33; s = 0.52 could be observed. By means of the Newman-Keuls test significant differences between the MS group and

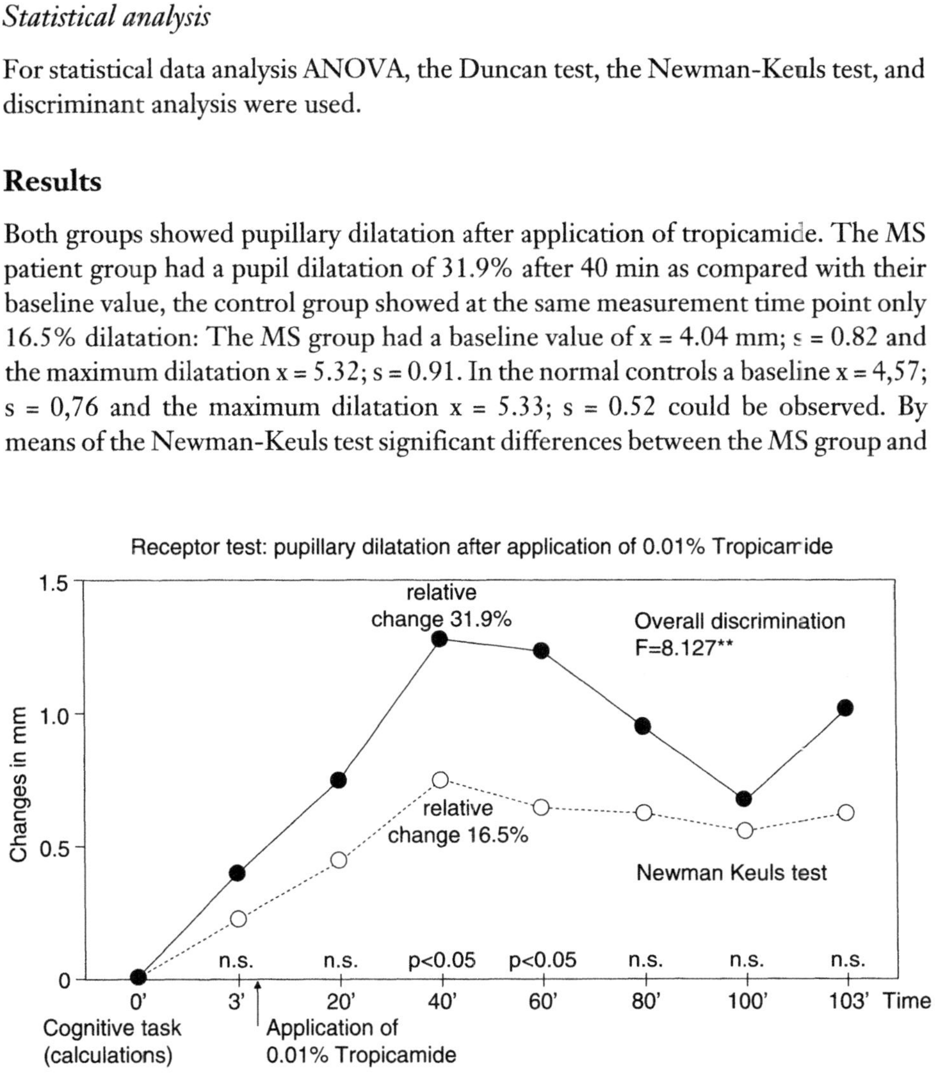

Fig. 1. Forty minutes after application of 0.01% tropicamide solution in the patient with multiple sclerosis, a relative change of 31.9% in pupillary diameter was found, whereas normal controls revealed a change of only 16.5%

the normal controls were found: 20 min (n.s.), 40 min ($P < 0.05$); 60 min ($P < 0.05$); 80 min (n.s.), and 103 min (n.s.) after application of tropicamide (Fig. 1).

After calculation of the Fourier analysis in the frequency bands 0.21–0.4; 0,41–0.6; 0.61–0.8; and 0.81–1.0 Hz significant differences of changes to the baseline between the patients with MS and healthy normals were found. Furthermore, during the cognitive task the changes of the power (sum of the frequency bands) revealed a significant difference between patients with MS and normal controls. After 20 min the changes of the amplitudes in the frequency bands, 0.0–0.2 Hz and 0.81–1 Hz differed significantly between the patients and the control groups (Fig. 2). However, the patients with MS showed 40 min after application of tropicamide changes in all frequency bands apart from the frequency band 0.8–1.0. These changes reached the level of statistical significance as compared with normal controls. Thus, the patient group was characterized by a lower activation. After 60 min only significant differences of the changes in the frequency band 0.0–0.2 and in the sum (power) of the frequency bands between healthy normals and the patients could be found. The latter were more deactivated. (Table 1).

Table 1. Receptor test: changes (%) in pupillary oscillations after administration of 0.01% tropicamide solution. (MS multiple sclerosis; n = 29; Norm healthy normals; n = 18)

Time point pupillary oscillations (Hz)	Cognitive task							
	3 min	20 min	40 min	60 min	80 min	100 min	103 min	
0.0–0.2	13.48	2.37	2.05	1.44	–2.33	4.37	10.78	MS
	29.43	18.80*	28.96**	23.07*	3.10	8.22	14.86	Norm
0.2–0.4	7.51	–5.32	–7.90	–3.40	0.02	–1.21	4.51	MS
	31.22**	12.83	20.51**	4.04	2.66	9.11	2.21	Norm
0.4–0.6	–3.30	–5.45	–15.09	–10.65	–6.91	0.78	0.19	MS
	25.79**	4.27	5.63*	1.04	–9.81	3.45	12.67	Norm
0.6–0.8	–2.13	–8.94	–25.27	–9.25	–16.07	7.12	–9.81	MS
	16.56*	9.92	13.42**	–6.78	–13.70	3.35	5.52	Norm
0.8–1.0	–8.54	–7.65	–6.03	–4.18	–17.04	14.34	3.94	MS
	33.16*	31.53*	26.92	7.98	–2.87	13.20	21.19	Norm
0.0–1.0	3.77	–2.24	–5.28	–2.61	–4.83	3.59	5.54	MS
	28.43*	15.69	22.92**	13.06*	–1.45	7.67	11.58	Norm
Dilatation of pupil	10.16	18.53	31.85	30.83	23.65	16.82	25.36	MS
	5.10	10.09*	16.52**	14.52**	13.85*	12.27	13.73*	Norm

NOTE: Cognitive task means calculations during recording of pupillary oscillations. (from J. Grünberger 1994)
Multiple t–test; Duncan test: $*P < 0.05$; $**P < 0.01$

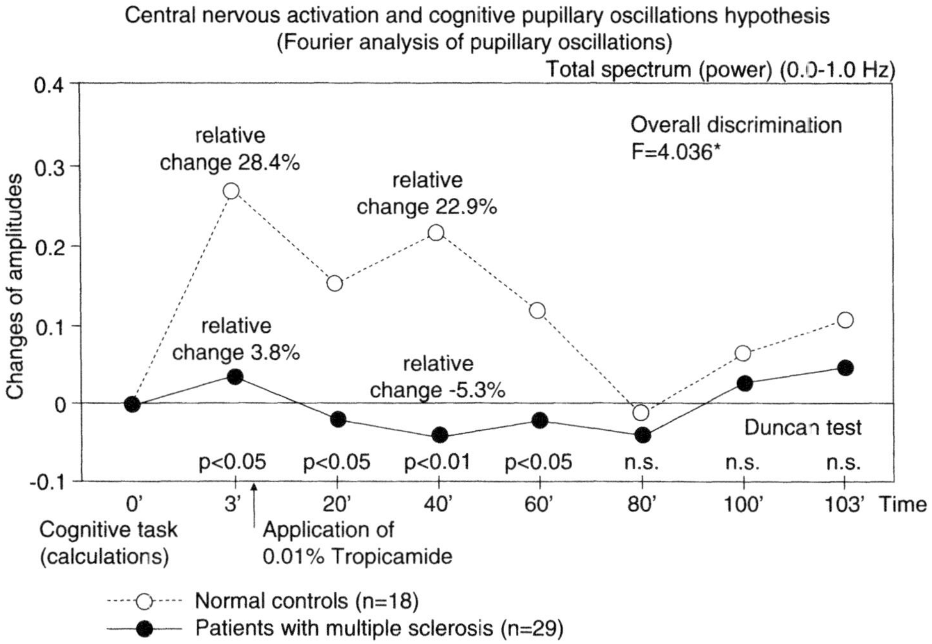

Fig. 2. Whereas the patients with M.S. were characterized by a lower central nervous activation as measures by Fourier analysis of pupillary oscillations, the normal controls showed a significant higher activation during a cognitive task and 20, 40, 60 min. respectively, after topical application of tropicamide

Conclusion

In contrast to Scinto et al. [4, 5], we could demonstrate that the response to an antagonist of acetylcholine is not specific for Alzheimer patients only, but could also be found in patients with MS. The results of the Fourier analysis of pupillary oscillations demonstrated the most significant changes between MS patients and normal controls during the cognitive task and 40 min after application of tropicamide. From this result we conclude that the MS group has a lower capacity for cognitive activation. Furthermore, a central nervous deactivation could be observed in the patient group until the 100th min. Especially 40 min after administration of tropicamide a marked deactivation was found in the patient group while at this time the pupil reached the maximum dilatation. These findings support our observation that there is no relationship between pupillary diameter and pupillary oscillations.

References

[1] Grünberger J, Linzmayer L, Grünberger M, Saletu B (1992) Pupillometry in clinical psychophysiological diagnostics: methodology and proposals for application in psychiatry. Isr J Psychiatry Relat Sci 28 (2): 100–113

[2] Grünberger J, Linzmayer L, Grünberger M, Saletu B (1994) Eine neue Methode zur Messung der zentralen Aktivierung: Fourieranalyse der Pupillenoszillationen bei depressiven Patienten. Wien Klin Wochenschr 106 (6): 164–170

[3] Schandry R (1981) Psychophysiologie. Körperliche Indikatoren menschlichen Verhaltens. Urban and Schwarzenberg, München

[4] Scinto LFM, Daffner KR, Dressler D, Ransil BI, Rentz D, Weintraub S, Mesulam M, Potter H (1994) A potential noninvasive neurobiological test for Alzheimer's disease. Science 266 (5187): 1051–1054

[5] Scinto LFM, Daffner KR, Dressler D, Rentz D, Ransil BI, Potter H (1995) Hypersensitive pupillary dilatation to a cholinergic antagonist as a diagnostic test for Alzheimer's disease. In: Iqbal K, Mortimer JA, Winblad D, Wisniewski HH (eds) Research advances in Alzheimer's disease and related disorders. Wiley, New York, pp 161–172

Summary

Recently we investigated 29 patients aged between 31 and 60 years with multiple sclerosis by means of two new techniques. The first technique was based on pupillary dilatation response to the topical application of the cholinergic antagonist tropicamide. The second technique was the Fourier analysis of pupillary oscillations for measurement of central activation, carried out without and under the influence of a cognitive task. The multiple sclerosis group had a pupillary dilatation of 31,9% after 40 min. Under the influence of a cognitive task the patient group revealed lower amplitudes of pupillary oscillations reflecting a decreased capacity for cognitive activation.

Psychophysiological diagnostic in alcohol dependency: fourier analysis of pupillary oscillations and the receptor test for determination of cholinergic deficiency

Introduction

Previous studies have demonstrated that alcohol-dependence according to DSM-IV [1] or ICD-10 [2] leads to personality changes and decrements in performance [3]. During treatment creating controlled sobriety, restoration of cognitive function can be seen [4]. In many alcohol-dependent patients central deactivation is assumed to contribute to the symptomatology of cognitive impairment; however, the decrement of mental performance may be correlated with a decrease in acetylcholine turnover.

As pupillary oscillations reflect central activation (unspecific cortical activation) [4], Fourier analysis of pupillary oscillations is both an objective and a quantitative method for measuring central nervous system activation [5]. Central activation is connected with the reticulo-thalamocortical axis, the ascending systems of which contribute to activation processes [6]. When considering pupillary oscillations within the concept of central activation/deactivation, it has to be assumed that their frequency and amplitude are modulated by corticodiencephalic activation. In a state of sufficient activation/wakefulness, the central inhibition of the parasympathetic oculomotor nerve is influenced by the limbic system, while efferent impulses from the diencephalon arrive via the thoracic spinal cord at the dilator pupillae muscle, with noradrenaline acting as a mediating neurotransmitter substance. In a state of increasing deactivation/tiredness, the inhibitory influence of the diencephalon decreases and the sympathetic activity in the diencephalon and the periphery shows a reduction [7]. Thus the above-mentioned factors influence pupillary oscillations via the sphincter and dilator centre as well as the pupil itself; depending on the baseline, the iris changes in size to keep the light intensity on the retina as constant as possible.

In recent studies, we have demonstrated that patients with generalized anxiety disorder showed increased total power as well as absolute α-power in electroencephalograms (EEGs), which reflect hypervigility in the central nervous system [8]. Interestingly, Fourier analysis of the EEG demonstrated that power in certain frequency bands correlated with amplitudes in different frequency ranges of pupillary oscillations measured by pupillometry [9].

In order to measure cholinergic deficits, which may be responsible for cognitive and mnestic performance deficits, the cholinergic receptors of the pupil were blocked by the acetylcholine antagonist tropicamide; the larger the pupillary dilatation – which is significantly different from that in normal healthy controls – the larger the extent of the cognitive deficits [9]. Thus the aim of the present study was to assess central deactivation in alcohol-dependent patients by means of Fourier analysis of pupillary oscillations, to measure the size of the pupil after instillation of tropicamide and to determine whether there were any significant differences between alcohol-dependent patients and a normal healthy control group.

Subjects and methods

Forty-four male alcohol-dependent patients between 40 and 55 years of age were included in the study and compared with 18 normal controls of a similar age range. According to the DSM III-R [11] the patients were diagnosed as severely ill (> 7 symptoms). At the time of the investigation, the patients were hospitalized for detoxification and rehabilitation and had been free of alcohol and drugs for 3 weeks (carbohydrate-deficient transferrin < 2.5% and negative urinary screening tests for benzodiazepines). Twenty-two patients (50%) had other alcohol-dependent patients in the family (18 alcohol-dependent fathers, one alcohol-dependent mother, three alcohol-dependent brothers and sisters). Seven of the 44 patients (15.9%) had started to drink before the age of 14 years; 32 patients (72.7%) had been drinking in a pathological way for more than 5 years; 27 patients (61.4%) received specialized treatment before the investigation (nine as out-patients, 12 as in-patients and six as both). Twelve patients drank regularly and the others in an episodic way.

We used the typologies of Jellinek and Lesch [20]: using Jellinek typology, five patients showed γ-type behaviour, nine δ-type behaviour and 30 did not meet the criteria. They were assessed as mixed types. According to Lesch's typology, 10 patients were type I, 17 type II, four type III, and 13 type IV.

Pupillary measurements were carried out in the morning at the Section of Clinical Psychodiagnostics located at the Department of Psychiatry of the University of Vienna.

Study design

The pupillary diameter (left eye) of both alcohol-dependent patients and normal controls were measured eight times. The first measurement was the baseline value. After 3 min, the second measurement was carried out under cognitive activity (simple calculations, e.g. 100 – 7 = 93 – 3 = 90 – 7 etc.). Immediately after the second measurement, both alcohol-dependent patients and normal controls received 0.01% (w/v) tropicamide solution by topical application. The third measurement was taken 20 min after the first, the fourth to senventh were taken at

20-min intervals. During the final measurement, the subject again had to do some simple calculation tasks. Measurement times were therefore: 0 min (baseline), 3 min, 20 min, 40 min, 60 min, 80 min, 100 min, and 103 min. Fourier analysis of pupillary oscillations was carried out at these times.

Receptor test

The acetylcholine antagonist tropicamide was used to block the cholinergic receptors of the pupil. One drop of 0.01% (w/v) tropicamide solution was instilled onto the left eye of the patient and the normal subject respectively, while an isotonic sodium chloride solution was instilled into the right eye. Thereafter, pupillary changes were measured for 103 min.

Measurements

Measurements were carried out utilizing static and dynamic pupillometry as described by Grünberger et al. [19]. Following baseline measurement of the pupillary size and pupillary reactions by means of a TV-pupillometer 1050 (Whittaker Corporation), with an illumination of 160 Lux, the data obtained during 25.6 s of static pupillometry were analysed by Fourier analysis. The Fourier method is based on the fact that each specific oscillation can be described as the sum of various sine and cosine oscillations.

Prior to Fourier analysis, lid artefacts which could falsify results must be identified and eliminated. To do this, each measured value was compared with the subsequent one. If the difference between any two consecutive values surpassed a certain threshold, the procedure was repeated until the difference was within a defined range. The values which determine the beginning and the end of a lid artefact were then connected linearly and the lid artefact eliminated (smoothing technique of Grünberger et al. [5]; see Fig. 1).

For Fourier analysis, the algorithms of Cooley and Tukey [20] and Schäfer and Bertuch [23] were used. For the present examination, a 512-point fast Fourier transform (FFT) was applied. As the digitizing rate of the pupillometer was 40 Hz and only every second value was utilized for Fourier analysis, the effective frequency of the 512-point FFT at a recording time of 25.6 s was 20 Hz. The results of the FFT were 256 amplitude values for sine and cosine oscillations, with the frequency ranging from 1/25.6 to 10 Hz. The frequency bands were determined by the number of values which represent a signal (512) divided by the sampling rate frequency (20 Hz), which in the present case was 1/25.6 Hz (Fig. 1). Thus, after Fourier analysis, amplitudes were obtained in five frequency bands (0.00–0.20, 0.21–0.40, 0.41–0.60, 0.61–0.80 and 0.81–1.00 Hz) as well as in the whole frequency range 0.00–1.00 Hz (total power).

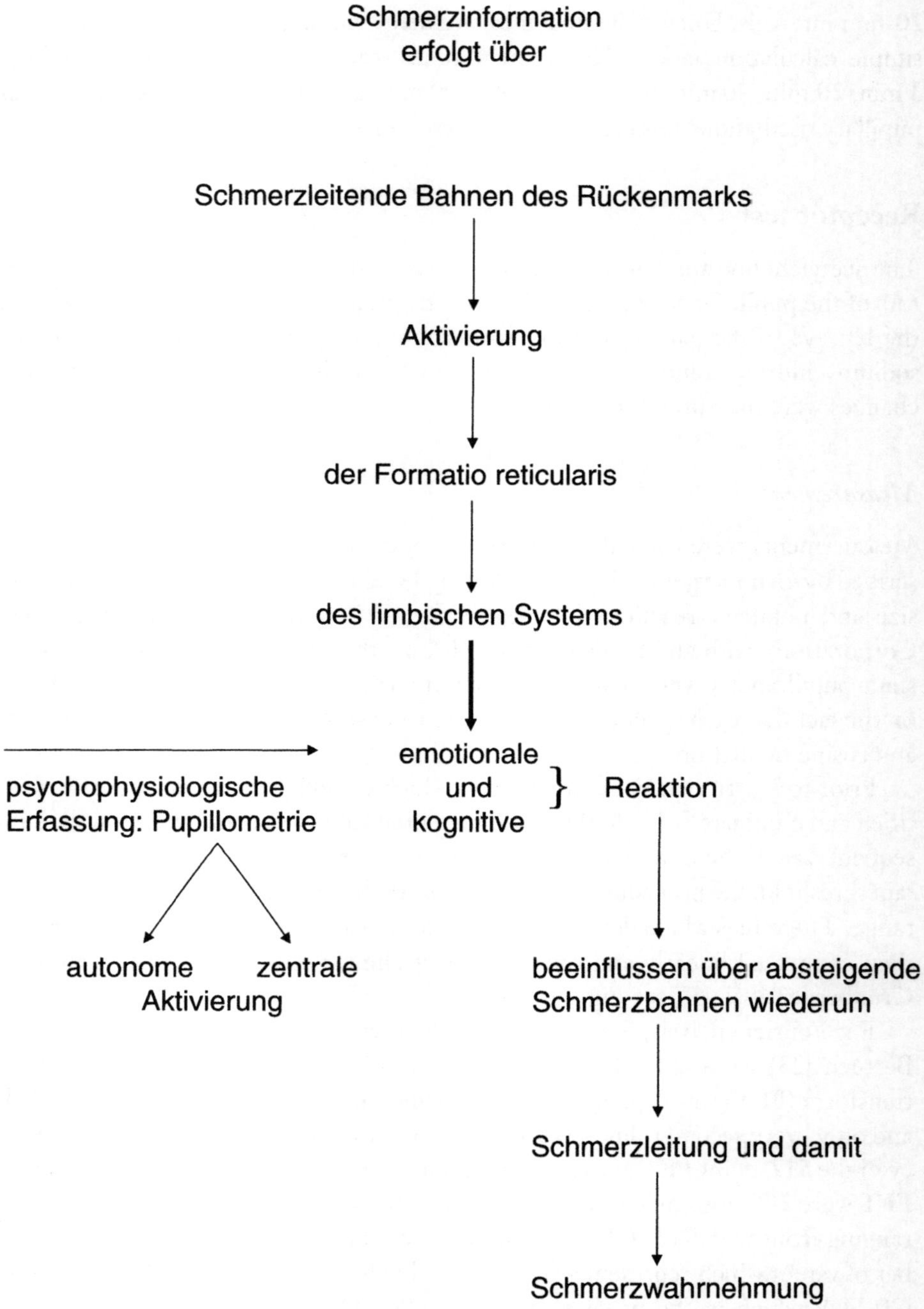

Fig. 1. Printout of a patient's static and dynamic pupillometry data. Time is shown on the abscissa, pupillary diameter (mm) is shown on the ordinate. In the upper part of the figure, the analogue printout of pupillary change over time (after smoothing) is demonstrated; in the lower part, Fourier analysis data of pupillary oscillations are shown. Frequency bands (Hz) are shown on the abscissa, amplitudes (mm^2) on the ordinate

Statistics

MANOVA, ANOVA, and discriminant analysis were used for exploratory data analysis.

Results

Total spectrum

This was the sum of all frequency bands which is equivalent to power and was measured from 0 to 103 min. It demonstrated an attenuation in alcohol-dependent patients compared with normal controls. As can be seen in Fig. 2, intergroup differences reached the level of statistical significance at all times, except at 100 min (MANOVA, Hotelling's T^2, $P<0.01$; ANOVA, $P<0.01$, and 0.05 respectively). During a cognitive task (calculating), a slight increase in power occurred, which, however, did not reach statistical significance. Although the power augmentation during the cognitive task was more pronounced in healthy controls, the assumption of a decrease of activation in alcohol-dependent patients could not be confirmed.

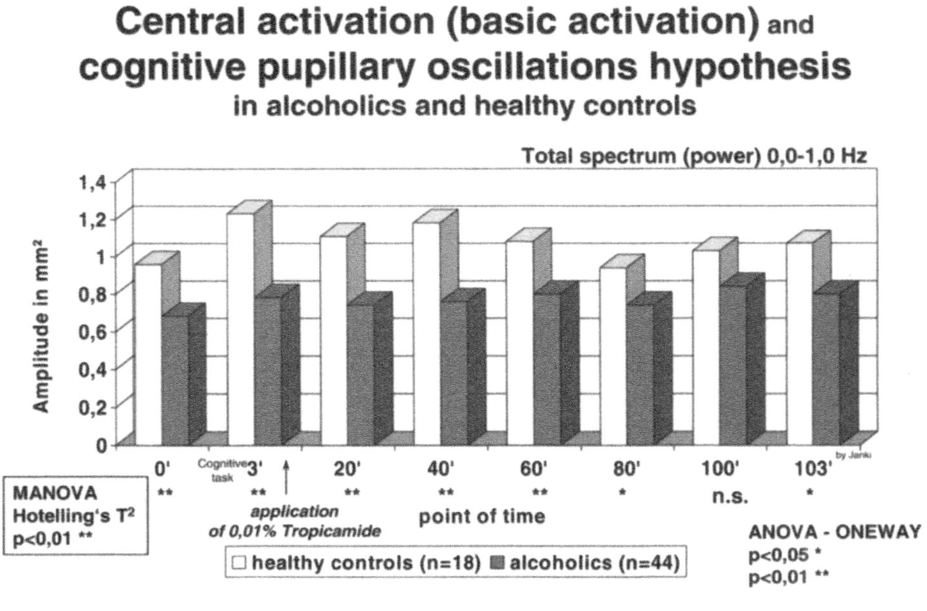

Fig. 2. Pupillary oscillations (power, Fourier analysis) in alcohol-dependent patients and normal controls. Time is shown on the abscissa, power (mm^2) is indicated on the ordinate. Alcohol-dependent patients demonstrated decreased power (sum of all frequency bands, 0.0–1.0 Hz) at all times compared with controls

Amplitudes in each frequency band

We observed a decrease of amplitudes (Table 1) in the 0.0–0.2 Hz frequency band between 0 and 103 min. Differences between alcohol-dependent patients and controls reached statistical significance in the one-way ANOVA ($P < 0.05$), except at 100 min. In the 0.21–0.4 Hz frequency range, alcohol-dependent patients also demonstrated lower amplitudes, which reached statistical significance at 0, 3, 20, 40, and 80 min. In the 0.4–0.6 Hz frequency band, these differences were significant at 0, 3, 20, 40, and 103 min. Finally, in the 0.81–1.00 Hz frequency band, a significant intergroup difference could be obtained only at 20 min, with alcohol-dependent patients again showing lower amplitudes than normals (Table 1).

Instillation of 0.01% tropicamide solution

Pupillary dilatation was observed both in alcohol-dependent patients and in normal controls, with the maximum being observed from 60 min onward (Fig. 3). At that time, alcohol-dependent patients showed a relative change of 21.76%, while in nor-

Table 1. Central activation (basic activation) of alcoholics and healthy controls is shown. Frequency bands result from Fourier analysis of pupillary oscillations. After instillation of 0.01% tropicamide solution following the 3-min measurement point no changes in basic activation were observed

Time (min) Pupillary oscillations (Hz)	0	3 (Calculation test)	20 (Calculation test)	40	60	80	100 (Calculation test)	103 (Calculation test)
0.0–0.2								
Controls	0.50**	0.65**	0.60**	0.65**	0.62**	0.52*	0.55	0.58*
Alcoholics	0.32	0.37	0.38	0.37	0.40	0.37	0.42	0.42
0.2–0.4								
Controls	0.19**	0.25**	0.22**	0.23**	0.20	0.19*	0.21	0.20
Alcoholics	0.14	0.16	0.15	0.16	0.17	0.15	0.17	0.16
0.4–0.6								
Controls	0.12*	0.15*	0.13**	0.13**	0.12	0.11	0.13	0.14**
Alcoholics	0.09	0.11	0.09	0.10	0.08	0.11	0.10	
0.6–0.8								
Controls	0.08	0.09	0.09*	0.09*	0.07	0.07	0.08	0.08
Alcoholics	0.07	0.07	0.06	0.07	0.08	0.06	0.08	0.07
0.8–1.0								
Controls	0.05	0.07	0.07*	0.07	0.06	0.05	0.06	0.07
Alcoholics	0.05	0.06	0.05	0.06	0.06	0.06	0.06	0.06
0.0–1.0								
Controls	0.96**	1.23**	1.11**	1.18**	1.08**	0.94*	1.03	1.07*
Alcoholics	0.68	0.78	0.74	0.76	0.80	0.74	0.84	0.80

One-way-ANOVA: *$P < 0.05\%$, **$P < 0.01\%$; healthy controls ($n = 18$); alcoholics ($n = 44$)

mal controls the change was only 14.22%. This intergroup difference reached statistical significance at the 0.05 level. Both before and after application of tropicamide there were significant differences in pupillary diameter between alcohol-dependent patients and normal controls at all measurement times (MANOVA, Hottellings's T^2, $P < 0.01$; one-way ANOVA; < 0.01) (Fig. 3).

Using the data on the pupil size as well as Fourier analysis of power in the 0.0–1.0 Hz frequency range, classification of alcohol-dependent patients and normal controls was attempted by means of discminant function analysis (Table 2). The percentage of correctly classified cases was 88.71% (90.9% in the alcohol group, 83.3% in the normal control group).

Cross-validation

The method of Schubö and Uehlinger [10] was used for cross-validation. A further group of 42 alcohol-dependent patients was chosen for this technique. After calculating the discriminant function of 44 alcoholics and 18 normal controls, the second group of alcohol-dependent patients was identified by means of this function. Thus, 81% of ‚grouped‘ cases were classified correctly. These findings support the results of the discriminant analysis.

Table 2. Classification and cross-validation results of discriminant analysis

		Predicted group membership	
Group	n	Controls	Alcoholics
Controls	18	15 83.3%	3 16.7%
Alcoholics	44	4 9.1%	40 90.9%
Alcoholics (cross-validation group)	42	8 19.0%	34 81.0%

Classification and cross-validation results of discriminant analysis for pupillary diameters and pupillary oscillations (frequency band 0.0–1.0 Hz) are shown. By means of cross-validation, differentiation between alcohol-dependent patients and normal controls was possible. Percentage of ‚grouped‘ cases correctly classified = 88.71%; prior probability for each group = 50.00%. Cross-validation: Percentage of ‚grouped‘ cases correctly classified = 80.95%. Wilks' λ 0.471; χ^2 42.86; Significance 0.0000. Variables filtered by means of discriminant analysis: pupillary diameters at 40, 60, 100 and 103 min pupillary oscillations at 3 min (C-Test), and 40 min

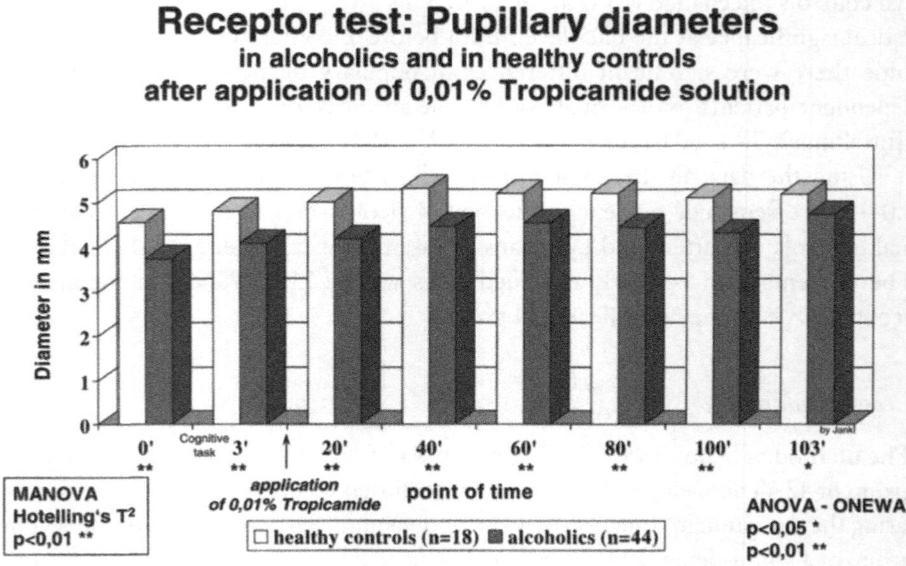

Fig. 3. Differences between alcohol-dependent patients and normal controls before and after application of tropicamide. Time is shown on the abscissa, pupillary diameter (mm) is indicated on the ordinate. Pupillary dilatation was obseved particularly at 40 and 60 min. Alcohol-dependent patients demonstrated a wider pupillary diameter at all times compared with controls. At 103 min the pupillary dilatation is probably caused by the calculation task

Discussion

Using Fourier analysis of pupillary oscillations in the 0.1–1.0 Hz frequency range, markedly lower power was obtained in alcohol-dependent patients than in normal controls. As was pointed out by Wilhelm [7], the frequency and amplitude of pupillary oscillations are modulated by corticodiencephalic activity. Lower amplitudes reflect a deactivation, which persisted throughout the whole investigation period of 103 min (except at 100 min) when compared with controls. Korczyn [11] also demonstrated a relationship between pupillary oscillations and vigilance. Although alcohol-dependent patients showed a lower activation than normal controls, they did not reach levels as low as those seen in patients with symptoms of cognitive impairment [12]. This may be due to the fact that the alcohol-dependent patients had already been abstinent for 3 weeks and thus the restoration of cognitive function had already begun.

The start of restoration of cognitive function is also suggested by the finding that, during the calculation task, a decrease in power did not occur. In the patient group, an increase of slightly over 15% actually occured. The lower increase, as compared with normal controls, points towards decreased cognitive activation [12].

Considering changes in the different frequency bands, amplitudes of pupillary oscillations are specifically attenuated in the low-frequency bands (0.0–0.2 and 0.21–0.40 Hz), compared with healthy controls, which can be interpreted as a deactivation, the more so as we recently demonstrated that amplitudes of pupillary oscillations in low-frequency bands are correlated with power in low EEG frequency bands. Our findings support the report of Löwenstein et al. [15], who also associated the amplitude of pupillary oscillations in low-frequency bands with a decrease in wakefulness. Our assumption of a central deactivation (lower amplitudes) in treated alcohol-dependent patients, which, however, is no longer as pronounced as in untreated cases, has been fully confirmed by the present data.

After instillation of 0.01% of tropicamide solution, we observed – as expected – a pupillary dilatation both in patients and in normal controls, which reached its maximum 60 min after instillation. Scinto et al. [13] also utilized this noninvasive technique in their investigations. But we do not agree with their views concerning the specificity of this method for Alzheimer's disease. While in our studies alcohol-dependent patients demonstrated a dilatation of 21.76%, normal healthy controls only showed a dilatation of 14.22%. However, no relationship between pupillary diameter and the sum of frequency bands was found. It seems that, also in this case, the start of abstinence may have played a role, for in a study not yet published we found that, relative pupillary dilatation in alcohol-dependent patients ranged between patients with multiple sclerosis and Alzheimer dementia cases. This result again points towards a start of restoration of cognitive function in alcohol-dependent patients, since a smaller dilatation of the pupil during a calculation task suggests a lower mnestic and cognitive deficit. A possible influence of glutamic acid on cognitive performance has been discussed, as is the case for the cholinergic system [14]. Maragos et al. [18] described a deficit in the excitatory amino acids L-glutamate and L-aspartate in Alzheimer's disease.

The results of our discriminant function analysis and cross-validation in the present study support the idea of using Fourier analysis of pupillary oscillations to determine central activation, but also of applying the receptor test for the assessment of cholinergic deficits involved in cognitive decline. With both procedures, differentiation between alcohol-dependent patients and normal controls seems possible.

References

[1] American Psychiatric Association (1994) Diagnostic and Statistical Manual of Mental Disorders, 4th edn. American Psychiatric Association, Washington, DC

[2] World Health Organization (1992) The ICD-10 Classification of Mental and Behavioural Disorders. World Health Organization, Geneva

[3] Grünberger J, Linzmayer L, Feuerlein W (1988) Psychische Veränderungen beim Alkoholmißbrauch. Internist 29: 307–312

[4] Löwenstein O, Feinberg R, Löwenfeld E (1963) Pupillary movements during acute and chronic fatigue. A new test for the objective evaluation of tiredness. Investigations in Ophthalmology 2: 138–157

[5] Grünberger J, Linzmayer L, Saletu B (1994) Eine neue Methode zur Messung der zentralen Aktivierung: Fourieranalyse der Pupillenoszillationen bei depressiven Patienten. Wien Klin Wschr 106: 164–170
[6] Schandry R (1981) Psychophysiologie. Körperliche Indikatoren menschlichen Verhaltens. Urban & Schwarzenberg, München
[7] Wilhelm H (1991) Pupillenreaktionen und Pupillenstörungen. Kohlhammer, Köln
[8] Saletu-Zyhlarz G, Saletu B, Anderer P, Brandstätter N, Frey R, Gruber G, Klösch G, Mandl M, Grünberger J, Linzmayer L (1997) Nonorganic insomnia in gereralized anxiety disorder: I. Controlled studies on sleep, awakening and daytime vigilance utilizing polysomnography and EEG mapping. Neuropsychobiol 36: 117–129
[9] Grünberger J, Linzmayer L, Reitner A, Walter H, Rainer M, Maschig A, Pezawas L, Saletu-Zyhlarz G, Stöhr H, Grünberger M (1998) Receptor test (pupillary dilatation after application of 0.01% tropicamide solution) and determination of central nervous activation (Fourier analysis of pupillary oscillations) in patients with Alzheimer's disease. Neuropsychobiol
[10] Schubö W, Uehlinger HM (1986) SPSS. Fischer, Stuttgart
[11] Korczyn AD (1987) The pupil and vigilance. Functional Neurology 2: 539–544
[12] Grünberger J, Linzmayer L, Wytek R, Grünberger M (1996) Die kognitive Pupillenoszillationshypothese bei Patienten mit neurotischen Störungen bzw. organischem Psychosyndrom und Validität eines neuen psychophysiologischen Verfahrens. Wien Klin Wschr 108: 69–74
[13] Scinto LFM, Daffner KR, Dressler D, Ransil BI, Rentz D, Weintraub S, Mesulam M, Potter, H (1994) A potential noninvasive neurobiological test for Alzheimer's disease. Science 266: 1051–1054
[14] Gustafson B, Wigstrom H (1988) Physiological mechanisms underlying long-term potentiation. Trends in Neurosciences 11: 152–162
[15] Maragos WF, Greenamyre JT, Penney JB, Young AB (1987) Glutamate dysfunction in Alzheimer's disease: an hypothesis. Trends in Neurosciences 10: 65–68
[16] American Psychiatric Association (1987) Diagnostic and Statistical Manual of Mental Disorders, 3rd edn. American Psychiatric Association, Washington, DC
[17] Lesch OM, Walter H, Rommelspacher H (1996) Alcohol abuse and alcohol dependence. In: Baillière's Clinical Psychiatry: Rommelspacher H, Schuckit, MA (eds) Drugs of Abuse. Baillière Tindall, New York, pp 421–444
[18] Saletu B, Saletu-Zyhlarz G, Anderer P, Brandstätter N, Frey R, Gruber G, Kösch G, Mand, M, Grünberger J, Linzmayer L (1997) Nonorganic insomnia in generalized anxiety disorder. 2. Comparative studies on sleep, awakening, daytime vigilance and anxiety under lorazepam plus diphenhydramine (Somnium®) versus lorazepam alone, utilizing clinical, polysomnographic and EEG mapping methods. Neuropsychobiol 36: 130–152
[19] Grünberger J, Linzmayer L, Grünberger, M, Saletu B (1992) Pupillometry in clinical psychophysiological diagnostics: methodology and proposals for application in psychiatry. Israel Journal of Psychiatry and Related Sciences 29: 100–113
[20] Cooley JU, Tukey JK (1965) An algorithm for the machine calculation of complex Fourier series. Mathematic Computing 19: 297–301
[21] Schäfer N, Bertuch M (1986) Butterfly-algorithmus. Magazin Computertechnik 8: 44–50

Summary

Mnestic disturbances in alcoholics may be related to cholinergic deficiency as well as to central nervous system inactivation. After instillation of tropicamide, cholinergic receptors are blocked and pupillary dilatation occurs. It is assumed that the more severe the cognitive deterioration, the wider the pupillary dilatation. Pupillary oscillations reflect central activation. Changes of pupillary diameter after topical instillation of tropicamide and pupillary oscillations were measured in 44 alcohol-dependent patients aged 40–55 years, diagnosed according to the DSM-III-R as severe alcoholics (> 7 symptoms), having been abstinent for at least 3 weeks (objectively tested with carbohydrate-deficient transferrin), compared with 18 healthy controls. The pupillary diameter of the left eye was measured eight times within 103 min, as were pupillary oscillations. Using Fourier analysis, the amplitudes of oscillations were measured in five frequency bands and the sum of the frequency bands was calculated. In addition, central activation was measured during a calculation test at 3 and 103 min.

The pupillary dilatation of 22% in alcoholics compared to 14% of normal controls after tropicamide raises the question of a cholinergic deficit in alcohol dependence. With regard to basic activation, measured by Fourier analysis of pupillary oscillations, alcoholics demonstrated significantly lower power (sum of the frequency bands) than controls at baseline and at 3, 20, and 40 min ($P < 0.01$) as well as at 60, 80, 100, and 103 min ($P < 0.05$). After a cognitive task, a difference between alcoholics and healthy controls was found at 3 min. Alcoholics showed lower basic activation and decreased cognitive activation. By means of cross-validation, a differentiation between alcohol-dependent patients (n = 44 and n = 42 respectively) and normal controls (n = 18) was possible.

Receptor Test (Pupillary Dilatation after Application or 0.01% Tropicamide Solution) and Determination of Central Nervous Activation (Fourier Analysis of Pupillary Oscillations) in Patients with Alzheimer's Disease

Introduction

It is a well-known fact that Alzheimer's disease (AD) is a neurodegenerative disorder of the central nervous system. The disease is characterized by progressive memory loss and the decline of other higher cognitive functions such as attention. Furthermore, a general inability to explore the visual environment can be observed.

Our assumption was that Alzheimer patients show a severe deterioration of memory and cognitive functions. These deficits are related to a reduction of acetylcholine as well as to central nervous deactivation. Alzheimer patients show abnormal acetylcholine neurotransmission and also an abnormal pupillary response. However, further research will be necessary to identify the precise site and mechanism of the defect in the pupillary response. The control of the pupillary diameter represents a balance between cholinergic and adrenergic innervation and is influenced directly of indirectly by central and autonomic nervous system inputs. Either of these systems could be affected in Alzheimer patients [1]. A reduced innervation of the target muscle through neuronal cell death and axon retraction, or reduced release, or increased reuptake of neurotransmitters as well as altered numbers or functions of neurotransmitter receptors seem to affect the pupillary response to acetylcholine antagonists like tropicamide in Alzheimer patients.

Two new techniques were used to investigate the pupillary abnormalities in the patients with AD the first technique (receptor test) was based on a pupillary dilatation response caused by the cholinergic antagonist tropicamide. It blocks the cholinergic receptor sites of the human sphincter muscle of the pupil. If acetylcholine deficiency in the brain is also valid in the periphery, then Alzheimer patients should respond to a cholinergic antagonist with greater dilatation, since inhibition would be more effective when less acetylcholine is available. Our assumption was: the greater the pupillary dilatation, the greater the extent of cognitive deficits which are related to cholinergic deficiency.

As pupillary oscillations reflect central activation (unspecific cortical activation) [2], Fourier analysis of pupillary oscillations is an objective and quantitative method for measuring central nervous system activation [3]. Central activation is connected with the reticulothalamocortical axis, the ascending systems of which contribute to the activation processes [4].

Considering pupillary oscillations within the concept of central activation/deactivation, one has to assume that their frequencies and amplitudes are modulated by corticodiencephalic activation. In a state of sufficient activation/wakefulness, the central inhibition of the parasympathetic oculomotor nerve is influenced by the limbic system, while efferent impulses from the diencephalon arrive via the thoracic spinal cord at the dilator pupillae muscle with noradrenaline acting as a mediating neurotransmitter substance. In a state of increasing deactivation/tiredness, the inhibitory influence of the diencephalon decreases, and the sympathetic activity in the diencephalon and the periphery shows a reduction [5]. Thus, the above mentioned factors influence pupillary oscillations via the sphincter and dilatator center as well as the pupil itself. Depending on the baseline, the iris tries to keep the light intensity on the retina as constant as possible by changing its size.

In recent studies, we demonstrated that patients with generalized anxiety disorder showed increased total power as well as absolute alpha power in the electroencephalogram which reflects hypervigility in the central nervous system [6, 7]. Interestingly, Fourier analysis of the EEG demonstrated that power in certain frequency bands correlated positively with amplitudes in the power = sum of frequency bands of pupillary oscillations measured by pupillometry (Grünberger et al., unpubl. data).

No relationship between pupillary diameter and oscillations was found (correlation coefficient 0.18). The aim of the study was to answer the question whether patients with AD show a wider pupillary dilatation after application of the antagonist of acetylcholine transmission, tropicamide, and whether these patients show central nervous deactivation as indicated by Fourier analysis of pupillary oscillation. Our assumption was that central deactivation is characterized by low amplitudes in the low-frequency bands 0.0–0.2 and 0.21–0.4 Hz and higher amplitudes in the high-frequency bands 0.61–0.8 and 0.8 –1.00 Hz. Furthermore, we tried to find differences between Alzheimer patients and healthy controls in these particular frequency bands, especially in the low frequencies.

Method

Description of the Patients

Twenty-nine patients with AD (12 males and 17 females) aged between 55 and 85 years participated in the study. Their results were compared to those of 29 normal controls between 56 and 85 years (12 males and 17 females). The patients suffered from a mild-to-moderate form of AD (Cella media index 3.19) and showed mild-to-moderate cognitive deficits (Mini Mental Status 18.75) [8]. The patients were not taking any acetylcholinesterase inhibitors or sympathicomimetic drugs that might influence the measurement of the pupil. Informed consent was obtained after the procedures had been fully explained.

Pupillometry and Fourier Analysis

The patients were investigated by means of a computer-assisted TV pupillometer 1050 of the Whittaker corporation. For ‚static' measurement, the subject had to adapt for 3 min to the illumination (160 Lux) of a sound-attenuated room measuring 3 × 4 m. The pupillometric technique consisted of positioning the subject's head comfortably on a chin rest and forehead rest with his/her gaze directed at a black dot positioned 1.6 m in front of the eye. The subject was then instructed to fix the dot, on the one hand to avoid accommodation, on the other to ensure a precise recording of the pupil. We used a distance of 1.6 m, because the fixation of a nearer dot (16 cm) causes a smaller pupil than a fixation point at a greater distance (1.6 m). Subsequent to the adaptation and adjustment of the pupillometer, the computer-assisted measurement lasted for 25.6 s. Afterwards, mean pupillary diameter and standard deviations were computed.

Recently, we tried to determine central activation by means of Fourier analysis of pupillary oscillations. We analyzed pupillary oscillations during the recording period of static pupillometry [9, 10] which lasted 25.6 s. A sampling frequency of 40 Hz was used. Before Fourier analysis, blinks have to be identified and eliminated by means of a new technique: each value is compared to the subsequent one, and the difference between them is calculated. A difference of more than 0.2 mm is considered the beginning of an eye blink artifact. This procedure is repeated until the difference again lies below the threshold of 0.2 mm. The two values marking the start and the end of the blink have to be linked, whereby the blink is eliminated (Fig. 1). Using Fourier analysis, the spectrum was arbitrarily divided into five frequency bands (0.0–0.2, 0.21–0,4, 0.41–0.6, 0.61-0.8, 0.81–1.0 Hz). For reasons of data reduction, the frequency of 0–1 Hz was used: 5 × 5 values. Moreover, we found that frequencies above 1 Hz could not be differentiated from noise. We were also interested in the total spectrum (activation/deactivation).

Study Design

The pupillary diameters (left eye) of both patients and normal controls were measured six times. The first measurement provided the baseline value. In the 4th min, the patient group and the healthy controls received by topical application 0.01% tropicamide solution which was instilled into the left eye, while an isotonic sodium chloride solution was dropped into the right eye.

The second measurement was taken 20 min after the first, and measurements four to six were taken at 20-min intervals. Measurement times were: 0 (baseline), 20, 40, 60, 80, and 100 min. At these times, each measured value is the mean value

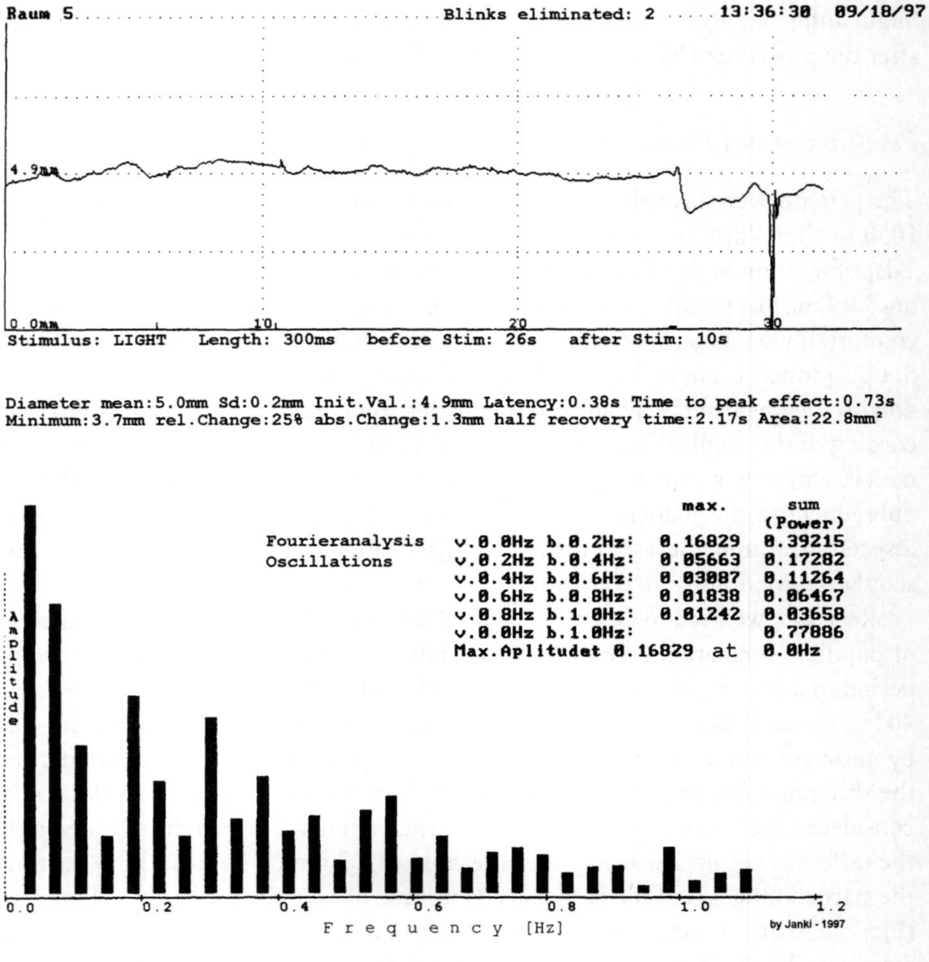

Fig. 1. A new technique for identification and elimination of blinks

of 40 scourments per second of the left eye. Fourier analysis of pupillary oscillations was carried out at the times previously mentioned. Pupillary measurements were carried out in the morning at the Section of Clinical Psychodiagnostics, Department of Psychiatry, University of Vienna. The investigation lasted 90 min. Furthermore, Mini Mental State scores of the Alzheimer patients were obtained before the experiment.

Statistical Analysis

For statistical data analysis, 3-way ANOVA (probands, time, group), the Newman-Keuls test (for comparison of pupillary dilatation between time points and between

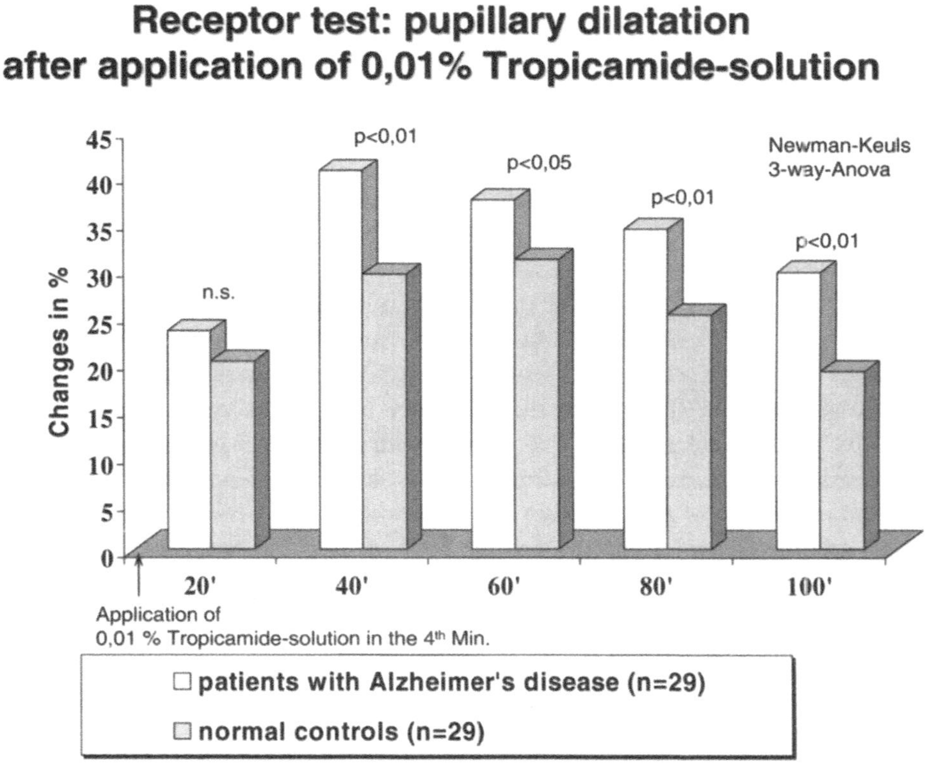

Fig. 2. Receptor test: pupillary dilatation after application of 0.01% tropicamide solution. Relative changes of pupillary diameter as percent of baseline values (ordinate) across time (abscissa). After 40 min. Alzheimer patients revealed the largest relative change in pupillary diameter

patients and controls at each time and pupillary oscillations) and discriminant analysis (pupillary diameter and pupillary oscillations) for distinction between Alzheimer patients and normal controls were used [11, 12]. Furthermore, the Pearson correlations were obtained between the Mini Mental State score and pupillary dilatation within the patient group.

Results

The patient group as well as the normal controls showed a pupillary dilatation after the application of tropicamide. Using the Newman-Keuls test, the changes in pupillary diameters of Alzheimer patients and normal controls differed significantly in the 40th, 60th and 80th min ($p < 0.01$, $p < 0.05$, $p < 0.05$). Patients with AD showed larger changes than healthy controls as compared to baseline (Fig. 2).

In the 40th min, the Alzheimer group showed a pupillary dilatation of 41.57%, that of normal controls was 28.5% as compared to their baseline value.

Concerning basic activation as measured by means of Fourier analysis of pupillary oscillations (sum of frequency bands = power), a very interesting result was observed. The marked deactivation of Alzheimer patients remained constant at all times of measurement (fig. 3). Regarding the frequency bands of Fourier analysis of pupillary oscillations, significant differences concerning amplitudes were found by means of the Newman-Keuls test (table 1).

At baseline, Alzheimer patients differed significantly from healthy normals in the frequency bands of 0.0–0.2 Hz ($p < 0.01$), 0.21–0.4 Hz ($p < 00.01$), 0.61–0,8 Hz ($p < 0.05$) and 0.0–1 Hz ($p < 0.01$). The patients with AD showed lower amplitudes. After 20 min, Alzheimer patients differed from healthy controls only in the frequency band of 0.21–0.4 Hz ($p < 00.05$), while after 40 min, significant differences between Alzheimer patients and healthy controls were found in the five frequency bands as well as in the sum of the frequency bands (power, $p < 0.01$, $p < 0.01$, $p < 0.05$, $p < 0.05$ and $p < 0.01$). The patients with AD were characterized by lower amplitudes as compared to the normal controls. In the frequency band of 0.0–0.20 Hz and in the sum of the frequency bands, the differences between Alzheimer patients and the control group reached the level of statistical significance ($p < 0.01$,

Table 1. Psychopathological pupillary oscillations hypothesis: receptor test: application of 0.01% tropicamide solution: basic activation in patients with AD as compared to healthy normals: frequency bands resulting from Fourier analysis of pupillary oscillations

Pupillary oscillations	Point of time					
	0 min	20 min	40 min	60 min	80 min	100 min
0.0–0.2 Hz						
AD	0.20**	0.28	0.25**	0.27	0.25**	0.24**
Normal	0.32	0.33	0.36	0.32	0.36	0.35
0.2–0.4 Hz						
AD	0.11**	0.12*	0.12**	0.11*	0.13	0.11**
Normal	0.15	0.14	0.16	0.14	0.14	0.15
0.4–0.6 Hz						
AD	0.07	0.08	0.07**	0.08	0.07	0.08*
Normal	0.09	0.09	0.11	0.08	0.09	0.11
0.6–0.8 Hz						
AD	0.05*	0.06	0.05*	0.06	0.06	0.05
Normal	0.08	0.06	0.07	0.06	0.06	0.07
0.8–1.0 Hz						
AD	0.05	0.06	0.05*	0.06	0.06	0.06
Normal	0.07	0.07	0.08	0.07	0.07	0.08
0.0–1.0 Hz						
AD	0.48**	0.56	0.50**	0.54	0.50**	0.47**
Normal	0.68	0.67	0.78	0.66	0.71	0.83

Tropicamide solution (0,01%) was applied at 4 min. Patients with AD n = 29; healthy normals n = 29.
*$p < 0.05$; **$p < 0.01$ (3-way ANOVA, Newmann-Keuls test)

Psychophysiologische Diagnostik / Pupillometrie - Rezeptortest
Univ.Prof.Dr.Josef Grünberger

Datum: __________

Namen: ______________________ Geb.Datum: __________ Geschl.: ☐ M ☐ W

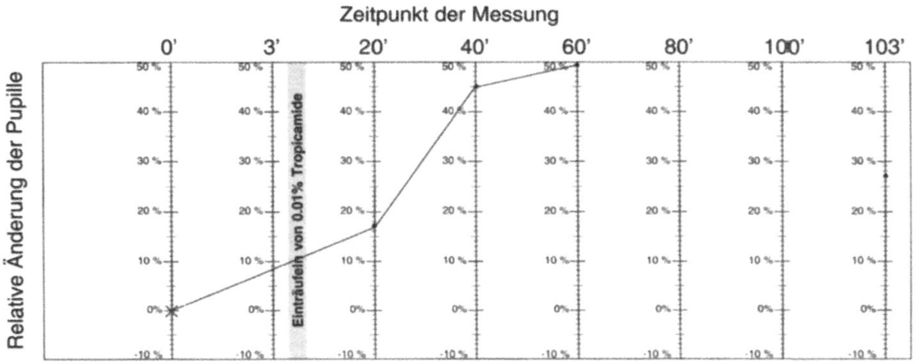

	0'	3'	20'	40'	60'	80'	100'	103'
Durchmesser:	2,2 mm	___ mm	2,8 mm	3,2 mm	3,3 mm	___ mm	___ mm	___m
relative Änderung:		___%	17,2 %	45,4%	50,0 %	___ %	___ %	___
Fourieranalyse 0.0-1.0 Hz:	0,6	___	0,3	0,5	0,3	___	___	___

Mangel an Acethylcholin: (rel. Änderung der Pup.)	☐ sehr schwach < 1%	☐ schwach 1% - 15%	☐ normal 16% - 20%	☐ stark 21% - 30%	☒ sehr stark >31%
Aktivierung: (Fourieranalyse der Pupillenoszillationen)	☐ sehr schwach < 0,3	☒ schwach 0,3 - 0,5	☐ normal 0,6 - 0,9	☐ stark 1,0 - 1,3	☐ sehr stark >1,4

Bemerkung: ______________________ Glättungen = _____

Diagnose

MMS	Mini-Mental-State ☐ normal bis leicht	30 - 24	HACH	Hachinski ☐ Alzheimer Demenz	1 - 4
	☐ mittel	23 - 17		☐ Mix Demenz	5 - 6
	☐ schwer	16 - 0		☐ Vaskuläre Demenz	7 - 15
GDS	Global Deterioration Scale ☐ leicht	1 - 2	CMI	Cella Media Index ☐ normal	> 3.7
	☐ mäßig	3 - 4		☐ leicht	3.6 - 3.2
	☐ schwer	5 - 6		☐ schwer	3.1 - 2.6

Bemerkung: ______________________

Auswertungsblatt eines an Alzheimer erkrankten Patienten

Table 2. Classification results of discriminant analysis regarding pupillary diameters and pupillary oscillations (frequency band 0.0–1.0 Hz)

Actual group	Number	Predicted group membership	
		AD	normal controls
AD	29	25 (86,2%)	4 (13,8%)
Normal controls	29	4 (13,8%)	25 (86,2%)

Percent of ‚grouped' cases correctly classified: 86.21%; prior probability for each group: 50.00%; Wilks' lambda 0.452; χ^2 41.592: Significance p = 0.000
Variables filtered by means of discriminant analysis; Pupillary diameter: 0, 40, 60, 80, 100 min; Pupillary oscillations: 0.100 min

$p < 0$ 0.01) after 80 min. In the 100th min, Alzheimer patients and normal controls showed significant differences in the frequency bands of 0.0–0.2 Hz, 0.21–0.4 Hz, 0.41–0.6 Hz as well as in the sum of the frequency bands ($p < 0.01$, $p < 0.01$, $p < 0.05$ and $p < 0.01$). Alzheimer patients demonstrated lower amplitudes.

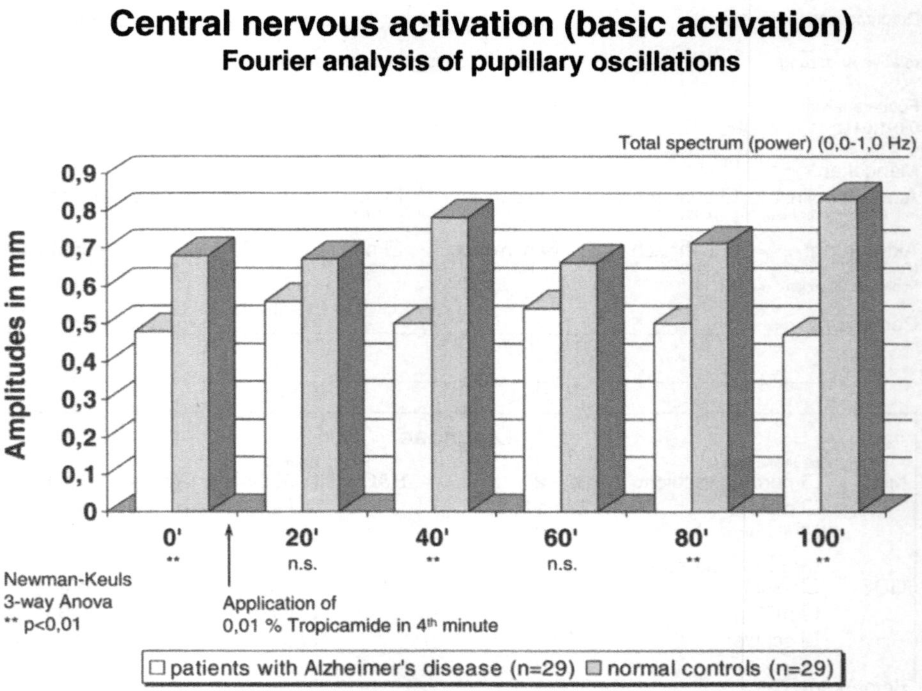

Fig. 3. Central nervous activation (basic activation) as measured by means of Fourier analysis of pupillary oscillations. Time = abscissa. Power (total spectrum) = ordinate. The Alzheimer patients demonstrated a pronounced deactivation which remained constant at all times of measurement

By means of discriminant analysis of pupillary diameter and pupillary oscillations (frequency band of 0.00–1.0 Hz), 86.21% were predicted to be Alzheimer patients, 86,21% to be normal controls.

Of the grouped cases, 86,21% were correctly classified, while the prior probability for each group was 50,00% (Wilks' lambda 0,452, χ^2 41.592, significance p = 0.0000) (table 2).

Discussion

After application of tropicamide, the Alzheimer patients whose initial pupillary diameters had been smaller than that of normal controls, probably due to lower sympathetic input, revealed a larger relative change of pupillary diameter than the healthy controls. Although we obtained only a slight correlation of $r = -0.3$ between the Mini Mental State score and pupillary dilatations in the Alzheimer patients, it points in the right direction. Francis et al. [13] found a severe deficiency in acetylcholine synthesis which correlated with the rating of dementia. In contrast to Scinto et al. [14], we demonstrated that a more marked response to an antagonist of acetylcholine than in controls was found not only in Alzheimer patients, but also in patients with multiple sclerosis (31,9%). Healthy controls showed only a dilatation of 16,5% [15]. Cognitive deficits in patients with multiple sclerosis are probably related to plaques in the corpus callosum and decreased levels of acetylcholine. Cholinergic innervation is prominent in the eye, and the function of acetylcholine as the parasympathetic neurotransmitter at the iris and ciliary body is well established. The muscarinic acetylcholine receptors on the smooth muscle of the iris interact with cholinergic agonists in a way comparable to extraocular tissues [16]. In animal models, diminished cholinergic input to the anterior segment of the eye results in supersensitivity to miotic effects of the cholinergic agonist pilocarpine [17]. This effect can be reversed by tropicamide, a muscarinic antagonist which is used as a mydriatic agent. If there is a decreased cholinergic input, the receptor sensitivity for agonists as well as for antagonists increases.

Concerning Fourier analysis of pupillary oscillations, the subsequent findings were obtained: basic activation remained constant at all times of measurement. The patients with AD were markedly deactivated. Especially in the low-frequency bands of 0.0–0.2 Hz, 0.2–0.4 Hz and 0.41–0.6 Hz, differences between the patient group and normal controls were obtained. For central deactivation, we expected lower amplitudes for low-frequency bands and higher amplitudes for high-frequency bands. In contrast to our assumption, Alzheimer patients only showed lower amplitudes in the low-frequency bands.

Concerning the underlying mechanism causing oscillations, the following assumption can be made: the iris tries to keep the light intensity on the retina as constant as possible by changing its size (oscillations!). Frequency and amplitude of oscillations are modulated corticodiencephalically. However, the precise cause of oscillations is still unknown. Some authors [18, 19] found a relationship between pupillary oscillations and alertness, drowsiness and sleep in unmedicated subjects.

Furthermore, 40 min after the application of tropicamide, a considerable central nervous deactivation was found in the patient group, while at this time, the pupillary diameter reached its maximum change. These findings support our observation that there is no relationship between pupillary diameter and pupillary oscillations. In previous studies not yet published, several factor analyses of pupillometric data were carried out, and we obtained a consistent result: the variable, pupillary oscillations' showed high loadings for the first factor (0.75–0.96), while the variable ,pupillary diameter' was defined with a loading of 0.95 for another factor. Furthermore, no significant correlations between pupillary diameter and the sum of the frequency bands (power) were obtained (Alzheimer patients: $r = 0.182$ n.s., healthy controls: $r = 0.340$ n.s.)

By means of discriminant analysis, we demonstrated that pupillary diameter and pupillary oscillations are useful variables for the distinction between Alzheimer patients and normal controls.

References

[1] Scinto LFM, Daffner KR, Dressler D, Rentz D, Ransil BI, Potter H (1995) Hypersensitive pupillary dilatation to a cholinergic antagonist as a diagnostic test for Alzheimer's disease. In: Igbal K, Mortimer JA, Wiesniewski HH: Research Advances in Alzheimer's disease and related disorders. Wiley, New York, pp 161–172

[2] Löwenstein O, Feinberg R, Löwenfeld E (1963) Pupillary movements during acute and chronic fatigue. A new test for the objective evaluation of tiredness. Invest Ophthalmol 2: 138–157

[3] Grünberger J, Linzmayer L, Grünberger M, Saletu B (1994) Eine neue Methode zur Messung der zentralen Aktivierung: Fourier Analyse der Pupillenoszillationen bei depressiven Patienten.Wien Klin Wochenschr 106: 164–170

[4] Schandry R (1981) Psychophysiologie. Körperliche Indikatoren menschlichen Verhaltens. Urban & Schwarzenberg, München

[5] Wilhelm H (1991) Pupillenoszillationen und Pupillenstörungen. Kohlhammer, Köln

[6] Saletu-Zyhlarz G, Saletu B, Anderer P, Brandstätter N, Frey R, Gruber G, Klösch G, Mandl M, Grünberger J, Linzmayer L (1997) Nonorganic insomnia in generalized anxiety disorder. I. Controlled studies on sleep, awakening and daytime vigilance utilizing polysomnography and EEG mapping. Neuropsychobiology 36: 117–129

[7] Saletu B, Saletu-Zyhlarz G, Anderer P, Brandstätter N, Frey R, Gruber G, Klösch G, Mandl M, Grünberger J, Linzmayer L (1997) Nonorganic insomnia in generalized anxiety disorder: II. Comparative studies on sleep, awakening, daytime vigilance and anxiety under lorazepam plus diphenhydramine (Somnium R) versus lorazepam alone, utilizing clinical, polysomnographic and EEG mapping methods. Neuropsychobiology 36: 130–152

[8] Folstein MF, Fostein SE, Mc Hugh RP (1990) Deutsche Bearbeitung: Kessler J, Markowitsch HJ, Denzler P: Mini-Mental-Status-Test (MMST). Beltz, Weinheim

[9] Grünberger J, Linzmayer L, Grünberger M, Saletu B (1992) Pupillometry in clinical psychophysiological diagnostics: Methodology and proposals for application in psychiatry. Isr J Psychiatry Relat Sci 29: 100–113

[10] Grünberger J, Linzmayer L, Wytek R, Grünberger M (1996) Die kognitive Pupillenoszillationshypothese bei Patienten mit neurotischen Persönlichkeitsstörungen und organischem Psychosyndrom. Wien Klin Wochenschr 108: 69–74

[11] Sachs L (1972) Statistische Auswertungsmethoden. Springer, Berlin
[12] Fährmeir L, Häußler W, Tutz G (1984) Diskriminanzanalyse in multivariate statistische Verfahren. Berlin, Walter de Gruyter
[13] Francis PT, Sims NR, Procter AW, Bowen DM (1993) Corticalpyramidal neurone loss may cause glutaminergic hypoactivity and cognitive impairment Alzheimer's disease: Investigative and therapeutic perspectives. J Neurochem 60: 1589–1604
[14] Scinto LFM, Daffner KR, Dressler D, Ransil BI, Rentz D, Weintraub S. Mesulam M, Potter H (1994) A potential noninvasive neurobiological test for Alzheimer's disease. Science 266: 1051–1054
[15] Grünberger J, Linzmayer L, Majda EM, Reitner A, Walter H (1996) Pupillary dilatation test and Fourier analysis of pupillary oscillations on patients with multiple sclerosis. Eur Arch Psychiatry Clin Neurosci 246: 209–212
[16] Sastry BV (1985) Cholinergic systems and multiple cholinergic receptors in ocular tissues. J Ocul Pharmacol 1: 201–226
[17] Colasanti BK (1987) Autonomic drug effect after chronic lowering of ocular cholinergic input. I. Pupillary responses. J Ocul Pharmacol 3: 23–29
[18] Yoss RE, Moyer NJ, Hollenhorst RW (1980) Pupil size and spontaneous pupillary waves associated with alertness, drowsiness and sleep. Neurology 10: 545–554
[19] Korczyn AD (1987) The pupil and vigilance. Funct Neurol 2: 539–544

Summary

Memory loss and severe cognitive deficits in Alzheimer patients are supposed to be related to a reduction of acetylcholine as well as to central nervous deactivation. For the investigation of cholinergic deficits and deactivation, we used computer-assisted pupillometry. Cholinergic deficits caused by a particularly severe loss of cholinergic neurons may be responsible for cognitive and mnemonic performance deficits. The control of the pupillary diameter represents a balance between cholinergic and adrenergic innervation and is influenced directly or indirectly by central and autonomic nervous system inputs. Either of these systems could be affected in Alzheimer patients. A reduced innervation of the target muscle through neuronal cell death, axon retraction, reduced release, increased reuptake of altered amounts or function of neurotransmitter receptors seems to affect the pupillary response to cholinergic antagonists in Alzheimer patients. There is, however, no relationship between pupillary diameter and central deactivation, but between central nervous activation and pupillary oscillations which reflect the physiological corticodiencephalic activity, a relationship has to be assumed. Frequencies and amplitudes of pupillary oscillations measured by means of Fourier analysis are modulated corticodiencephalically. Therefore, Alzheimer patients were compared to healthy controls with respect to their pupillary diameters and responses to an acetylcholine antagonist. Twenty-nine patients, aged between 55 and 85 years, suffering from mild to moderate Alzheimer's disease (AD) and 29 normal controls of similar age (56–85 years) participated in the study. The cholinergic receptors of the pupil were blocked by the acetylcholine antagonist tropicamide. It could be assumed that the larger the pupillary dilatation, the larger the extent of cognitive deficits. Alzheimer patients show abnormal acetylcholine neurotransmission. Changes of pupillary diameter after instillation of 1 drop of 0.01% tropicamide solution were measured and Fourier analysis of pupillary oscillations was performed. Times of measurement were: 0 (baseline), 20, 40, 60, 80, and 100 min. After 4 min tropicamide was instilled. Forty min after the instillation of tropicamide into the left eye, the Alzheimer patients showed a pronounced dilatation of 41.57%. The dilatation in normal controls was 28,5%. Fourier analysis of pupillary oscillations (sum of frequency bands = power) demonstrated a marked deactivation (low amplitudes in low-frequency bands, but in contrast to our expectations no higher amplitudes in the higher frequency bands) in patients with AD which remained constant at all times of measurement. By means of discriminant analysis of pupillary diameter and pupillary oscillations (frequency band 0.00–1Hz), 89.7% were correctly predicted to be Alzheimer patients, 89% to be normal controls.

Association of apolipoprotein and pupil response to tropicamide

Introduction

Apolipoprotein E, a ligand for low-density and very-low-density lipoprotein receptors, is crucial for cholesterol and phospholipid transport between plasma and various tissue types. Human apolipoprotein E is a genetically polymorphic protein with three common alleles, APOE2, APOE3 and APOE4. Presence and dosage of the APOE2 and APOE4 alleles have a significant impact on interindividual variation of lipid and lipoprotein levels in normal subjects [1]. APOE4 is a risk factor for the common, late-onset form of Alzheimer's disease [2] as well as for the early-onset form not associated with presenilin mutations [3]. The APOE2 allele might exert a protective action [4], [5]. In dementia of the Alzheimer type which is characterized by increasingly dysfunctional cerebral cholinergic innervation, the APOE4 allele copy number is inversely related to residual brain choline acetyltransferase activity and nicotinic acetylcholine receptor binding sites in hippocampus and temporal cortex [6].

Pupillary reactions are an acknowledged indicator of central activation in normal subjects as well as in psychiatric [7], [8] and neurological [9] disorders. Cholinergic innervation is prominent in the eye and the function of acetylcholine as the parasympathetic neurotransmitter at the iris and ciliary body is well established. The muscarinic acetylcholine receptors on the iris smooth muscle interact with cholinergic agents in a way comparable to extraocular tissues [10]. In animal models, diminished cholinergic input to the anterior segment of the eye results in hypersensitivity to the miotic effects of the cholinergic agonist, pilocarpine [11]. This effect that can be reversed by tropicamide, a muscarinic antagonist which is used as a mydriatic agent. Based on these considerations, pupil dilation response to dilute tropicamide has been proposed as a non-invasive test for Alzheimer's disease [12]. Subsequent investigations have however shown that cholinergic challenge pupillography has insufficient specificity and sensitivity to be of diagnostic value as a screening tool [13–18]. Furthermore, Japanese researchers have found tropicamide test results to correlate with APOE4 gene dosage irrespectively of clinical status [19], [20], however, published data are insufficient to decide whether developing this test system into a non-invasive screening test for APOE4 dosage could be an option. Published investigations have exclusively dealt with Japanese subjects so far. We have attempted to corroborate these findings in a Central European population.

Methods

The study population consisted of 40 subjects (17 male, 23 female; mean age 74,5 years, range, 53–93 years) from Eastern Austria who presented at a Vienna memory clinic for cognitive assessment. The sample contained 15 persons diagnosed with Alzheimer's disease according to the NINCDS-ADRDA criteria or mixed-type dementia according to the ICD-10; 6 with Pick's dementia or age-related memory disorder; and 4 with non-dementia psychiatric diagnosis such as major depression. Informed consent was obtained from patients or their caregivers, or their authorised legal representative if applicable. APOE genotyping was performed on DNA extracted from peripheral lymphocytes using a standardised line immunoassay detecting the polymerase chain reaction products generated with isotype-specific probes (INNO-LIPA ApoE, Innogenetics, Belgium). Pupil dilatation response to tropicamide was assessed with a computerised video pupillometer (Whittaker Corp., Type 1050) using a modification of the protocol proposed by Scinto et al. [12]. The subject was seated in a dimmed (160 Lux) and sound-attenuated room with the forehead and chin rested against comfortable supports and instructed to direct the gaze onto a black dot located in the line of sight at 1.6 meters distance. After a 3-minute period of adaptation, resting pupil diameter was determined separately for both eyes employing a 40 Hz sampling frequency. At minute 4, a 0.01% tropicamide solution in aqueous isotonic sodium chloride was instilled into the left eye while the right eye was sham-treated with an equal volume of vehicle. Pupillometry was repeated at 20, 40, and 60 minutes after instillation and the value obtained at 60 minutes was used as an endpoint.

Statistical analyses was carried out using the CSS:STATISTICA software packing. Parametric and non-parametric procedures were employed as appropriate (significance limit, two-tailed p = 0.05).

Results

Of the 40 subjects, 3 had APOE genotype ε 3/2; 15 were homozygous for APOE ε 3; 14 had APOE ε 4/3; 7 were homozygous for APOE ε 4; and one individual exhibited the rare ε 4/2 genotype in which putative increased risk for, and protection against, cholinergic impairment might counteract each other. Gene dosage for each for the APOE isotypes 2, 3, and 4 was not correlated with resting pupil diameter, patient age, or gender. There was also no correlation of mydriatic response to tropicamide and age (data not shown).

When response to dilute tropicamide was compared for the groups with low APOE-related risk (genotypes ε 2/3 or ε 3/3; n = 18) and high risk (genotypes ε $^{1}/_{4}$ or ε $^{4}/_{4}$; n = 21), a significant difference was observed (p = 0.017; Mann-Whitney U-Test). (The single ε $^{2}/_{4}$ case was considered to have unspecified risk, and was excluded from this particular evaluation.) A positive correlation of pupil response with APOE4 gene dosage (0, 1, or 2 copies present) was observed (p = 0.056, Kruskal-Wallis ANOVA by ranks; Fig. 1). The seven ε 4/4 subjects had a markedly heterogeneous tropicamide response, two of them exhibiting 100 percent increase in pupil diameter (the highest value observed in this study) while the remaining five individuals scored values between 16 and 45 percent, which is within the range observed for subjects without an ε 4 allele.

Discussion

Have demonstrated that the ε4 isoform of apolipoprotein E modulates mydriatic response of the pupil to a cholinergic antagonist, tropicamide, in a dose-dependent fashion, confirming recent findings by a Japanese group [19], [20] and extending them to a Caucasian population. This might be of import because conflicting observations have been made concerning the influence of iris pigmentation on tropicamide response [21], [22]. In corroboration of the Japanese data we found a correlation which was statistically significant but not early strong enough to be used as a non-invasive test with sufficient predictive power to assess the presence or absence of the ε 4 allele in a given individual.

The considerable overlap in the mydriatic response characteristics of subjects with different APOE4 status seen in our own data as well as those of Arai et al. [19] suggests that ε 4 gene dosage cannot be the only modulating factor for cholinergic hypersensitivity of the iris. The nature of such additional factors remains undefined.

Because apolipoprotein E is involved in the redistribution of cholesterol in the post-injury remodelling of myelin an neuronal membranes [23], it is of relevance in both acute and chronic neurodegeneration. After a transient ischaemic insult E-type apolipoproteins localise to degenerating neurones [24], indicating a restorative response to injury. APOE4, which differs from APOE3 by a single amino acid (Cys112 → Arg), might be deficient in these repair functions or may even exert detrimental effects, conferring increased neurodegenerative risk to individuals bearing one or two copies of the ε 4 allele [25]. This hypothesis has received strong experimental support from studies in cell cultures [26], in APOE knockout mice [27], [28], [29], and by the fact that neuronal reorganisation is severely impaired in Alzheimer patients with the ε 4 allele [30]. Clinically, ε 4 is overrepresented not only in Alzheimer's disease but also in alcoholic Wernicke-Korsakoff syndrome with global intellectual impairment [31] and in HIV-related [32] but not in vascular dementia [33]. It also adversely affects outcome of traumatic brain injury [34]. A study in Japanese centenarians has indicated that ε 2 is positively and ε 4 is negatively correlated with longevity [35].

In the earlier stages of Alzheimer's disease associated with ε 4, cognitive dysfunction progresses before brain atrophy becomes apparent by imaging techniques [36] or other clinical signs obtainable by non-invasive methods. This might correlate with a cholinergic deficit for which tropicamide pupillometry is a marker.

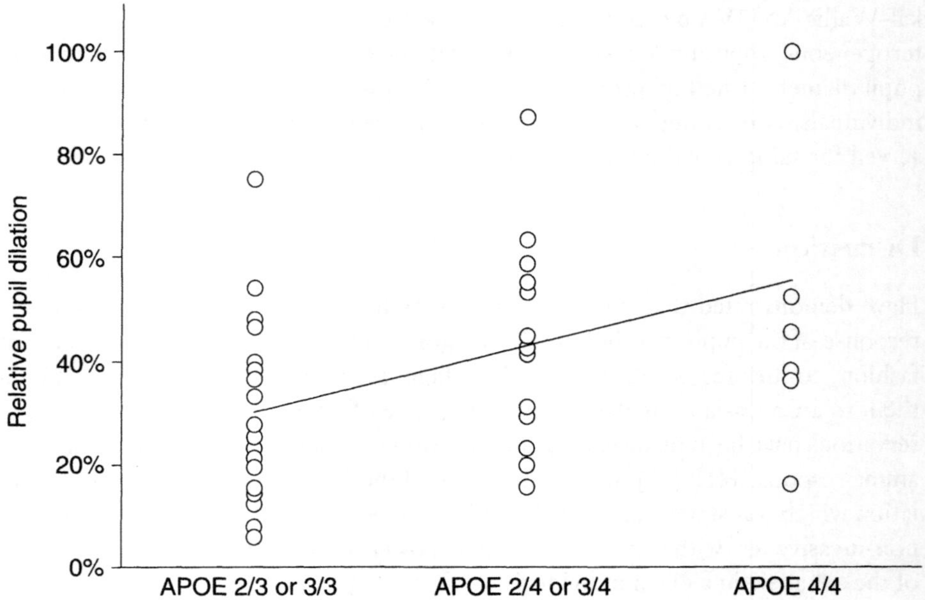

Fig. 1. Mydratic response to 0.01% tropicamide by APOE – 4 gene dosage. Regression line computed by least-squares method

Tropicamide challenge, although of insufficient power as a stand-alone test, might provide valuable additional information to support the diagnosis of probable Alzheimer's disease made by cognitive testing and anamnesis.

References

[1] Rall SC, Mahley RW (1992) The role of apolipoprotein E genetic variants in lipoprotein disorders. J Intern Med 23 l: 653–659

[2] Saunders AM, Schmader K, Breitner JC et al (1993) Apolipoprotein E 4 allele distributions in late-onset Alzheimer's disease and in other amyloid-forming diseases. The Lancet 342: 710–711

[3] Houlden H, Crook R, Backhovens H et al (1998) ApoE genotype is a risk factor in nonpresenilin early-onset Alzheimer's disease families. Am J Med Genet 81: 117–121

[4] Talbot C, Lendon C, Craddock N (1994) Protection against Alzheimer's disease with apoE 2. The Lancet: 343

[5] Benjamin R, Leake A, McArthur FK et al (1994) Protective effect of apoE 2 in Alzheimer's disease. The Lancet: 473

[6] Poirier J, Delisle MC, Quirion R et al (1995) Apolipoprotein E4 allele as predictor of cholinergic deficits and treatment outcome in Alzheimer disease. Proc Ntl Acad Sci USA 92: 12260–12264

[7] Grünberger J, Linzmayer L, Wittek R, Saletu B (1987) Factor analytic study and determination of rehabilitation of static and dynamic pupillometry in normal persons and psychopathologic groups. Wien Med Wschr 137: 135–139

[8] Grünberger J, Linzmayer L, Grünberger M, Saletu B (1992) Pupillometry in clinical psychophysiological diagnostics: methodology and proposals for application in psychiatry. Isr J Psychiatry Relat Sci 29: 100–113

[9] Grünberger J, Linzmayer L, Majda EM, Reitner A, Walter H (1996) Pupillary dilatation test and Fourier analysis of pupillary oscillations in patients with multiple sclerosis. Eur Arch Psychiatry Clin Neurosci 246: 209–212
[10] Sastry BV (1985) Cholinergic systems and multiple cholinergic receptors in ocular tissues. J Ocul Pharmacol 1: 201–226
[11] Colasanti BK (1987) Autonomic drug effects after chronic lowering of ocular cholinergic input. I Pupillary responses. J Ocul Pharmacol 3: 23–29
[12] Scinto LF, Daffner KR, Dressler D et al (1994) A potential noninvasive neurobiological test for Alzheimer's disease. Science 266: 1051
[13] Loupe DN, Newman NJ, Green RC et al (1996) Pupillary response to tropicamide in patients with Alzheimer disease. Ophthalmology 103: 495–503
[14] Treloar AJ, Assin M, Macdonald AJ (1996) Pupillary response to tropicamide as a marker for Alzheimer's disease. Br J Clin Pharmacol 41: 256–257
[15] FitzSimon JS, Waring SC, Kokmen E, McLaren JW, Brubaker RF (1997) Response of the pupil to tropicamide is not a reliable test for Alzheimer disease. Arch Neurol 54: 155–159
[16] Growdon JH, Graefe K, Tennis M, Hayden D, Schoenfeld D, Wray SH (1997) Pupil dilation to tropicamide is not specific for Alzheimer disease. Arch Neurol 54: 841–844
[17] Reitner A, Baumgartner I, Thuile C et al (1997) The mydriatic effect of tropicamide and its diagnostic use in Alzheimer's disease. Vision Re 37: 165–168
[18] Graff-Radford NR, Lin SC, Brazis PW et al (1997) Tropicamide eyedrops cannot be used for reliable diagnosis of Alzheimer's disease. Mayo Clin Proc 72: 495–504
[19] Arai H, Terajima M, Nakagawa T, Higuchi S, Mochizuke H (1996) Pupil dilatation assay by tropicamide is modulated by apolipoprotein E 4 allele dosage in Alzheimer's disease. Neuro Report 7: 918–920
[20] Higuchi S, Matsushita S, Hasegawa Y, Muramatsu T, Arai H, Hayashida M (1997) Apolipoprotein E epsilon 4 allele and pupillary response to tropicamide. Am J Psychiatry 154: 694–696
[21] Sacks B, Smith S (1989) People with Down's syndrome can be distinguished on the basis of cholinergic dysfunction. J Neurol Neurosurg Psychiatry 52: 1294–1295
[22] Dillon JR, Tyhurst CW, Yolton RL (1997) The mydriatic effect of tropicamide on light and dark irides. J Am Optom Assoc 48: 653–658
[23] Ignatius MJ, Gebicke-Härter PJ, Skene JH, Weisgraber KH, Mahley RW, Shooter EM (1986) Expression of apolipoprotein E during nerve degeneration and regeneration. Proc Natl Acad Sci USA 83: 125–129
[24] Horsburgh K, Nicoll JA (1996) Selective alterations in the cellular distribution of apolipoprotein E immunoreactivity following transient cerebral ischaemia in the rat. Neuropathol Appl Neurobiol 22: 342–349
[25] Laskowitz DT, Horsburgh K, Roses AD (1998) Apolipoprotein E and the CNS response to injury. J Cereb Blood Flow Metab 18: 465–467
[26] DeMattos SB, Curtiss LK, Williams DL (1998) A minimally lipidated form of cell-derived apolipoprotein E exhibits isoform-specific stimulation of neurite outgrowth in the absence of exogenous lipids or lipoproteins. J Biol Chem 273: 4206–4212
[27] Mahley RW, Buttini M, Raber J, Pitas RE, Mucke L (1998) Apolipoprotein E: Insights into the Pathogenesis of Alzheimer's Disease
[28] Raber J, Wong DT, Buttini M, Orth M, Bellosta S, Pitas RE, Mahley RW, Mucke L (1998) Differential effects of human apolipoprotein isoforms on spatial learning/memory and exploratory behavior revealed in apoE knockout mice
[29] Sheng H, Laskowitz DT, Bennett ER et al (1998) Apolipoprotein E isoform-specific differences in outcome from focal ischemia in transgenic mice. J Cereb Blood Flow Metab 18: 361–366
[30] Arendt T, Schindler C, Brückner MK et al (1997) Plastic neuronal remodeling is impaired in patients with Alzheimer's disease carrying apolipoprotein epsilon 4 allele. J Neurosci 17: 516–529
[31] Muramatsu T, Kato M, Matsui T et al (1997) Apolipoprotein E –4 allele distribution in Wer-

nicke-Korsakoff syndrome with or without global intellectual deficits. J Neural Transm 104: 913–920

[32] Corder EH, Robertson K, Lannfelt L et al (1998) HIV-Infected subjects with the E4 allele for APOE have excess dementia and peripheral neuropathy. Nature Medicine 4: 1182–1184

[33] Burlinson S, Burns A, Mann DM, Pickering-Brown SM, Owen F (1998) Effect of apolipoprotein E status on clinical features of dementia. Int J Geriatr Psychiatry 13: 177–185

[34] Teasdale GM, Nicoll JA, Murray G, Fiddes M (1997) Association of apolipoprotein E polymorphism with outcome after head injury. The Lancet 350: 1069–1071

[35] Hirose N, Homma S, Arai Y et al (1997) (Tokyo Centenarian Study, 4. Apolipoprotein E phenotype in Japanese centenarians living in the Tokyo Metropolitan areai). Nippon, Ronen, Igakkai, Zasshi 34: 262–272

[36] Yasuda M, Mori E, Kitagaki H et al (1998) Apolipoprotein E epsilon 4 allele and whole brain atrophy in lateonset Alzheimer's disease. Am J Psychiatry 155: 799–804

Summary

Objective: To further investigate the association, previously reported in Japanese subjects, between pupil response to the acetylcholine antagonist, tropicamide and the apolipoprotein E ε 4 allele (APOE4), a genetic risk factor for Alzheimer's disease.

Method: 40 Austrian subjects presenting at a memory clinic were assessed for pupil dilatation response to 0.01% tropicamide using video pupillometry.

Results: A direct correlation of mydriatic response with APOE4 gene dosage was observed, with a heterogeneous signal seen in patients with two APOE4copies. The difference between patients without an APOE4 allele and those who had one or two copies was statistically significant ($p = 0.017$) but not a reliable predictor for APOE4-related risk in a subject.

Conclusions: While APOE4 status was correlated with mydriatic pupil response in our Caucasian population, additional modulating factors for cholinergic hypersensitivity of the iris are likely to exist.

Rezeptortest und Aktiviertheit bei psychosomatischen Patienten

Einleitung

Cholinerge Systeme sind an wichtigen Aspekten von kognitiven Funktionen, wie Aufmerksamkeit, Lernen und Gedächtnis, unterschiedlich beteiligt. Nikotinerge cholinerge Rezeptoren finden sich in vielen Hirnregionen, die Bereiche für wichtige kognitive Funktionen umfassen, wie Hippokampus und frontaler Kortex. Während nikotinerge Agonisten die Aufmerksamkeit, das Lernen und Gedächtnis verbessern können, verursachen Antagonisten Defizite. An den kognitiven Defiziten scheinen 3 Gebiete, die noch weiter untersucht werden müssen, beteiligt:

1. Hippokampus, präfrontaler Kortex und dopaminerge Kerne im Mittelhirn
2. nikotinerge Rezeptor-Untereinheiten, die Alpha- und Beta-Untereinheiten beinhalten
3. nikotinerge Interaktionen mit anderen Transmittersystemen: muskarinerge, Acetylcholin, dopaminerge, serotoninerge, usw. [8].

Wir haben bei Patienten mit multipler Sklerose, Alkoholabhängigkeit und Alzheimer-Demenz versucht, die cholinergen Defizite mit Hilfe des Rezeptortests, der auf einer Pupillendilatation basiert, die durch den cholinergen Antagonisten Tropicamid verursacht wird, indem er die cholinergen Rezeptoren im menschlichen Sphinktermuskel der Pupille blockiert, zu bestimmen. Unsere Annahme dabei war, je größer die Pupillenerweiterung, desto stärker die Ausdehnung kognitiver Defizite, die mit cholinergem Mangel in Beziehung stehen [4, 7, 13]. Weiters untersuchten wir die kortikale Aktiviertheit. Da die Pupillenoszillationen die zentrale Aktiviertheit (unspezifische kortikale Aktiviertheit) widerspiegeln [9], stellt die Fourieranalyse der Pupillenoszillationen eine objektive und quantitative Methode zur Messung der zentralen Aktiviertheit dar [3].

Ziel der vorliegenden Untersuchung war es, die Fragen zu beantworten, ob bei Patienten, die an einer psychosomatischen Station aufgenommen wurden und bei denen kognitive Defizite nicht anzunehmen sind, nach Applikation von Tropicamid, einem Antagonisten der Acetylcholintransmission, eine stärkere Pupillenerweiterung zeigen und ob es nach 6-wöchiger stationärer Therapie zu einer Verminderung der Pupillenweite kommt. Darüber hinaus sollte die zentralnervöse Aktiviertheit mit Hilfe der Fourieranalyse der Pupillenoszillationen erfasst werden, wobei wir annehmen, dass erhöhte Aktiviertheit durch höhere Amplituden in den langsamen Frequenzbändern (0,0–0,2 und 0,21–0,4 Hz) und niedrigere

Amplituden in den schnellen Frequenzbändern (0,61–0,8 und 0,81–1 Hz) charakterisiert ist.

Methode

Beschreibung der Patienten

24 Patienten der psychosomatischen Station der Universitätsklinik für Psychiatrie Wien (Essstörungen, Somatisierungsstörungen, somatoforme Störungen) wurden zu Behandlungsbeginn und nach 6-wöchiger psychotherapeutischer Behandlung pupillometrisch (Rezeptortest und Fourieranalyse der Pupillenoszillationen) untersucht. Die Patienten nahmen keine Acetylcholinesterasehemmer oder sympathicomimetische Medikamente, die die Pupillenmessung beeinflussen könnten.

Pupillometrie und Fourieranalyse

Die Patienten wurden mit Hilfe eines computerunterstützten TV-Pupillometers 1050 der Whittaker Corporation untersucht. Für die „statische Messung" hatten sich die Patienten 3 Minuten lang an die Beleuchtung (160 Lux) eines geräuschgedämmten Raumes im Ausmaß von 3 × 4 m zu adaptieren. Danach mussten sie den Kopf auf der Kinn- und Stirnstütze des Pupillometers möglichst angenehm positionieren und einen schwarzen Punkt, der 1,6 m vom Auge entfernt angebracht war, fixieren, um Akkommodation zu vermeiden. Diese Distanz wurde verwendet, da ein näherer Fixationspunkt (16 cm) einen kleineren Pupillendurchmesser verursacht. Nach der Adaptation und Adjustierung des Pupillometers erfolgte die 25,6 Sekunden dauernde computerunterstützte Messung der Pupille des linken Auges. Danach wurden Pupillendurchmesser und Standardabweichung berechnet. Die zentralnervöse Aktiviertheit wurde mit Hilfe der Fourieranalyse der Pupillenoszillationen gemessen. Die Pupillenoszillationen während der Aufnahmeperiode der „statischen Messung" (25,6 sec) wurden einer Analyse unterzogen [2]. Die Sampling-Frequenz betrug 40 Hz. Vor Berechnung der Fourieranalyse mussten mit Hilfe einer neuen Technik Blinks identifiziert und eliminiert werden, wobei jeder Wert mit dem folgenden verglichen und die Differenz berechnet wurde. Eine Differenz von mehr als 0,2 mm wird als Beginn eines „Blink-Artefakts" betrachtet. Dieses Procedere wird so lange wiederholt, bis die Differenz wieder unter der Schwelle von 0,2 mm liegt. Die beiden Werte, die den Beginn und das Ende des Blinks anzeigen, müssen verbunden werden, wobei der Blink eliminiert wird. Das mit Hilfe der Fourieranalyse erhaltene Spektrum wurde willkürlich in 5 Frequenzbänder geteilt (0,0–0,2; 0,21–0,4; 0,41–0,6; 0,61–0,8; 0,81–1 Hz). Aus Gründen der Datenreduktion wurde die Frequenz von 0,0–1 Hz verwendet: 5 × 5 Werte. Darüber hinaus konnten wir feststellen, dass Frequenzen über 1 Hz nicht vom Rauschen zu unterscheiden sind. Weiters interessierte uns das Gesamtspektrum (Summe der Frequenzbänder).

Design

Der Pupillendurchmesser (linkes Auge) der Patienten wurde 6x gemessen. In der 4. Minute erhielten die Patienten mittels topischer Applikation einen Tropfen 1%iger Tropicamidlösung, der in das linke Auge instilliert wurde, während eine isotone Kochsalzlösung in das rechte Auge geträufelt wurde. Die zweite Messung erfolgte 20 Minuten nach der ersten, die vierte, fünfte und sechste Messung wurde in 20-minütigen Intervallen durchgeführt. Die Messzeitpunkte waren 0 (baseline), 20, 40, 60, 80 und 100 Minuten. Zu diesen Zeitpunkten ist jeder gemessene Wert der Mittelwert von 40 Einzelmessungen/sec. Die Pupillenmessungen wurden am Vormittag im Bereich für Klinische Psychodiagnostik der Universitätsklinik für Psychiatrie Wien durchgeführt.

Statistische Analyse

Für die statistische Datenanalyse wurden der multiple Wilcoxon-Test (Friedmann), die 3-Weg-Varianzanalyse und der Newman Keuls Test herangezogen [10].

Ergebnisse

Bei der Erstuntersuchung kam es nach Applikation von Tropicamid in der 40. Minute zur maximalen Pupillenerweiterung, die bis zur 80. Minute zu beobachten war und zu diesem Zeitpunkt auch Signifikanzniveau ($p < 0,05$, multipler Wilcoxon) erreichte. Danach kam es wieder zu einer Abnahme des Pupillendurchmessers, die sich jedoch vom Ausgangswert nicht signifikant unterschied (Abb. 1). Die in der 40. Minute fassbare Erweiterung betrug 11,39%. Nach 6-wöchiger Therapie waren von der Ausgangsmessung (Messzeitpunkt 0) bis zur 100. Minute kleinere Pupillendurchmesser zu beobachten als bei der Erstuntersuchung. Von der 0. bis zur 40. Minute, in der die maximale Erweiterung festzustellen war (15%), kam es zu einer Zunahme der Pupillenweite. Danach zeigte sich bis zur 100. Minute ein Abfall. Signifikante Unterschiede zum Ausgangswert konnten mit dem multiplen Wilcoxon-Test nicht erhoben werden (Abb. 1). Zur statistischen Auswertung der Fourieranalyse der Pupillenoszillationen wurde das Frequenzband 0,0–0,2 Hz sowie die Power (Summe aller Frequenzbänder: 0–1 Hz) herangezogen. Die Veränderungswerte der Amplituden zeigten im Frequenzband 0,0–0,2 Hz bei der Erstmessung eine Abnahme. Lediglich in der 40. Minute war eine leichte Zunahme festzustellen. Bei der Zweituntersuchung fand sich ebenfalls eine Abnahme der Veränderungswerte der Amplituden, wobei diese Abnahme in der 80. und 100. Minute auf dem 5%-Niveau signifikant war ($p < 0,05$, Newman Keuls Test) (Abb. 2).

Ein ähnliches Bild bot sich bei Betrachtung der Veränderungswerte der Amplituden in der Power vor und nach 6-wöchiger Behandlung. Signifikante Unterschiede konnten jedoch nicht gefunden werden (3-Weg Varianzanalyse) (Abb. 3).

Rezeptorentest: Veränderungen der Pupillenweite *(vegetative Aktivierung)* bei n=21 psychosomatischen Patienten vor und nach einer 6-wöchigen stationären psychotherapeuthischen Behandlung

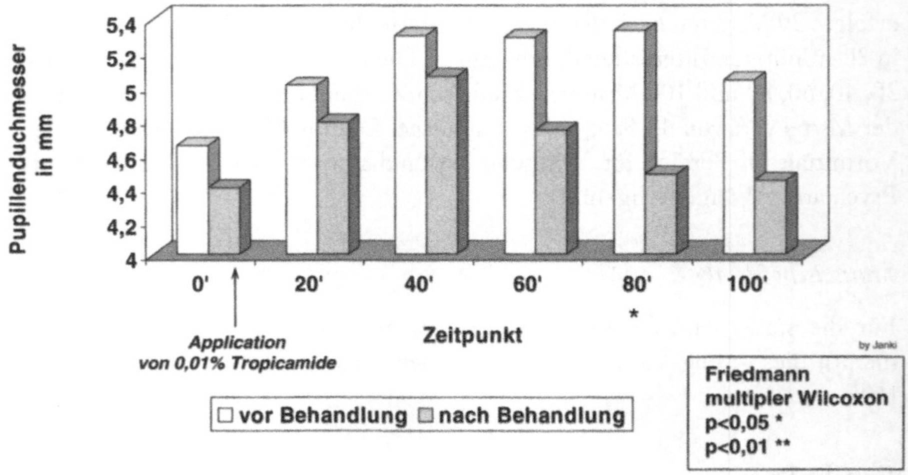

Abb. 1.

Rezeptorentest: Fourieranalyse der Pupillenoszillationen - *zentrale Aktivierung* bei n=21 psychosomatischen Patienten vor und nach einer 6-wöchigen stationären psychotherapeuthischen Behandlung im Vergleich zum Ausgangswert

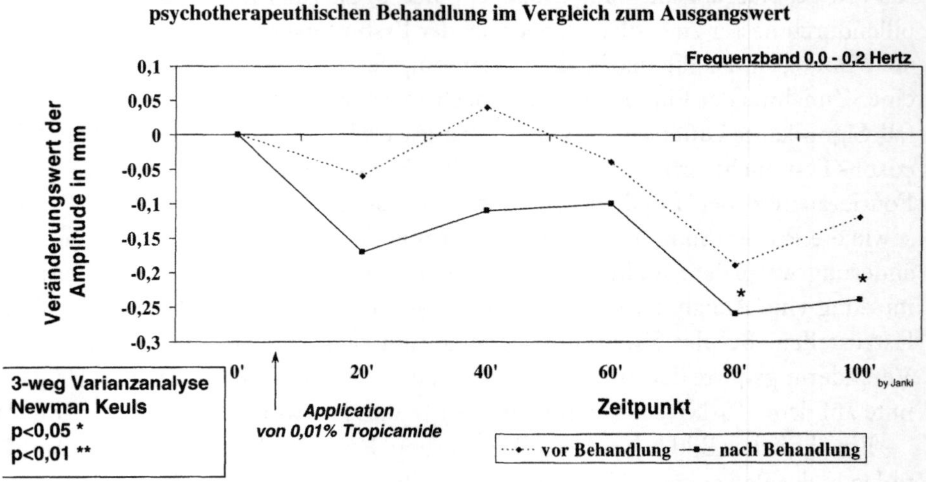

Abb. 2.

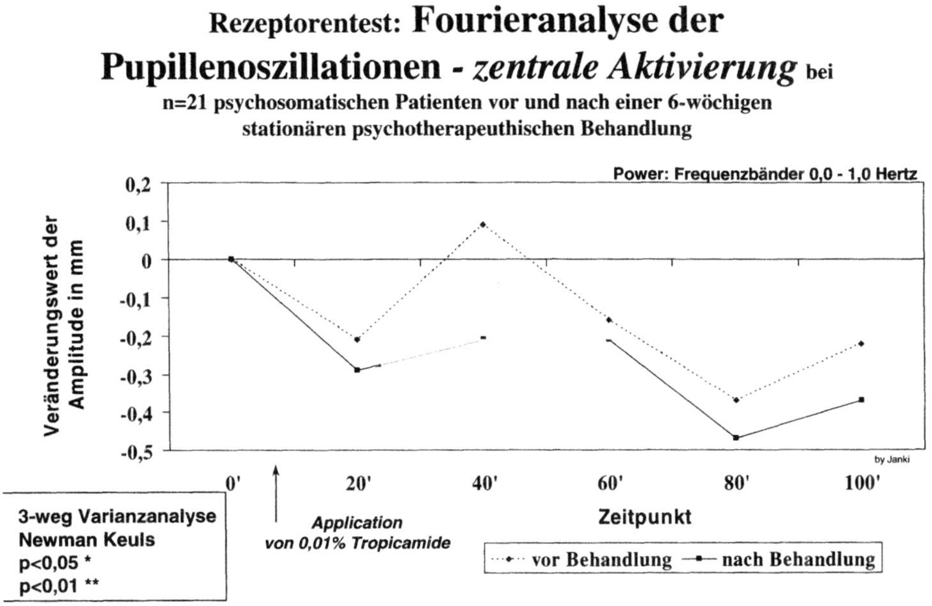

Abb. 3.

Diskussion

Die maximale Pupillenerweiterung von 10–15% nach Einträufeln der Tropicamidlösung spricht erwartungsgemäß gegen das Vorliegen eines Acetylcholindefizits, zumal wir bei Patienten mit Alzheimerscher Erkrankung oder multipler Sklerose Veränderungen von 41,57% bzw. 31,9% [13, 4] fanden. Eine gesunde Kontrollgruppe, deren Alter ähnlich dem der psychosomatischen Patienten war, zeigte dagegen nur eine Erweiterung von 16,5%. Dies unterstützt ebenfalls unsere Annahme des Fehlens eines Acetylcholindefizits bei der psychosomatischen Patientengruppe und somit auch des Fehlens einer kognitiven Beeinträchtigung.

Francis et al. [1] fanden bei Alzheimer-Patienten ein schweres Defizit in der Acetylcholinsynthese, was mit der Einschätzung der Demenz korrelierte. Bei der psychosomatischen Patientengruppe müsste dagegen eine unbeeinträchtigte Acetylcholinsynthese mit unauffälliger kognitiver Einschätzung korrelieren.

Die Pupillenweiten waren während des Beobachtungszeitraums (0–100) bei der Erstuntersuchung größer (wenn auch nicht signifikant) als bei der Zweituntersuchung. Wahrscheinlich ist hier der Behandlungseinfluss sichtbar, der eine Stabilisierung der autonomen Aktiviertheit, wie sie im Pupillendurchmesser zum Ausdruck kommt, bewirkt. Die zentralnervöse Aktiviertheit (Tabelle 1) war bei Betrachtung des Frequenzbereichs 0,0–0,2 Hz der Fourieranalyse der Pupillenoszillationen zum ersten Messzeitpunkt sowohl bei der Erst- als auch bei der Zweituntersuchung leicht erhöht. Die Amplituden in den schnellen Frequenzbereichen

Tabelle 1. „Psychopathologische Pupillenoszillationshypothese“
Zentrale Aktivierung bei n = 21 psychosomatischen Patienten vor und nach einer 6-wöchigen stationären psychotherapeutischen Behandlung
Rezeptortest: Application von 0,01% Tropicamidlösung/Basisaktivierung

Zeitpunkt Frequenzbereich	0’		20’	40’	60’	80’	100’	
0,0–0,2 Hz	0,57	Application	0,50	0,61	0,52	0,38	0,44	vor Beh.
	0,63		0,46	0,52	0,52	0,36	0,39	nach Beh.
0,2–0,4 Hz	0,22		0,20	0,28	0,21	0,18	0,21	vor Beh.
	0,22		0,19	0,20	0,19	0,15	0,17	nach Beh.
0,4–0,6 Hz	0,19		0,11	0,19	0,13	0,11	0,13	vor Beh.
	0,16		0,12	0,12	0,12	0,10	0,10	nach Beh.
0,6–0,8 Hz	0,12		0,08	0,11	0,09	0,08	0,10	vor Beh.
	0,11		0,08	0,08	0,08	0,07	0,08	nach Beh.
0,8–1,0 Hz	0,12		0,11	0,10	0,08	0,08	0,11	vor Beh.
	0,11		0,08	0,07	0,08	0,07	0,08	nach Beh.
0.0–1.0 Hz	1,19		0,99	1,28	1,03	0,82	0,97	vor Beh.
power	1,20		0,91	0,99	0,99	0,73	0,83	nach Beh.
Veränderungswerte			*–0,21*	*+0,09*	*–0,16*	*–0,37*	*–0,22*	vor Beh.
			–0,29	*–0,21*	*–0,21*	*–0,47*	*–0,37*	nach Beh.

by Janki

vor Behandlung n = 21
nach Behandlung n = 21
ONEWAY-ANOVA: [1]p < 0,05%, [2]p < 0,01%

waren niedriger. Zu den folgenden Messzeitpunkten kam es zu einer Abnahme der Aktiviertheit (Veränderungswerte der Amplituden im Frequenzbereich 0,0 bis 0,2 Hz), wobei nach 6-wöchiger Therapie durchwegs niedrigere Amplituden beobachtbar waren. Lediglich in der 40. Minute kam es bei der Erstuntersuchung zu inem Aktivierungsanstieg. Dies scheint jedoch nicht auf die Verabreichung von Tropicamid zurückzuführen sein, zumal wir feststellen konnten, dass kein Zusammenhang zwischen Pupillendurchmesser und Pupillenoszillationen besteht. Der Korrelationskoeffizienz betrug nur 0,18. Auch die Amplitudenzunahme der Power = Summe der Frequenzbänder war bei der Zweituntersuchung gegenüber der Erstuntersuchung erniedrigt, was für eine geringere Aktiviertheit spricht. Die Abnahme der Aktiviertheit über die Messzeitpunkte könnte als Ausdruck von Ermüdung gesehen werden, während die Unterschiede zwischen Erst- und Zweituntersuchung auf eine durch die Therapie bewirkte emotionale Stabilisierung, die sich in einer Abnahme der zentralnervösen Aktiviertheit widerspiegelt, zurückzuführen sind. Die Fourieranalyse der Pupillenoszillationen hat sich auch in einer anderen Untersuchung, bei der die Hypervigilität des Zentralnervensystems bestimmt wurde, als nützliches Verfahren erwiesen: Saletu et al. [11], Saletu-Zyhlarz et al. [12] konnten bei Patienten mit generalisierter Angststörung mit Hilfe von EEG-Untersuchungen zeigen, dass eine Zunahme der totalen und absoluten Power festgestellt werden konnte, die Hypervigilität im ZNS widerspiegelt. Die Power in bestimmten Frequenzbereichen des EEG korrelierte positiv mit der Power = Summe der Frequenzbereiche der Pupillenoszillationen, wie sie durch Pupillometrie gemessen wurde (Grünberger et al. unpubl.). Unabhängig vom Rezeptortest, der gegen ein Acetylcholindefizit bei der psychosomatischen Patientengruppe spricht, könnte die Fourieranalyse der Pupillenoszillationen zur Abschätzung des Therapieeinflusses bei dieser Patientengruppe herangezogen werden, zumal sie ein objektives und leicht quantifizierbares Verfahren darstellt, das einen weiteren Schritt zur Qualitätssicherung psychotherapeutischer Interventionen darstellen könnte.

Literatur

[1] Francis PT, Sims NR, Procter AW, Bowen DM (1993) Cortical pyramidal neurone loss may cause glutaminergic hypoactivity and cognitive impairment in Alzheimer's disease: Investigative and therapeutic perspectives. J Neurochem 60: 1589–1604

[2] Grünberger J, Linzmayer L, Wytek R, Grünberger M (1992) Pupillometry in clinical psychophysiological diagnostics: Methodology and proposals for application in psychiatry. Isr J Psychiatry Relat Sci 29: 100–113

[3] Grünberger J, Linzmayer L, Grünberger M, Saletu B (1994) Eine neue Methode zur Messung der zentralen Aktivierung: Fourier Analyse der Pupillenoszillationen bei depressiven Patienten. Wien Klin Wochenschr 106: 164–170

[4] Grünberger J, Linzmayer L, Wytek R, Grünberger M (1996) Die kognitive Pupillenoszillationshypothese bei Patienten mit neurotischen Persönlichkeitsstörungen und organischem Psychosyndrom. Wien Klin Wochenschr 108: 69–74

[5] Grünberger J, Linzmayer L, Majda EM, Reitner A, Walter H (1996) Pupillary dilatation test and Fourier analysis of pupillary oscillations on patients with multiple sclerosis. Eur Arch Psychiatry Clin Neurosci 246: 209–212

[6] Grünberger R, Linzmayer L, Walter H, Stöhr H, Saletu-Zyhlarz GM, Grünberger M, Lesch O (1998) Psychophysiological diagnostics in alcohol dependency: Fourier analysis of pupillary oscillations and the receptor test for determinination of cholinergic deficiency. Alcohol & Alcoholism 33/5: 541–548

[7] Grünberger J, Linzmayer L, Walter H, Rainer M, Masching A, Pezawas L, Saletu-Zyhlarz G, Stöhr H, Grünberger M (1998) Receptor test (pupillary dilatation after application of 0.01% tropicamide solution) and determination of central nervous activation (Fourier analysis of pupillary oscillations) in patients with Alzheimer's disease. Neuropsychobiology 40/1: 40–46

[8] Levin ED, Simon BB (1998) Nicotinic acetylcholine involvement in cognitive function in animals: Psychopharmacology 138/3–4: 217–230

[9] Löwenstein O, Feinberg R, Löwenfeld E (1963) Pupillary movements during acute and chronic fatigue. A new test for the objective evaluation of tiredness. Invest Ophthalmol 2: 138–157

[10] Sachs L (1972) Statistische Auswertungsmethoden. Springer, Berlin

[11] Saletu B, Saletu-Zyhlarz G, Anderer P, Brandstätter N, Frey R, Gruber G, Klösch G, Mandl M, Grünberger J, Linzmayer L (1997) Nonorganic insomnia in generalized anxiety disorder. II. Comparative studies on sleep, awakening, daytime vigilance and anxiety under lorazepam plus diphenhydramine (Somnium R) versus lorazepam alone, utilizing clinical, polysomnographic and EEG mapping methods. Neuropsychobiology 36: 130–152

[12] Saletu-Zyhlarz G, Saletu B, Anderer P, Brandstätter N, Frey R, Gruber G, Klösch G, Mandl M, Grünberger J, Linzmayer L (1997) Nonorganic insomnia in generalized anxiety disorder. I. Controlled studies on sleep, awakening and daytime vigilance utilizing polysomnography and EEG mapping. Neuropsychobiology 36: 117–129
[13] Grünberger et al (1999)

Zusammenfassung

Mit Hilfe des Rezeptortests (Pupillendilatation nach Blockade des Sphinktermuskels der Pupille durch den cholinergen Antagonisten Tropicamid) können Hinweise auf cholinerge Defizite, die mit Beeinträchtigungen kognitiver Funktionen in Beziehung stehen, gefunden werden. Die Pupillenerweiterung wird mit Hilfe der statischen Pupillometrie gemessen, die auch Aussagen über vegetative Aktiviertheit liefert. Die Fourieranalyse der Pupillenoszillationen ermöglicht die Einschätzung zentralnervöser Aktiviertheit.

An insgesamt 24 Patienten, die sich an der psychosomatischen Station der Universitätsklinik für Psychiatrie Wien einer 6-wöchigen Therapie unterzogen, wurde vor und nach der Behandlung eine pupillometrische Untersuchung durchgeführt. Es sollte die Frage beantwortet werden, ob bei dieser Patientengruppe, bei der keine kognitiven Defizite anzunehmen sind, nach Applikation von Tropicamid eine verstärkte Pupillenerweiterung auftritt. Weiters sollten die vegetative und zentralnervöse Aktiviertheit und der Einfluss einer 6-wöchigen Psychotherapie auf diese Variablen untersucht werden. Die Ergebnisse zeigten, dass erwartungsgemäß weder bei der Erst- noch bei der Zweituntersuchung cholinerge Defizite (Rezeptortest) fassbar waren. Die autonome Aktiviertheit (statische Pupillometrie) war bei der Erstuntersuchung etwas höher als bei der Zweituntersuchung, was für eine Stabilisierung der autonomen Aktiviertheit sprechen könnte. Auch eine Abnahme der zentralnervösen Aktiviertheit (Fourieranalyse der Pupillenoszillationen), die eine durch die Therapie bewirkte emotionale Stabilisierung widerspiegelt, war feststellbar.

Summary

By means of the receptor test (pupillary dilatation caused by blocking the cholinergic receptor sites of the pupillary sphincter muscle by topical application of tropicamide) cholinergic deficiencies related to deficits of cognitive function can be determined. Pupillary dilatation as well as autonomic activation are measured by static pupillometry. Central nervous activation can be assessed by Fourier analysis of pupillary oscillations.

24 patients treated at the Section of Psychosomatics, University Hospital of Psychiatry, Vienna, for 6 weeks were investigated by means of static pupillometry, including receptor test, before and after treatment. The question to be answered was

whether after topical application of tropicamide, a marked pupillary dilatation could be observed in these patients, in whom no cognitive deficits were to be expected. A further aim was to investigate autonomic and central activation as well as the influence of the 6-week therapy on these variables. Results demonstrated that, as expected, neither before nor after therapy any cholinergic deficiencies (receptor test) were found. Autonomic activation (static pupillometry) was slightly higher at the first time of measurement than after the therapeutic intervention, indicating a stabilization of vegetative activation. Moreover, a decrease in central nervous activation (Fourier analysis of pupillary oscillations), reflecting emotional stabilization caused by therapy, was found.

Kapitel 14: Vigilanz

Vigilanzmessung bei psychopathologischen Gruppen

Einleitung

Oftmals ist ein Sekundenschlaf, der aufgrund von unzureichenden Erholungsphasen und Ein-, sowie Durchschlafstörungen entsteht, ein ausschlaggebender Faktor von Unfällen im Alltag. Die verschiedenen Formen der Hypersomnien und Insomnien stellen neben einem durch Lebensstil erzeugten chronischen Schlafmangel, wichtige Ursachen des Sekundenschlafes dar. 1–2% der Bevölkerung, vor allem stark schnarchenden Männer ab dem 40. Lebensjahr, leiden an der so genannten Schlafapnoe.

Da die Diagnose der Hypersomnien sehr aufwendig ist, kann diese nur in einem Schlaflabor gestellt werden. Leider wird dieses Krankheitsbild oft zu spät erkannt, sodass die Entwicklung einer ökonomischen Früherkennungsmethode eine Notwendigkeit darstellt.

Mit der Pupillographie wurde versucht eine Messmethode, die eine extreme Ermüdung und Einschlafgefährdung sichtbar macht, zu entwickeln.

Sie wäre, wegen des geringen zeitlichen und aparativen Aufwands, eine geeignete Screeningmethode, die aber leider als Vigilanztest im europäischen Raum noch keine Verbreitung gefunden hat.

Theoretischer Hintergrund

Das spontane Verhalten der Pupillen über mehrere Minuten in Dunkelheit, bietet eine Möglichkeit zur objektiven Messung des Grades der Schläfrigkeit einer Person, da es den Grad der zentralnervösen Aktivierung widerspiegelt.

Im Wachzustand sind die Pupillen weit, da eine hohe Sympathikusaktivität vorliegt und die parasympathischen Edinger-Westphal-Kerne im Okulomotorius gehemmt werden. Im Schlaf sind die Pupillen eng.

Im Zustand der Schläfrigkeit pendelt das Zentralnervensystem zwischen Schlaf (Pupille hat Tendenz sich zu verengen) und Wachheit (Erweiterung durch Gegenregulation) und es entsteht dadurch ein Wellenphänomen als Ausdruck der wechselnden Pupillenweite.

Methodik

Mit einer infrarotempfindlichen Videokamera wird das spontane Pupillenverhalten 8 Minuten aufgezeichnet und analysiert. Um das Auge im Messbereich zu halten, wird der Kopf durch eine Kopfstütze fixiert und der Untersuchte instruiert, so wenig wie möglich zu blinzeln. Um eine Störung durch Hebung des Vigilanzniveaus zu vermeiden, sollte die Messung ohne Dialoge und in völliger Dunkelheit und Gelassenheit erfolgen. Mit einer zeitlichen Auflösung von 40 Hz wird der Pupillendurchmesser genau bestimmt.

Wir untersuchten mit dieser Methode vier unterschiedliche psychopathologische Gruppen: Depression (n = 23), Schizophrenie (n = 23), OPS (n = 20) und Bipolare Depression (n = 14).

Ergebnisse

Wie bereits erwähnt erkennt man ein hohes Vigilanzniveau an einem stabilen und gering niederfrequenten Anteile der Pupillenoszillation. Ermüdung erkennt man an der Instabilität der Pupillenweite und hohen niederfrequenten Anteilen der Pupillenoszillation (Grünberger et al.).

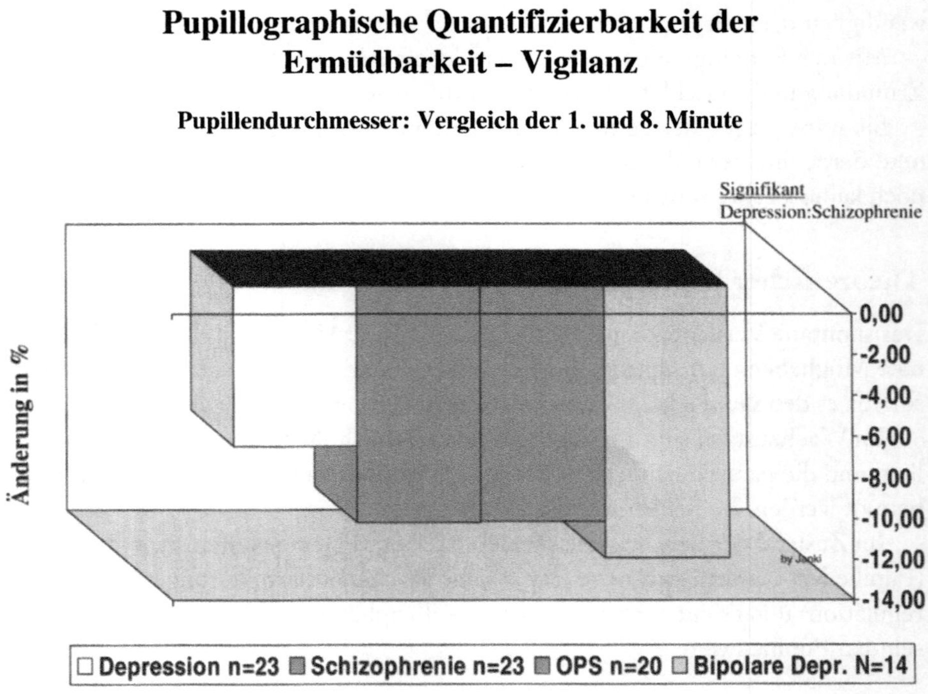

Abb. 1.

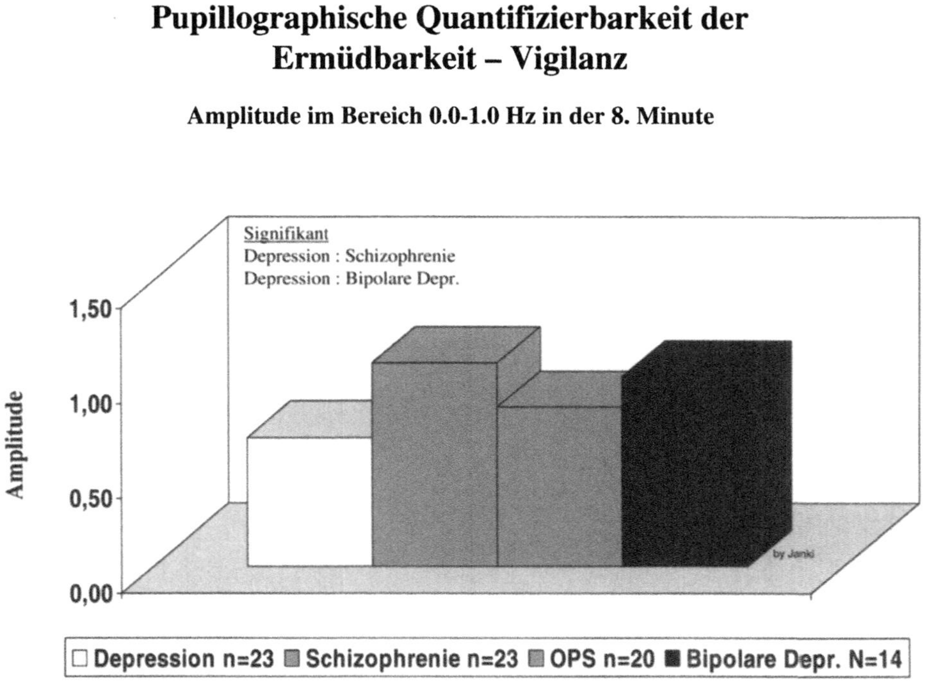

Abb. 2.

Untersuchungsergebnisse zeigen (Wilhelm et al. 1996), dass bei einem wachen, gesunden Probanden sich die Pupille im Dunkeln erweitert (Pupillenweite 7–8mm bei jungen Erwachsenen) und lange Zeit stabil bleibt. Weiters beobachtet man Pupillenoszillationen niedriger Amplitude (bis 0,3 mm), deren Frequenz um 1 Hz liegt. Beim übermüdeten Probanden treten bereits nach 2 Minuten starke Wellenphänomene auf, die so genannten fatigue waves (nach Lowenstein et al.) und die niederfrequente Pupillenoszillationen nehmen mit der fortgeschrittenen Müdigkeit stark zu, sodass ihre Amplitude bis zu mehreren Millimetern betragen kann, wobei sie im Verlauf der Messung immer langsamer werden (0,5–0,1 Hz). Auch der durchschnittliche Pupillendurchmesser ist nach 8 Minuten deutlich kleiner als zu Beginn der Messung.

Bei unserer Population untersuchten wir die Änderung des Pupillendurchmessers im Dunkeln, im Laufe von acht Minuten. Bei allen vier Gruppen konnte eine Abnahme des Durchmessers zwischen 7,8% und 13,3% beobachtet werden (Abb. 1). Ein signifikanter Unterschied (U-Test) findet sich zwischen den Gruppen Depression und Schizophrenie. Daraus lässt sich schließen, dass bei den schizophrenen Probanden die Ermüdbarkeit höher ist als bei den depressiven.

Im Weiteren wurden die vier Gruppen im Bezug auf die Amplitude der Pupillenoszillation im Frequenzbereich unter 1 Hz miteinander verglichen (Abb. 2).

Psychophysiologische Diagnostik / Pupillometrie - Vigilanzmessung
Univ.Prof.Dr.Josef Grünberger

Datum: ________

Namen: ____________________ Geb.Datum: ________ Geschl.: ☐ M ☐ W

Pupillendurchmesser

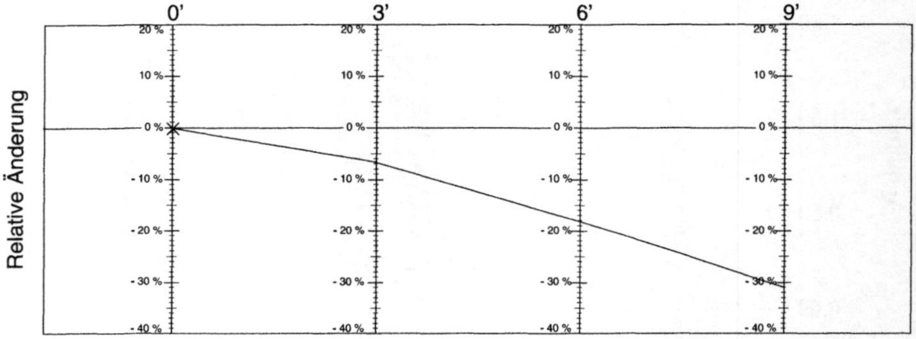

Durchmesser: 4,4 mm 4,1 mm 2,6 mm 3,0 mm

relative Änderung: -6,8 % -18,1 % -31,8 %

Amplitude der Fourieranalyse 0.0-1.0 Hz

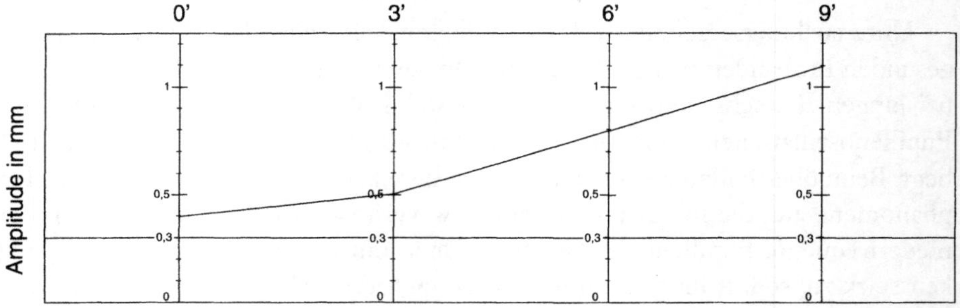

Amplitude: 0,4 mm 0,5 mm 0,8 mm 1,1 mm

relative Änderung: ___ % ___ % ___ %

Vigilanz ausgeprägt: ☐ sehr schwach ☒ schwach ☐ normal ☐ stark ☐ sehr stark

Bemerkung: ____________________ Glättungen = ____

Auswertungsblatt einer ermüdeten Testperson - reduzierte Vigilanz

Auch hier ergab sich ein signifikanter Unterschied zwischen den Gruppen Depression und Schizophrenie. Weiters unterscheiden sich signifikant Depression und Bipolare Depression.

Dieser Ansatz zur Untersuchung psychopathologischer Gruppen hat bis jetzt geringe Verbreitung gefunden. Es zeigt sich, dass im Bereich der spezifischen Sinnesphysiologie, Forschungsziele erreicht werden, um im psychopathologischen Bereich mit der Quantifizierbarkeit der Pupillometrie neue Wege zu beschreiten.

Literatur

[1] Grünberger J, Linzmayer L, Grünberger M, Saletu B (1994) Eine neue Methode zur Messung der zentralen Aktivierung. Fourieranalyse der Pupillenoszillationen bei depressiven Patienten. Wien Klin Wschr 106: 164–170

[2] Lowenstein O, Feinberg R, Loewenfeld IE (1963) Pupillary movements during acute and chronic fatigue. Invest Ophtalmol 2: 138–157

[3] Wilhelm B, Wilhlem H, Lüdtke H, Adler M, Streicher P (1996) Pupillographie zur Objektiven Vigilanzprüfung: Methodische Probleme und Lösungsansätze. Ophtalmologe 93: 446–459

Anhang

Im Bereich klinischer Psychodiagnostik entwickelte Verfahren

Unter der Leitung von Univ.-Prof. Dr. Josef Grünberger

Noopsychischer Bereich

GVG – Grünbergerscher Verbaler Gedächtnistest
Zur Erfassung der allgemeinen und der assoziativen Merkfähigkeit sowie des Zahlengedächtnisses.

AD-Test (Alphabetischer Durchstreichtest)
Zur Messung der Konzentrationsfähigkeit, der Aufmerksamkeit und der Aufmerksamkeitsvariabilität.

FM (Feinmotoriktest)
Zur Messung des Antriebs und der Zielsicherheit (Tremor).

ARG-Test (Alphabetischer Reaktionstest nach Grünberger)
Computerassistierte Form des AD-Tests.

PAULI-Test
Computerunterstützte Methode zur Erfassung der Aufmerksamkeitsbelastbarkeit, Konzentrationsfähigkeit, der Fehlerneigung bzw. Ermüdung sowie der Aufmerksamkeitsspanne.

RZ-Computerassistierte
Messung der Reaktionsfähigkeit auf eine Kombination optischer und akustischer Stimuli, die randomisiert dargeboten werden um Übungseffekte zu vermeiden.

GKT-Grünberger'scher Koordinationstest zur Erfassung der motorischen Koordinationsfähigkeit, der Aufmerksamkeitsbelastbarkeit sowie der Vigilanz.

Thymopsychischer Bereich

FEO-Test
Fragebogen zur Erfassung der Beeinträchtigung durch Entzugserscheinungen bei Opiatabhängigkeit

Rigidität

Computerunterstütztes Verfahren zur Messung der Beharrungstendenzen bzw. Flexibilität unter Standard und Stressbedingungen (Spead) sowie zur Messung des persönlichen Tempos (Speed)

Psychophysiologischer Bereich

Spirale

zur computerunterstützten Messung der Spiralnacheffektdauer zur Erfassung der zentralen Aktivierung

EDA – Elektrodermale Aktivität:

Computergesteuertes Verfahren zur Messung der Hautleitfähigkeit (autonome Aktivierung), der Fluktuationen in der tonischen Phase (Angst) sowie der Hautleitfähigkeitsreaktion (akustische Stimuli, Assoziationsversuch, emotionale Stimuli). Habituation der Hautleitfähigkeitsreaktion: computerassistiertes Verfahren zur Erfassung der psychovegetativen Erregtheit (Dämpfung) und der emotionalen Reflexion.

Statische und dynamische **Pupillometrie:** Computergestütztes Verfahren zur Erfassung der autonomen Aktivierung.

- Lichtstimulus: zur psychopathologischen und psychopharmakologische Klassifikation sowie zur Typologisierung von Alkoholikern
- Tonstimulus: zur Erfassung der Pupillendynamik
- Kognitive Stimuli: zur Messung der mentalen Beeinflussung der Pupille
- Darbietung von Bildern: zur Erfassung der emotionalen Pupillenreaktion
- Kältestimulus: zur Messung der Schmerzintensität, sowie der Tiefe der Hypnose
- Geruch- und Geschmack: Zur Erfassung der Ansprechbarkeit der Pupille (z.B. bei Migränepatienten) oder Wiedererkennen von Gerüchen bei Alzheimerpatienten.
- Craving: Darbietung von Alkoholgeruch und -geschmack zur Erfassung des Alkoholverlangens.

Fourieranalyse der Pupillenoszillationen während der statischen Pupillenmessung: nach einem speziell entwickelten Glättungsverfahren erfolgt die computergesteuerte Fourieranalyse der Pupillenoszillationen (Amplituden im Bereiche 0–0,2; 0,21–0,4 ... 0,81–1,0 Hz sowie das Gesamtspektrum zur Erfassung der zentralen Aktivierung.

R-Test zur Differenzierung psychopathologischer Gruppen. Nach Messung der Fourieranalyse ohne Rechentest wird während der zweiten Messung der Patient instruiert im Stillen eine leichte Rechenaufgabe durchzuführen. Die Erstmessung bzw. die Differenz zwischen beiden Messungen wird zur Beurteilung herangezogen.

Abschließend

Abschließend möchte ich den Kollegen, die bei den wissenschaftlichen Arbeiten über Pupillometrie mitgewirkt haben, herzlich danken.

Faktorenanalytische Untersuchung und Reliabilitätsbestimmung der statischen und dynamischen Pupillometrie bei Normalpersonen und psychopathologischen Gruppen
J. Grünberger, L. Linzmayer, R. Wittek und B. Saletu

Pupillometry in Clinical Psychophysiological Diagnostics: Methodology and Proposal for Application in Psychiatry
J. Grünberger, Ph.D1, L. Linzmayer, Ph.D., M. Grünberger, Stud PhD. and B. Saletu, M.D.

Pupillometrie im psychopharmakologischen Experiment
J. Grünberger, L. Linzmayer, H. Cepko und B. Saletu

Methodologie zur Einschätzung von Craving bei Alkoholkranken mit Hilfe der Pupillometrie
J. Grünberger und L. Linzmayer

Klinische psychophysiologische Diagnostik bei ambulanten Alkoholikern: Statische und lichtevozierte dynamische Pupillometrie
J. Grünberger, L. Linzmayer, B. Saletu und O. M. Lesch

Computerassistierte „statische" und lichtevozierte dynamische Pupillometrie bei psychosomatischen Patienten
J. Grünberger, L. Linzmayer, P. Gathmann und B. Saletu

Pupillometrie bei schizophrenen Patienten
J. Grünberger, L. Linzmayer, B. Küfferle und B. Saletu

Pupillenweite und Pupillenreagibilität bei Heroinabhängigen sowie Patienten, die an einem Methadon- bzw. Morphinsubstitutionsprogramm teilnehmen
L. Linzmayer, G. Fischer und J. Grünberger

Static and Dynamic Pupillometry for Determination of the Course of Gradual Detoxification of Opiate-addicted Patients
J. Grünberger, L. Linzmayer, G. Fodor, O. Presslich, M. Praitner and N. Loimer

The effect of biologically-active light on the noo- and thymopsyche and on psychophysiological variables in healthy volunteers
J. Grünberger, L. Linzmayer, M. Dietzel and B. Saletu

Eine neue Methode zur Messung der zentralen Aktivierung: Fourieranalyse der Pupillenoszillationen bei depressiven Patienten
J. Grünberger, L. Linzmayer, M. Grünberger und B. Saletu

Fourieranalyse der Pupillenoszillationen zur Messung der zentralen Aktiviertheit bei psychosomatischen Patienten
J. Grünberger, L. Linzmayer, P. Gathmann, H. Stöhr und M. Grünberger

Zentralnervöse Aktiviertheit bei opioid-abhängigen Patienten, evaluiert durch Fourieranalyse der Pupillenoszillation
J. Grünberger, L. Linzmayer, G. Fischer, L. Pezawas, H. Stöhr und M. Grünberger

Die „Kognitive Pupillenoszillationshypothese" bei Patienten mit neurotischen Störungen bzw. organischem Psychosyndrom: Reliabilität und Validität eines neuen psychophysiologischen Verfahrens
J. Grünberger, L. Linzmayer, R. Wytek und M. Grünberger

Erfassung von experimentell induzierter Schmerzwirkung und ihre Ausschaltung durch Hypnose mit Hilfe pupillometrischer Untersuchungen
J. Grünberger, L. Linzmayer, H. Walter, Ch. Höfer, K. Gutierrez-Lobos und H. Stöhr

Ideomotorische Pupillenreaktion bei akutem Schmerz vor und während hypnotischer Analgesie
H. Walter, J. Grünberger, K. Gutierrez, Ch. Höfer, O. M. Lesch und L. Linzmayer

Pupillary dilatation test and Fourier analysis of pupillary oscillations in patients with multiple sclerosis
J. Grünberger, L. Linzmayer, E. M. Majda, A. Reitner und H. Walter

Psychophysiological diagnostics in alcohol Dependency: Fourier Analysis of pupillary oscillations and the Receptor Test for determination of cholinergic deficiency
J. Grünberger, L. Linzmayer, H. Walter, H. Stöhr, G. M. Saletu-Zyhlarz, M. Grünberger and O. M. Lesch

Receptor Test (Pupillary Dilatation after Application or 0.01% Tropicamide Solution) and Determination of Central Nervous Activation (Fourier Analysis of Pupillary Oscillations) in Patients with Alzheimer's Disease
J. Grünberger, L. Linzmayer, H. Walter, M. Rainer, A. Masching, L. Pezawas, G. Saletu-Zyhlarz, H. Stöhr, M. Grünberger

Association of Apolipoprotein and pupil response to Tropicamide
J. Grünberger, M.D., M. Rainer, M.D., H. A. M. Mucke, Ph.D., M. Haushofer,

M.D., K. Huber, M.D., K. Bauer, M.D., L. Linzmayer, M.D., M. Grünberger and H. N. Aschauer, M.D.

Rezeptortest und Aktiviertheit bei psychosomatischen Patienten
J. Grünberger, L. Linzmayer, P. Gathman und B. Saletu

Vigilanzmessung bei psychopathologischen Gruppen
J. Grünberger, P. Földes und M. Grünberger

Springer-Verlag
und Umwelt

Als internationaler wissenschaftlicher Verlag sind wir uns unserer besonderen Verpflichtung der Umwelt gegenüber bewußt und beziehen umweltorientierte Grundsätze in Unternehmensentscheidungen mit ein.

Von unseren Geschäftspartnern (Druckereien, Papierfabriken, Verpackungsherstellern usw.) verlangen wir, daß sie sowohl beim Herstellungsprozeß selbst als auch beim Einsatz der zur Verwendung kommenden Materialien ökologische Gesichtspunkte berücksichtigen.

Das für dieses Buch verwendete Papier ist aus chlorfrei hergestelltem Zellstoff gefertigt und im pH-Wert neutral.

GPSR Compliance

The European Union's (EU) General Product Safety Regulation (GPSR) is a set of rules that requires consumer products to be safe and our obligations to ensure this.

If you have any concerns about our products, you can contact us on ProductSafety@springernature.com

In case Publisher is established outside the EU, the EU authorized representative is:

Springer Nature Customer Service Center GmbH
Europaplatz 3
69115 Heidelberg, Germany

Batch number: 10816188

Printed by Printforce, the Netherlands